水晶聖經
The Crystal Bible

茱蒂・霍爾
Judy Hall

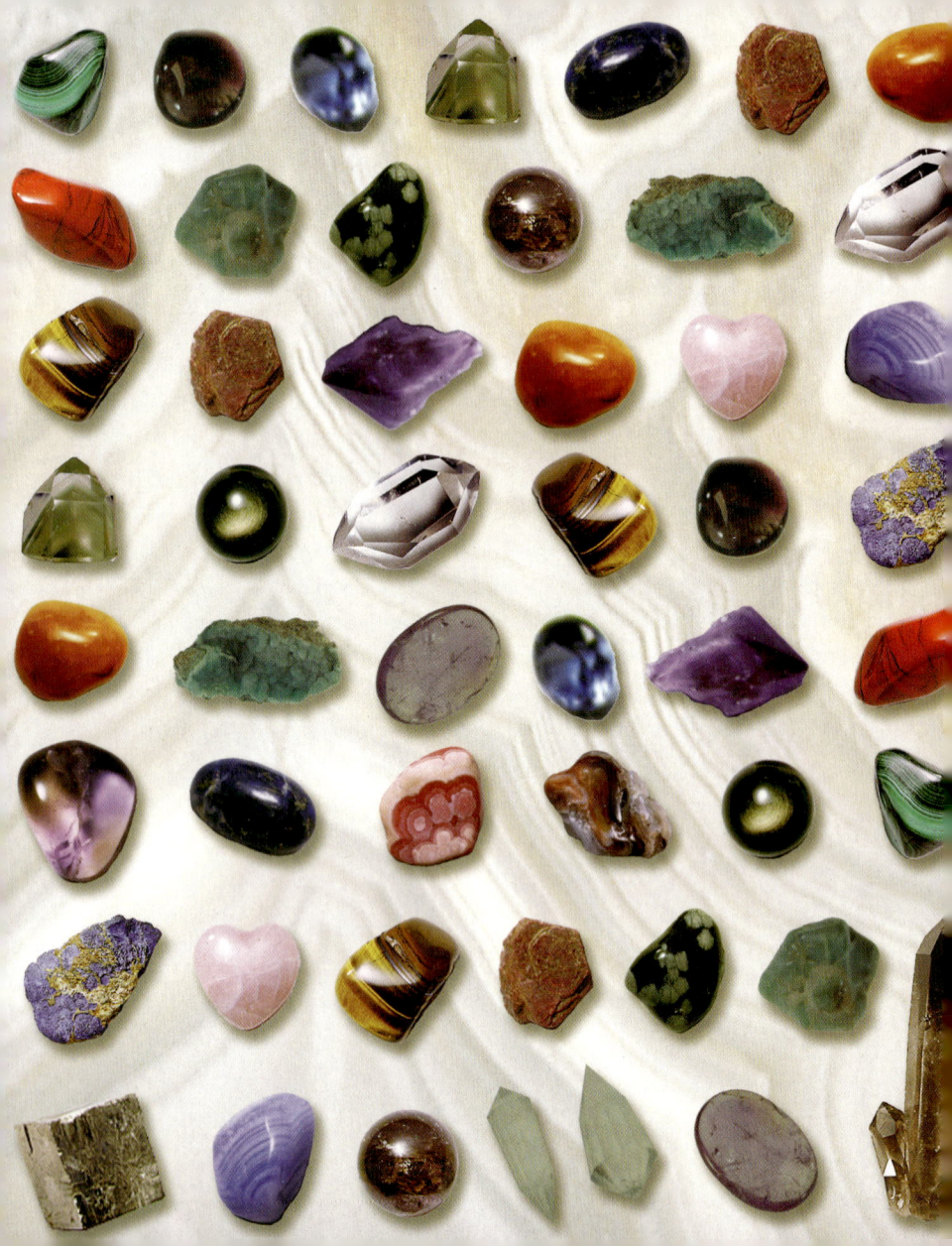

水晶聖經：靈性療癒的權威指南
The Crystal Bible: A Definitive Guide to Crystals

作者　朱蒂・霍爾（Judy Hall）
翻譯　梵妮莎
審訂　Grace

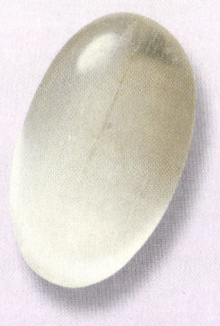

水晶聖經：靈性療癒的權威指南
The Crystal Bible: A Definitive Guide to Crystals

作者	朱蒂・霍爾（Judy Hall）
翻譯	梵妮莎
審訂	Grace
責任編輯	謝惠怡
排版設計	吳侑珊
封面設計	郭家振
行銷企劃	張嘉庭
發行人	何飛鵬
事業群總經理	李淑霞
社長	饒素芬
圖書主編	葉承享
出版	城邦文化事業股份有限公司 麥浩斯出版
E-mail	cs@myhomelife.com.tw
地址	115 台北市南港區昆陽街 16 號 7 樓
電話	02-2500-7578
發行	英屬蓋曼群島商家庭傳媒股份有限公司城邦分公司
地址	115 台北市南港區昆陽街 16 號 5 樓
讀者服務專線	0800-020-299（09:30~12:00；13:30~17:00）
讀者服務傳真	02-2517-0999
讀者服務信箱	Email: csc@cite.com.tw
劃撥帳號	1983-3516
劃撥戶名	英屬蓋曼群島商家庭傳媒股份有限公司城邦分公司
香港發行	城邦（香港）出版集團有限公司
地址	香港九龍九龍城土瓜灣道 86 號順聯工業大廈 6 樓 A 室
電話	852-2508-6231
傳真	852-2578-9337
馬新發行	城邦（馬新）出版集團 Cite (M) Sdn. Bhd.
地址	41, Jalan Radin Anum, Bandar Baru Sri Petaling, 57000 Kuala Lumpur, Malaysia.
電話	603-90578822
傳真	603-90576622
總經銷	聯合發行股份有限公司
電話	02-29178022
傳真	02-29156275
定價	新台幣 880 元／港幣 293 元

2025 年 2 月初版一刷 Printed in Malaysia
ISBN 978-626-7558-07-2
版權所有・翻印必究（缺頁或破損請寄回更換）

國家圖書館出版品預行編目(CIP)資料

水晶聖經：靈性療癒的權威指南/朱蒂・霍爾（Judy Hall）作；梵妮莎譯. -- 初版. -- 臺北市：城邦文化事業股份有限公司麥浩斯出版：英屬蓋曼群島商家庭傳媒股份有限公司城邦分公司發行, 2025.02
面； 公分
譯自：The Crystal Bible: A Definitive Guide to Crystals
ISBN 978-626-7558-07-2(精裝)

1.CST: 水晶 2.CST: 另類療法 3.CST: 能量

418.99　　　　　　　　　　　113012992

First published in Great Britain in 2009 by Godsfield, a division of Octopus Publishing Group Ltd.
Carmelite House, 50 Victoria Embankment, London EC4Y 0DZ
Text copyright © Judy Hall 2009, 2024
Design & layout copyright © Octopus Publishing Group Ltd 2009, 2024
All rights reserved.
Judy Hall asserts the moral right to be identified as the author of this work.

目錄

水晶指引	6
水晶樂趣	10
水晶故事	12
水晶誕生	14
水晶裝飾	18
水晶療癒	22
水晶選擇	28
水晶照護	30
水晶冥想	32
水晶辭典	34
水晶形狀	324
速查表	360
字彙表	378
索引	384
實用資訊	400

水晶指引

A

Abundance 豐盛	333
Achroite 無色碧璽	300
Activator / Time 啟動 / 時間	342, 344
Agate 瑪瑙	38
Alexandrite 亞歷山大石	83
Almandine 鐵鋁榴石	137
Amazonite 天河石	49
Amber 琥珀	51
Amethyst 紫水晶	53
Ametrine 紫黃晶	57
Andradite 鈣鐵榴石	137
Andalusite 紅柱石	107
Angel Hair 天使羽毛	237
Angelite 天使石	59
Anhydrite 硬石膏	61
Apache Tear 阿帕契淚石	202
Apatite 磷灰石	62
Aperture 光圈（水晶形狀）	345
Apophyllite 魚眼石	64
Aqua Aura 水光水晶	229
Aquamarine 海水藍寶	67
Aragonite 霰石	69
Atacamite 氯銅礦	71
Aventurine 東菱石	73
Azeztulite 阿賽斯特萊石	75
Azurite 藍銅礦	77
Azurite with Malachite 藍銅礦孔雀石共生	78

B

Ball 球狀	330
Barnacle 側芽	350
Basamite 碧玄武岩	157
Beryl 綠柱石	79
Bixbite 紅綠柱石	81
Bloodstone 雞血石	84
Blue Lace Agate 藍紋瑪瑙	41
Blue Pectolite 針鈉鈣石	174
Boji Stone 堪薩斯神石	86
Brecciated Jasper 紅花瑪瑙	159
Bridge 橋樑	350
Buddha 佛系	351

C

Calcite 方解石	350
Cat's Eye 貓眼石	83
Carnelian 紅玉髓	94
Cathedral 教堂式	337
Celestite 天青石	96
Cerussite 白鉛礦	98
Chalcedony 玉髓	100
Channeling 通靈	352
Charoite 紫龍晶	104
Chlorite 綠泥石	108
Chlorite Phantom 綠幽靈	233
Chiastolite 空晶石	106
Chrysoberyl 金綠寶石	82
Chrysanthemum Stone 菊花石	109
Chrysocolla 鳳凰石	111
Chrysoprase 綠玉髓	113
Cinnabar 硃砂	115
Citrine 黃水晶	116
Cluster 晶簇（水晶形狀）	329
Companion 伴生（水晶形狀）	347
Cymophane 變石貓眼	83

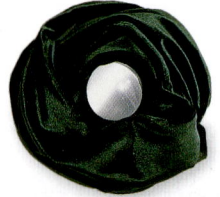

水晶指引

D

Danburite 賽黃晶	120
Dendritic Agate 苔蘚瑪瑙（樹枝瑪瑙）	43
Desert Rose 沙漠玫瑰	261
Diamond 鑽石	122
Diamond Window 鑽石窗（水晶形狀）	343
Dioptase 透視石	124
Dolphin Stone 海豚石	174
Dravide 棕碧璽	300
Double Terminated 雙端（水晶形狀）	328
Dragon's Blood 龍血石	115

E

Egg 蛋型（水晶形狀）	331
Elbaite 鋰電氣石	301
Elestial 骨幹水晶（水晶形狀）	332
Emerald 祖母綠	126
Enhydro 水膽水晶	327
Etched 蝕刻（水晶形狀）	339

F

fire Agate 火瑪瑙	45
Fire Opal 火蛋白石	210
Fishtail Selenite 魚尾透石膏	261
Fluorite 螢石	128
Fool's Gold 愚人金（黃鐵礦）	149
Fuchsite 鉻雲母	132

G

Galena 方鉛礦	134
Garnet 石榴石	135
Gateway 通道	345
Generator 生成器	334
Geode 晶洞（水晶形狀）	329
Goddess 女神	353
Grossularite 鈣鋁榴石	138

H

Harlequin Quartz 草莓石英	226
Hawk's Eye 鷹眼石	291
Hematite 赤鐵礦	140
Herkimer Diamond 赫基蒙鑽石	142
Hessonite 黑松石	138
Hiddenite 翠綠鋰輝石	164
Howlite 白紋石	144
Hyalite 透明蛋白石	211

I

Iceland Spar 冰洲石	91
Idocrase 符山石	146
Imperial Topaz 帝王拓帕石	294
Indicolite 藍碧璽	299
Iolite 堇青石	147
Iron Pyrite 黃鐵礦	149
Isis 伊西斯	353

J

Jade 玉	151
Jadeite 硬玉	151
Jasper 碧玉	154
Jet 煤玉	160

K

Key 鑰匙（水晶形式）	345
Kunzite 紫鋰輝石	162
Kyanite 藍晶石	166

L

Labradorite 拉長石	169
Lapis Lazuli 青金石	172
Larimar 拉利瑪	174
Layered 層狀（水晶形狀）	332
Lepidolite 鋰雲母	176
Life-path Crystal 生命歷程水晶（水晶形狀）	346

水晶指引

Lithium Quartz 鋰石英	226	
Lodestone 磁石	180	

M

Magnesite 菱鎂礦	178
Magnetite 磁鐵礦	180
Mangano Calcite 錳方解石	92
Manifestation 顯化（水晶形狀）	335
Malachite 孔雀石	182
Malachite with Chrysocolla 孔雀石鳳凰石共生	185
Mahogany Obsidian 紅曜石	200
Melanite 黑榴石	138
Merlinite 梅林石	186
Milk Quartz 牛奶石英	242
Moldavite 捷克隕石	187
Mookaite 魔凱石	157
Moonstone 月光石	190
Morganite 摩根石	80
Moss Agate 苔蘚瑪瑙	47
Muscovite 鉀雲母	192

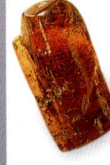

N

Natural Rainbow 天然彩虹	227
Nebula Stone 星雲石	195
Nephrite 軟玉	151

O

Obsidian 黑曜石	196
Occlusion 內包（水晶形狀）	333
Okenite 纖水矽鈣石	204
Onyx 縞瑪瑙	206
Opal 蛋白石	208
Opal Aura 蛋白水光水晶	231
Orbicular Jasper 球狀碧玉	157

P

Phantom 幽靈	330
Phantom Quartz 幽靈水晶	233
Peridot 橄欖石	212
Petalite 透鋰長石	214
Phenacite 矽鈹石	216
Picture Jasper 風景碧玉	157
Pieterite 彼得石	218
Pineapple Amethyst 鳳梨紫水晶	56
Prehnite 葡萄石	220
Pyramid 金字塔	321
Pyrolusite 軟錳礦	222
Pyrope 鎂鋁榴石	138

Q

Quartz 石英	224
Quartzite 石英岩	242

R

Rainbow Obsidian 彩虹黑曜石	200
Rainbow Aura 彩虹水光水晶	230
Record Keeper 資料庫水晶	338
Rhodochrosite 紅紋石	244
Rhodolite 玫瑰榴石	138
Rhodonite 薔薇輝石	246
Rhomboid Calcite 菱形方解石	92
Rhyolite 流紋岩	248
Rose Quartz 玫瑰石英	235
Rose Aura 水光粉晶	231
Royal Imperial Jasper 皇家帝王碧玉	157
Rubellite 紅碧璽	302
Ruby 紅寶石	250
Ruby Aura 紅寶石水光水晶	231
Rutilated Quartz 髮晶	237

S

Sapphire 藍寶石	252
Sardonyx 纏絲瑪瑙	256
Satin Spar 纖維石膏	258
Scepter 權杖（水晶形狀）	340
Schorl 黑碧璽	298
Seer Stone 先知石（水晶形狀）	353
Self-healed 自我療癒	344
Selenite 透石膏	258
Serafina 天使之石	262

8

水晶指引

Seraphinite 綠龍晶	262
Serpentine 蛇紋石	264
Sheet Quartz 石英板（水晶形狀）	347
Shattuckite 藍矽銅礦	266
Siberian Blue Quartz 西伯利亞藍石英	231
Smithsonite 菱鋅礦	268
Smoky Herkimer 赫基蒙煙鑽	143
Smoky Quartz 煙晶	239
Snowflake Obsidian 雪花黑曜石	203
Snow Quartz 雪花石英	242
Sodalite 蘇打石	271
Soulmate-Twin 靈魂伴侶（水晶形狀）	348
Spectrolite 光譜石（拉長石）	169
Spinel 尖晶石	273
Spiral Quartz 螺旋石英	346
Square 方形（水晶形狀）	331
Staurolite 十字石	275
Stillbite 輝沸石	277
Sugilite 舒俱徠石	279
Sulphur 硫磺	281
Sunshine Aura 陽光光環水晶	232
Sunstone 太陽石	283

T

Tabular 扁平（水晶形狀）	332
Tangerine Quartz 橘石英	227
Tanzanite 丹泉石	323
Tektite 似曜岩	285
Tempest Stone 風暴石	218
Thulite 錳黝簾石	287
Tibetan Quartz 西藏石英	228
Tibetan Turquoise 西藏綠松石	307
Tiger's Eye 虎眼石	288
Tiger Iron 鐵虎眼石	159
Titanium Quartz 鈦石英	227
Topaz 拓帕石	292
Tourmaline 碧璽	296
Tourmalinated Quartz 黑髮晶	243
Tourmalinated Lepidolite 碧璽鋰雲母共生	303
Transmitter 傳訊（水晶形狀）	352
Tree Agate 樹枝瑪瑙	43
Turquoise 綠松石	305
TV Stone 電視石（鈉硼解石）	308

U

Ulexite 鈉硼解石	308
Unakite 綠簾花崗岩	310
Uvarovite 鈣鉻榴石	139

V

Vanadinite 釩鉛礦	312
Variscite 磷鋁石	314
Verdelite 綠碧璽	300
Vogel 沃格爾	357

W

Wands 魔杖（水晶形式）	354
Watermelon Tourmaline 西瓜碧璽	302
Wulfenite 鉬鉛礦	316

Z

Zeolite 沸石	318
Zincite 紅鋅礦	320
Zoisite 黝簾石	322

水晶樂趣

所有人都被寶石吸引。鑽石、紅寶石、祖母綠和藍寶石在世界各地受到喜愛，這些確實是珍貴的寶石；它們有振奮人心的能力。大多數人聽到「水晶」這個詞時想到的就是它們的明亮度，同樣珍貴的還有紅玉髓、石榴石和青金石等半寶石。數千年來，它們一直被用來裝飾以及當做權力的象徵，但這些水晶的價值不僅僅在於美麗，它們每一個都帶著神聖的意義。在古文化中，它們的療癒功效與裝飾能力同樣重要。

水晶在當代仍具有相同的特性，但並非所有水晶都像寶石那樣華麗，還有一些更低調、外觀不太吸引人的水晶，但功能卻極為強大。寶石本身在天然、未切割的狀態下很容易被忽視，但它們的屬性保持不變，例如，未切割的藍寶石，其價格僅為琢磨後寶石的冰山一角，但仍與最閃亮的切割寶石一樣有功效。

大多數人都熟悉已經存在多年的水晶，如紫水晶、孔雀石和黑曜石，但如今，拉利瑪、透鋰長石和矽鈹石等新款水晶正在進入流通。這些是「新時代寶石」，以促進地球及生活在此地所有生物的進化聞名。這些水晶

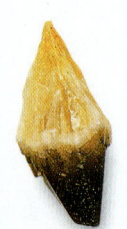 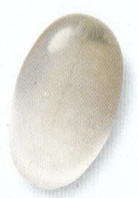 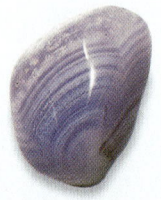 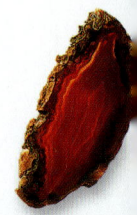

水晶樂趣

具有極高頻振動,可以提升意識並打開更高的脈輪*以與其他維度進行交流。如果你想利用它們提供的禮物,那麼了解如何使用這些水晶就非常重要。

本書分為幾個部分,將幫助你找到遊覽水晶王國的方法。這些章節包含所有你會需要了解的內容,向你介紹水晶的特性、它們的治療用途和裝飾功能、形成方式以及如何保養。最前面有一個水晶指引,你可以透過所知道的名稱找到特定水晶,然後在豐富的辭典中找到它的屬性,也可以讓你識別水晶;最後的綜合索引是症狀和屬性的交叉引用;你可以用它來尋找適合特定任務或目的的水晶。第 378-383 頁的術語表定義了你可能不熟悉的術語。

水晶有多種形狀,其中許多現在已被賦予代表其功能的名稱,例如通靈晶體或豐盛水晶。如果你想判斷特定的切割形狀或了解某種類型水晶的外觀,請瀏覽〈水晶形狀〉章節。本章節後面是為你提供有用資訊的速查表,例如身體和星座的水晶對應、寶石療法、療癒擺放和浪漫儀式。

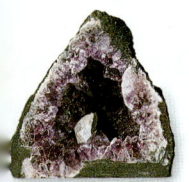 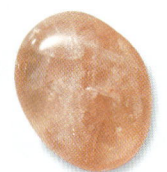 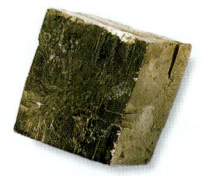 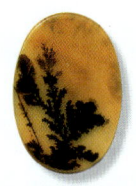

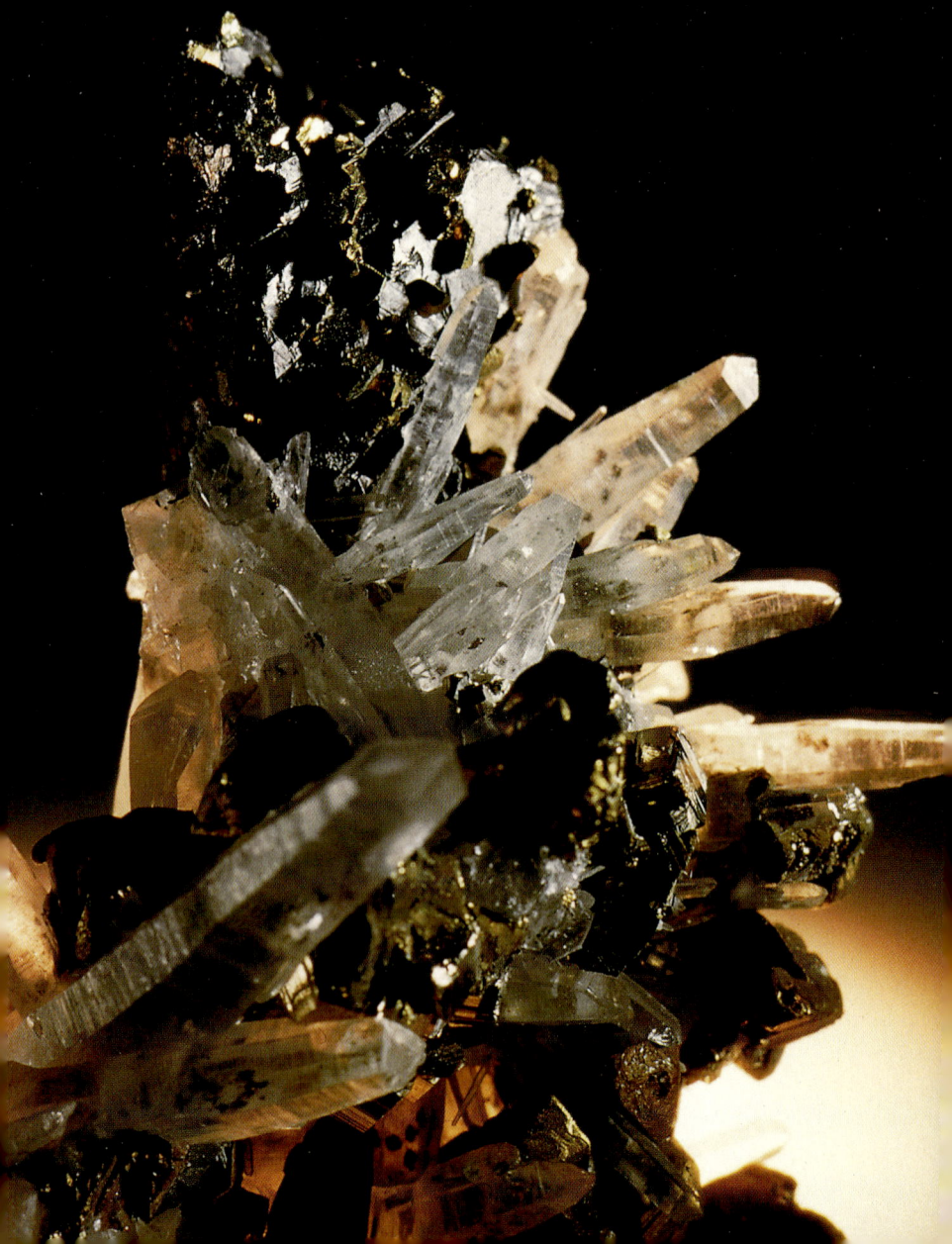

水晶故事

你對水晶了解越多,它們就越有效。在本章中,你將了解水晶形成的背景資訊、如何選擇和保養水晶的建議;如何增強它們能量、使用它們進行療癒和裝飾。

對水晶設定特定目的和輸入訊息可以幫助它們更有效地工作,這是與水晶合作的儀式一部分。水晶是強大的能量體,當我們以尊重之心對待它們,它們會非常樂意與你合作。許多人喜歡指定一個「水晶日」,在那天淨化水晶、用它們冥想、增幅它們的能量。定期進行這樣的互動,直到水晶與你交談,並向你展示如何利用它們來改善生活和幸福感。

花時間清潔水晶非常重要。水晶是有效的能量吸收器和發射器,它們的功能之一是淨化和轉化負能量。如果你讓水晶在沒有定期清潔的情況下工作,儘管有些水晶可以自行淨化,但大多數水晶會達到極限且無法完成它們的工作。

水晶誕生

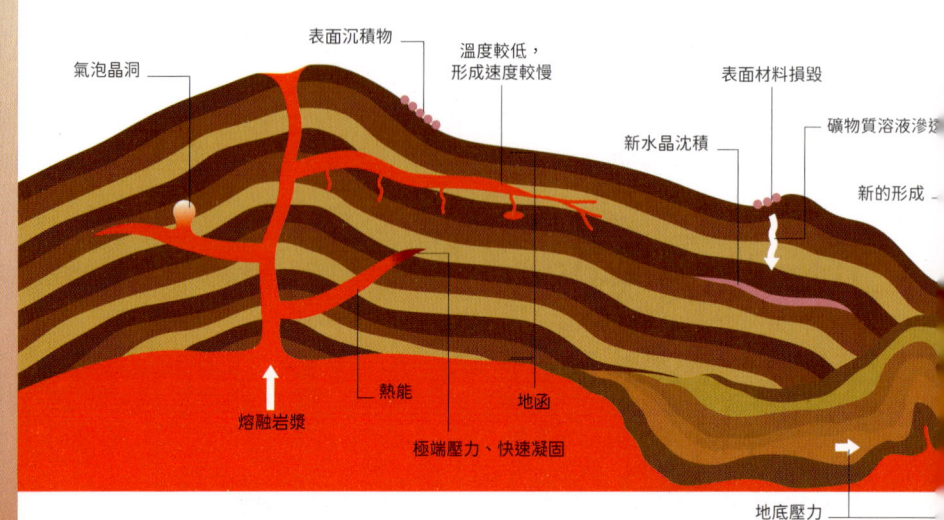

水晶在地球形成時產生,隨著這顆星球的變化而不斷變形。水晶是地球的DNA,一種演化的化學印記。它們是微型儲存庫,承載了地球數百萬年來的發展,記錄著塑造地球的強大力量。有些承受巨大的壓力、有些在地下深處的空間生長、有些分層沈積,有些是滴落形成的——所有因素都會影響它們的特性和功能。無論它們是以何種形式生成,它們的晶體結構都可以吸收、保存、聚焦和發射能量,尤其是電磁波段的能量。

水晶由一系列礦物組成,內部結構是一種有序、重複的原子晶格,這是其特質的來源。不同類型的水晶,因化學雜質含量、輻射和形成方式,形成

各自的「特色」。但同類型水晶不論大小,都具備完全相同的內部結構,可在顯微鏡下識別。

這種獨特的幾何晶格是辨識水晶方式,這意味著某些水晶(例如霰石)會有幾種截然不同的外部形狀和顏色,乍一看不可能是同一種水晶。然而,由於內部結構相同,它們仍被歸類為同一種水晶,因為結構(而非組成的礦物)對水晶分類最為重要。某些特定水晶,就是由於礦物質含量不同而產生獨特顏色。

雖然許多水晶可能是由相同的礦物或礦物組合形成,但每種類型的結晶效果不同。水晶會沿軸對稱,它的外在平面和內在次序彼此相應,每對搭配的表面都有完全相同的角度。任何晶體結構的內部組成形式都是恆定不變的。

晶體由七種幾何形狀構成:三角形、正方形、長方形、六邊形、菱形、平行四邊形或梯形,並依據內部幾何形狀被賦予通用名稱。顧名思義,六方晶系是由六邊形建構成三維形狀而形成的,正方形的集合形成立方晶系,三角形形成三方晶系,長方形形成四方晶系;菱形形成菱方晶系,梯形形成三斜晶系,平行四邊形形成單斜晶系。晶體的外部形狀不一定會直接反映其內部結構。

水晶的核心是原子及其組成部分。原子是動態的,由圍繞中心不斷運動的粒子組成。因此,儘管水晶表面上看起來很平靜,但實際上是一種以一定頻率振動的密集移動分子團。這就是水晶被賦予能量的原因。

水晶誕生

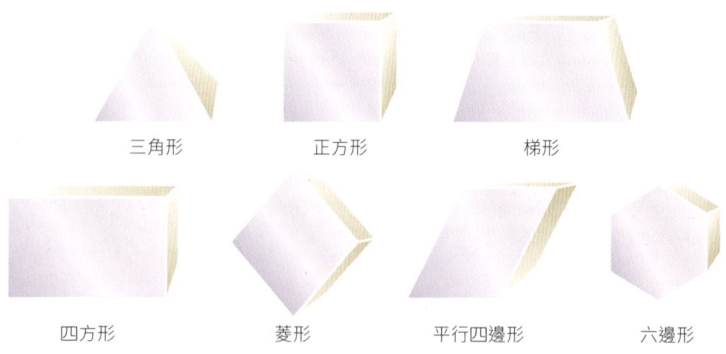

三角形　　正方形　　梯形

四方形　　菱形　　平行四邊形　　六邊形

地殼

地球最初是一團旋轉的氣體雲,從中形成了一個密度很高的塵暴,後來收縮成一個白熱的熔球。經過億萬年,一層薄薄的熔融物質(岩漿)逐漸冷卻成一層殼,地殼之於地球的厚度比例就如一顆蘋果之於蘋果皮差不多。在殼內部,熾熱、富含礦物質的熔融岩漿繼續沸騰和冒泡,形成新的晶體。

有些晶體(例如石英)是由地心熾熱氣體和熔融礦物產生的。溫度過熱時,它們會在地球表面巨大板塊運動產生的壓力推動下向地表上升。當氣體穿透地殼並遇到固態岩石時,就會冷卻並凝固——這個過程可能需要億萬年的時間,也可能是快速且激烈的。

如果這個過程相對緩慢、或晶體在氣泡中生長,則可以生成大型晶體;如果過程快速,則晶體體積就小;如果過程走走停停,可能會出現幻影(重疊晶體)或自我療癒晶體等效果。如果過程非常快,就會形成類似玻璃的物質(例如黑曜石),而不是水晶。東菱石和橄欖石等晶體是在高溫下由

水晶誕生

液態岩漿形成的；其他晶體如拓帕石和碧璽，則是在氣體滲透到鄰近的岩石時形成。

當岩漿冷卻到足以讓水蒸氣凝結成液體時，就會出現其他形式。此過程產出富含礦物質的溶液，溶液沉積出霰石和紫鋰輝石等晶體；當它穿透周圍岩石的裂縫時，溶液會非常緩慢地冷卻並沉積出大型晶體和晶洞，例如玉髓和紫水晶。

礦物在高壓和高溫下會熔化並重新結晶，像石榴石這樣的晶體就是在地球深處形成。這類水晶被稱為變質晶體，因為它們透過化學變化重組原始晶格。

方解石和其他沉積水晶是由侵蝕過程形成。地表的岩石分解，含礦水滴過岩石或像河流一樣流動，將風化的物質沉積為新的晶體，或使礦物質黏合在一起。這種晶體通常分層位於在「基岩」上，往往質地較軟。

人們經常發現水晶附著在基岩上，並在基岩上形成或膠結在一起形成礫岩，此基岩稱為基質（Matrix）。

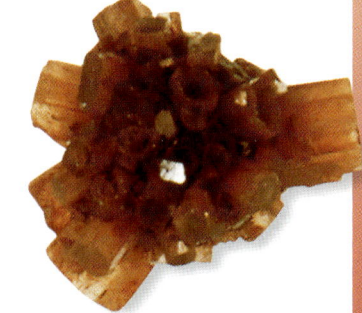

霰石（早期因形似也被稱為「人造衛星sputnik」）

水晶裝飾

水晶具有很強的裝飾性，尤其是在成型和拋光後，不過有些寶石的自然形狀就已經令人驚嘆。你可以購買由各種各樣的寶石製成裝飾物，祖母綠和藍寶石都是人人都愛的精美珠寶，但所有水晶都能改善環境，特別是當你刻意挑選的水晶剛好符合你所在環境的特性。

琥珀寶石裝飾

佩戴寶石曾是皇室或祭司的特權：猶太教的大祭司戴著鑲有寶石的胸甲，它不只是一種官職徽章，更是一種象徵，並向佩戴者傳遞力量；早在石器時代，人們就戴著水晶珠寶和護身符，它們具保護和裝飾功能，守護佩戴者免受傷害。

當今的水晶具有相同力量，所以選擇珠寶不僅是為了美麗的外觀。配戴水晶或只是在身邊放置一顆水晶，就可以增強你的能量（橙色紅玉髓）、淨化你的空間（琥珀）、並吸引財富（黃水晶）。精心放置水晶可以改變你的生活。你可以選擇寶石來增強直覺（魚眼石）、增強精神（綠色碧璽）和增強信心（赤鐵礦）；也可以選擇提升富足（虎眼石）和療癒（鐵錳礦），或吸引愛情（薔薇輝石）。

水晶裝飾

水晶保護

某些水晶（例如煙晶和黑碧璽）具吸收負能量和電磁煙霧（electromagnetic smog）*的能力，並會釋放出純淨的能量。在脖子上佩戴黑碧璽可以保護你免受電磁輻射（包括手機和電腦）的侵害，並抵禦心靈攻擊*；琥珀和煤玉首飾也能保護你的能量。以大型煙晶簇或水晶柱當做裝飾物時，看起來十分美觀，同時能掩飾實際上的淨化作用。在你和電磁煙霧或地場壓力（geopathic stress）*來源之間放一個水晶，或放在你的桌上。紫晶洞也有同樣的效果。如果你發現電腦對你造成衰弱影響，請在電腦旁邊放一塊螢石簇或一塊有光澤的鋰雲母，你會驚訝地發現感覺有所不同，而且電腦會與你更加和諧工作。

幹煙晶

水晶吸引力

大型黃水晶晶洞具強烈裝飾性，本身就是一件美麗的物品。它不僅能吸引財富，還能幫助你守住財富。請將它放在家中的財位（離前門最遠的左後角）。

透石膏是較新的寶石之一，純白色、精緻的羅紋形式看起來就像天使一樣，理所當然，它會將天使能量吸引到你的生活中。它可以將你導向你的靈魂使命。你可以直接把它放在枕頭下，但將它放在陽光能透射的地方或燈箱上，能展現它最美麗的樣貌。

黃水晶晶洞

水晶裝飾

許多透明水晶放置在陽光下或燈箱上會增強效果。例如，透明石英會聚集陽光並可能引發火災，而有色水晶在陽光下會褪色，請小心謹慎。

半寶石

半寶石具備的力量與寶石相同。有些有多種顏色，這會影響到各自的屬性。托帕石可以讓你的人生目標璀璨發光，常做成戒指。如果是藍色的，就適合配戴在喉嚨上，因為它可以激發你將想法轉化為語言的能力。

透石膏

赫基蒙鑽石的淨度和閃耀程度具有與鑽石相同的吸引力，而且尺寸更大、價格更實惠。你可以在許多赫基蒙鑽石的深處發現美妙的虹彩，鑲在耳環上可以增強你的直覺並增加創造力，但它們的影響力太大，建議只配戴幾個小時就好，時間過長會使你的頭嗡嗡作響，並可能導致失眠。橄欖石被稱為「窮人的祖母綠」，這種具有遠見的寶石具緩解嫉妒和憤怒、減輕壓力和釋放負面模式的能力。與許多寶石一樣，未經打磨的橄欖石很容易被忽視。經過刻面和拋光處理後，它是一款適合女王佩戴的珠寶。

將愛帶入你的生活

如果你正在尋覓愛情，水晶可以提供幫助。將一大塊玫瑰石英放在家裡的關係角落（距離前門最遠的右後角），或在你的床邊放一塊。它的效果非常強大，因此添加紫水晶來調節吸引力會是明智之舉。你也可

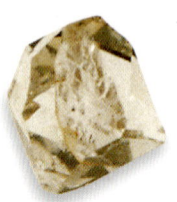

赫基蒙鑽石

水晶裝飾

以佩戴菱錳礦首飾，它柔和的粉紅色條紋既漂亮又強大。愛情很快就會降臨到你的身邊。

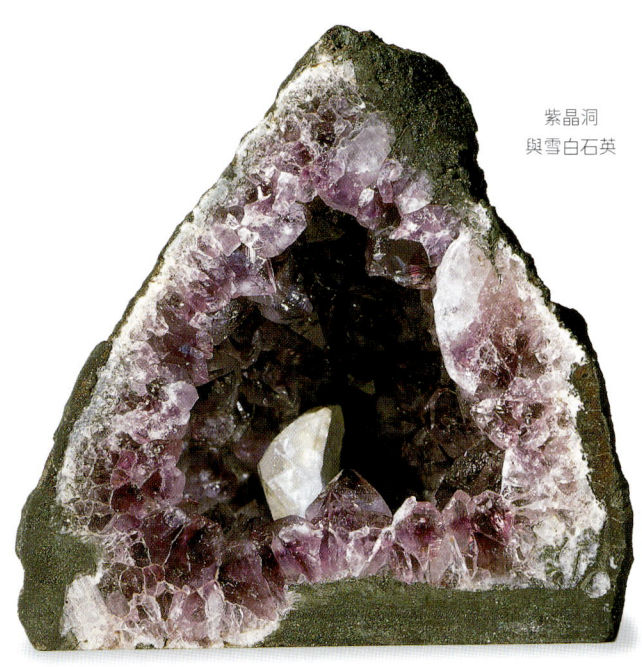

紫晶洞
與雪白石英

水晶療癒

孔雀石

幾千年來，水晶一直被用來療癒和維護身心靈平衡，它們透過同頻和振動來工作。為了從水晶療癒中獲得最大好處，你需要接受適當的培訓，或由合格且經驗豐富的人進行療癒。但你仍可以發現水晶對常見病症的幫助，它們是有效的急救藥，特別是當製成寶石精素的時候（請參閱第 371 頁）。有些水晶含有以其治療特性而聞名的礦物質，例如，銅可以減少腫脹和發炎。孔雀石含有高濃度的銅，有助於緩解關節和肌肉疼痛。穿戴孔雀石手鍊可以讓身體吸收微量的銅，方式與銅手鍊完全相同。在古埃及，孔雀石被磨成粉末並塗在傷口上以防止感染。如今，它是一種強力解毒劑，但由於它有毒性，只能塗抹在沒有傷口的皮膚上。以有毒水晶的特性來解毒很像順勢療法「以同類來治療同類」的原理。水晶可以安全地傳遞極微小的振動，但過量就會有毒。

水晶也用於現代醫療術式。它們有壓電特性，代表著電（有時甚至是光）可以透過壓縮產生。這種特性的水晶被利用在超音波機器中，機器使用壓電水晶產生聲波。聲波現在被應用於外科手術的最尖端科技，極度聚焦的超音波束可以燒灼身體深處的傷口並破壞腫瘤，無需進行侵入性手術。古代薩滿和水晶治療師很熟悉水晶將聲音和光振動聚焦成射線的能力，並應用於治療。在皮膚上旋轉水晶棒會產生光線壓縮，從而向下方的器官釋放聚焦光束。

水晶療癒

古代治療師也知道，水晶可用於鎮靜，但有些水晶既可以使過度活躍的器官冷靜下來，也可以刺激懶散的器官。磁鐵礦帶有正電荷和負電荷，它就有這個能力，安定過度活躍的器官並刺激不活躍的器官。有些水晶可以加快療癒速度，但加速後的療癒效果不佳，而有些水晶能更為溫和緩慢地發揮作用。如果你想緩解疼痛（這是身體出現問題的信號），可以使用水晶來達成目的。疼痛可能是由能量過剩、阻塞或虛弱引起。青金石、玫瑰石英等清涼、鎮靜的水晶可以平靜能量，而紅玉髓則可以刺激能量，教堂水晶對於緩解疼痛（無論原因為何）都非常有效。

紅玉髓

水晶對治療頭痛非常有幫助，青金石可以快速緩解偏頭痛，但你需要知道頭痛從何而來。如果是由壓力引起的頭痛，將紫水晶、琥珀或綠松石放在眉毛上可以緩解；然而，如果是與食物有關，則適合使用具有鎮靜胃部作用的寶石，例如月光石或黃水晶。

整合療癒

青金石

水晶可以進行整體療癒，這代表它們在身體、情感、精神和靈性層面上發揮作用。他們重新調整微妙的能量並消除不適*，找到根本原因。水晶透過振動發揮作用，重新平衡包圍和滲透身體的生物磁性護鞘*，並啟動調節身體停滯之處的脈輪*連接點（請參閱第 364 頁）。許多身體和心理疾病的狀態都可以藉由使脈輪恢復平衡得到改善。

水晶療癒

大多數疾病都是多種因素共同作用的結果，在精微層面上出現不舒服的感覺。這種不適感可能是情感上的，或是精神上不安或脫節的跡象。身體和生物磁性護鞘之間可能存在未對準的連結，其他能量干擾可能是由電磁煙霧＊或地場壓力＊等環境因素引起。只需在你和地場或電磁壓力源之間放置一塊黑碧璽或煙晶，就能神奇地改變生活，同時你也需要更深入地了解疾病的起因。水晶可以溫和地解決原因，而不僅僅是改善症狀。

你可以將水晶放在身體上或身體周圍 10 到 30 分鐘（相關範例擺設方式，請參閱第 365 和 374 頁），或將它們用為反射療法工具來刺激腳上的穴位。拉利瑪在這方面特別有效，因為它可以找到病灶源頭。水晶蛋（見 331 頁）也可以用在腳部。如果你需要刺激身體上的某個點，水晶棒會很有幫助。請輕輕旋轉，它們可以消除疼痛和疾病。你會在整篇「水晶辭典」中發現相對應的水晶，可以治療各個層面的疾病和失衡。

數千年來，水晶一直與身體的特定部位及其器官相連（請參閱第 368 頁），這在西方和東方的傳統占星學都有論述。傳統中醫和印度阿育吠陀都有五千多年的歷史，現代醫學處方中仍會使用古代文獻配方中出現的水晶。例如，赤鐵礦據說可以鎮靜精神，進而對抗失眠；但也可用於治療血液疾病，因為它被認為可以平息躁動的血液、止血。現代水晶治療師也會使用赤鐵礦來緩解相同的症狀。

拉利瑪

選擇用於療癒的水晶

你可以依據症狀、或是更深層的原因（最好聽取合格水晶治療師提供的建議）選擇一種或多種水晶進行療癒。水晶辭典中的每個條目都列出了它在生理、情

水晶療癒

感、心理、精神和靈性層面上能療癒的病徵。辭典中有全面的交叉引用，可幫助你將症狀與相關水晶連結。因此，舉例來說，如果你的症狀是消化問題，就可以選擇黃水晶柱來幫助治療：請將它放在腹部，或戴在連接小腸經*的小指上，就能幫助消化。水晶會直接作用於身體上，但從更深的層次來說，消化問題很可能與缺乏富足有關，對金錢的擔憂常常會轉為不適*。黃水晶是繁盛之石，將吸引財富和富足進入你的生活（尤其是當放置在家裡離前門最遠的左邊角落時）。穿戴黃水晶可以讓你重新煥發活

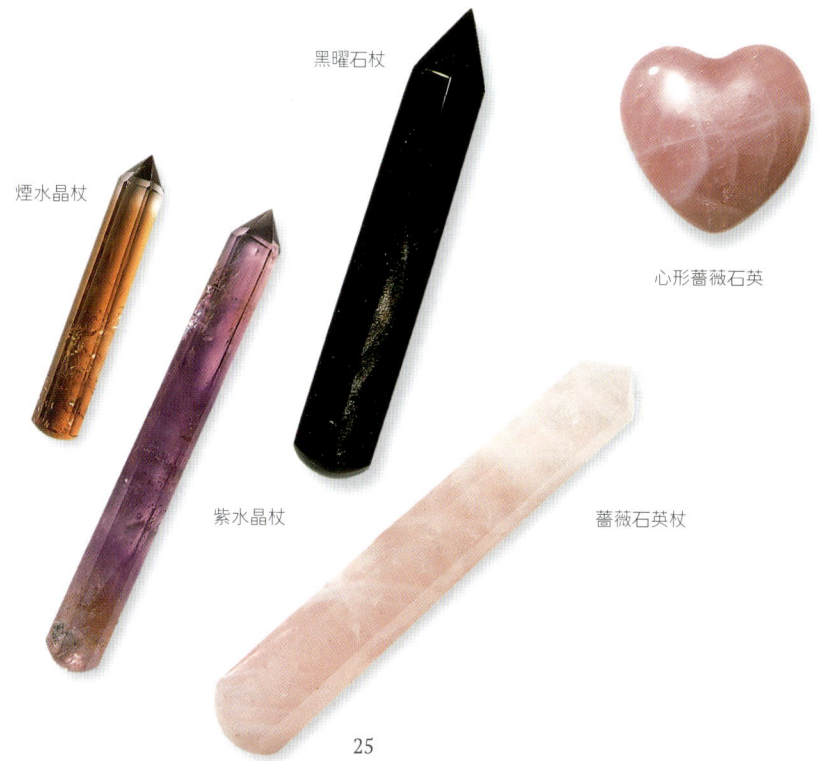

煙水晶杖

黑曜石杖

心形薔薇石英

紫水晶杖

薔薇石英杖

力,激發動力和創造力,進而帶來富饒。從更深層次來說,對金錢的恐懼往往源自於一種不被宇宙支持的感覺。這種恐懼不只是情感上的不適,更是靈性上的脫節。黃水晶能夠啟動頂輪*,這是建立靈性連結的地方,可以讓你增強對宇宙的感應。

在確定靈性脫節是病症的可能根源之後,你也許會想要尋找能讓你的一切平衡的水晶。透鋰長石、矽鈹石等寶石將你與振動非常高的靈性實像連結起來。矽鈹石有助於將靈性融入日常生活,但如果這是你第一次使用水晶刺激靈性接觸,那麼它對你來說可能會太強大,更好的選擇可能是天使石或天青石,它們會溫和地讓你與天界*融為一體。天使石的存在讓人產生一種被宇宙強烈支持著的感覺。

天使石

有些水晶相互支持、有些則相互牴觸,因此在使用水晶進行療癒時應小心。如有疑問,請諮詢合格的水晶治療師。

探購你的水晶

購買水晶的最佳來源是當地商店,你可以在閒暇之餘逛逛,這類商店通常列在黃頁中的「水晶」、「寶石」或「礦物」條目中。網路也可以為你指引正確的方向,雖然這會出現數十萬則搜尋結果,而且需要時間和毅力來縮小範圍。你也可以在身心靈、療癒、水晶和礦物博覽會找到正在

黃水晶

水晶療癒

出售的水晶。這些都會列在《Lepidiary Journal》、《Mind-Body-Spirit》期刊或當地廣告中。

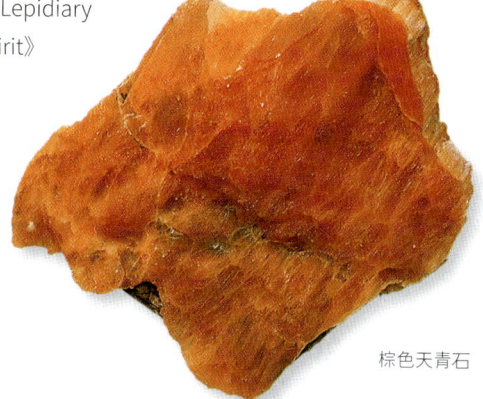

棕色天青石

水晶選擇

在這些篇章中,你會發現熟悉的水晶和其他以前從未見過的水晶。有這麼多水晶可供選擇,很難知道哪一種最適合你。如果這是某人送你的一份禮物,接受這個緣分就相對容易多了;但如果你想為自己買一個水晶,先瀏覽一下這本書將非常有幫助。

如果你想為特定目的選擇水晶,辭典和索引將幫助你找到最合適的水晶。在索引中尋找可能性,然後在辭典中查看更多水晶資訊。如果你不知道自己想要水晶做什麼,但「佩戴水晶」似乎是個不錯的主意,那麼出生日期是一個很好的起點。你可以在第 362 到 363 頁找到生日石,選擇與你的星座產生共鳴的其中一種水晶,承接來自天的能量。

你也可以隨機挑選一種水晶。相信你的直覺。瀏覽辭典,直到其中一個項目引起你的注意,然後購買那種水晶。毫無疑問,商店裡會有很多選擇。與你對話的水晶就會是正確的水晶(請不要從一個不允許你觸碰水晶的地方購買;如果透過網路購物,請確保你能夠退回不合適的水晶——請參閱第 27 頁)。觸摸幾個水晶,讓自己被其中一個吸引,或將你的手放入一堆水晶中,直到其中一個黏在你的手指上。如果那顆水晶讓你感到搔癢酥麻,那麼它就是適合你的水晶。請記住,體積大或外表美不一定是最強大的,小而粗糙的水晶可能非常有效果。

在使用水晶之前,請記得先對其進行清潔(請參閱第 31 頁)。

水晶選擇

為水晶輸入訊息

告訴水晶你使用它們的目的。清潔新水晶後,請立即奉獻它(請參閱第30-31頁),這可以集中能量。

請將水晶握在手中,想像有光圍繞著它(如果你覺得這很困難,請將雙手放在光源前),然後大聲說:「我將這顆水晶奉獻給所有人的最高利益。願它被用在光和愛中。」

如果要對水晶輸入訊息,請將水晶握住,讓自己接受更高指引。思考你希望使用它的目的,請明確一些。如果你想讓它吸引愛情,請準確描述你正在尋找什麼樣的愛情;如果你正在尋求療癒,請準確說出你希望治療哪種病徵以及你希望發生什麼事。當你制定計劃後,請感受水晶,確保這是完全適合此用途的水晶。當你完全投入後,請大聲說:「我為 [你的目的] 對這顆水晶輸入訊息。」

然後將水晶放在你經常看到的地方或口袋裡,每天握住兩到三次、或更多次,這會有所幫助。你可能需要多次重複輸入訊息。

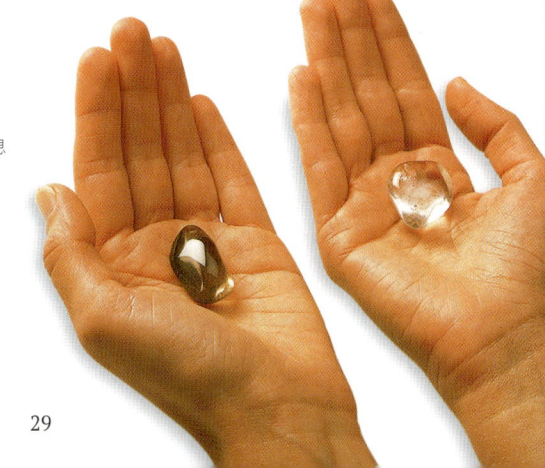

為了讓水晶發揮最佳的反應,
請握在手掌上進行奉獻、輸入訊息
或為自己選擇合適的水晶

水晶照護

許多水晶都是脆弱或易碎的。層狀或簇狀水晶可能會裂開;透石膏等水晶具水溶性的;拋光表面或自然晶柱很容易被刮傷或損壞。滾磨過的寶石比較耐用,無數小時的細砂打磨賦予它們堅韌的表面,你可以將滾磨寶石放在袋子中,但其他水晶應另外放置。

未使用時,請用絲綢或天鵝絨布包裹水晶,這可以防止刮痕並保護水晶不要吸收異物。購買水晶時、佩戴或使用水晶進行療癒後都需要對其進行淨化。務必淨化別人送給你的珠寶,因為它有可能保留原擁有者的負面振動並將其傳遞給你。

有些水晶永遠不需要清洗。黃水晶、藍晶石和阿賽斯特萊石具自我潔淨功能;透明石英和紅玉髓可以淨化其他水晶,對於脆弱且易碎的寶石特別有用,但之後可能需要清潔它們。

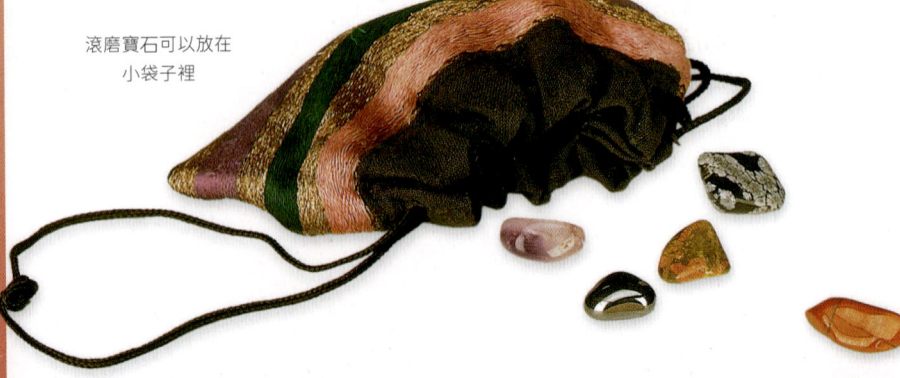

滾磨寶石可以放在小袋子裡

水晶照護

水晶淨化

不易破碎或沒有結節的水晶可以放在流水中、或浸入海水或鹽水中清洗。這樣做時，請抱持著「所有消極情緒都將被沖走、水晶重新充滿活力」的意念。將水晶放在太陽或月光下幾個小時也可以為它們充電，前提是它不是在陽光下會褪色的寶石，並且務必注意不要將光線聚焦在可能引發火災的地方——請留意，太陽光在一天之間會隨著時間循著一條弧線移動。

易碎的水晶或晶簇可以放置海鹽或岩鹽中過夜，之後再輕輕地刷掉每一粒鹽。鹽巴可能會損壞水晶，尤其是在潮濕的環境中。

某些水晶具有淨化其他水晶的能力。將紅玉髓放入裝有滾磨寶石的袋子中，你將永遠不需要使用其他方法來清潔它們。也可以將小水晶放在透明石英晶簇上過夜。

你可以用煙燻淨化（smudge）* 水晶或以蠟燭的光透過水晶，也可以想像它們被光包圍，進而淨化它們並重新賦予活力。

淨化水晶最簡單的方法之一是使用網路上買得到的專用清潔劑。只需要在水晶上滴一滴，或用霧化器噴灑加了幾滴專用清潔劑的水即可，輕輕噴灑就不會損壞易碎的水晶。

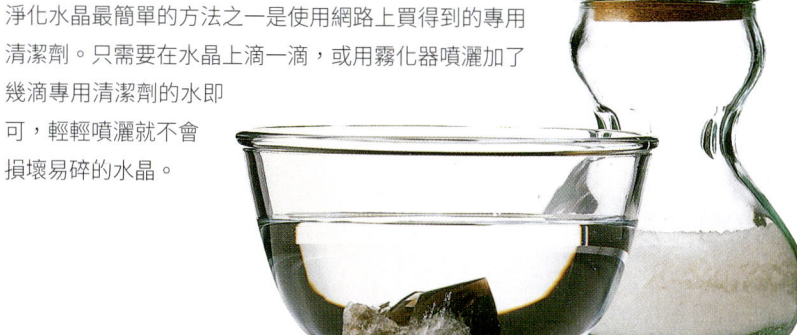

用水或鹽巴淨化水晶

水晶冥想

水晶冥想

用水晶冥想是調節水晶能量最簡單的方法之一。開始之前要先淨化你的水晶，使其能量純淨。冥想是一種關閉頭腦喋喋不休的方法，它有很多好處：緩解壓力、降低血壓等，也可以讓你了解你的水晶。水晶在冥想的寧靜中會與你交談。

冥想就像打開通往另一個世界的大門，尤其是當你選擇內部有斷層線（fault line）＊內包（occlusion）＊的水晶時。你的自我會融入水晶中，在接下來的平靜裡，解決方案和洞見會浮現至意識。輪流冥想你的每一顆水晶會有益處，請花幾天時間來調整每一顆水晶並充分了解它。

有些人喜歡在選定的「水晶日」校準各個水晶。從紅色水晶開始，激發和喚醒能量，穿過彩虹光譜進入橙色、黃色、綠色、藍色、紫色、紫羅蘭色和透明色，這會給你帶來最高的水晶振動，你很可能會感到極樂（blissed out）＊。你可能需要用一顆黑水晶再次讓能量接地。冥想後讓能量接地很重要，否則你可能會覺得飄飄然，完全不在當下。堪薩斯神石非常適合這個用途，它們會立即但溫和地讓你穩定在肉身，並馬上讓你全心回歸當下。

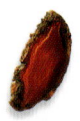
瑪瑙

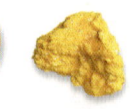
琥珀

硫磺

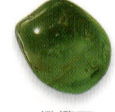
橄欖石

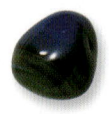
瑪瑙

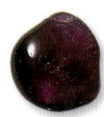
紫水晶

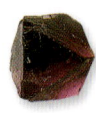
螢石

水晶冥想

水晶冥想練習

請確保你不會被打擾（尤其是電話），讓自己舒適地坐在水晶旁。用雙手握住它或將其放在你面前的矮桌上。

輕輕地呼吸，讓每次呼氣的時間比吸氣的時間長一點。當你呼氣時，釋放你可能感受到的任何壓力或緊張；吸氣時，讓平靜隨著你的呼吸穿過你的身體而流動。讓你的呼吸進入輕鬆的節奏。

用柔和的目光聚焦於你的水晶上。如果你拿著它，請注意它的顏色、形狀和重量。感受它的振動傳遞到你的手中。讓自己在水晶裡漫步，探索其內部平面。準備好後，閉上眼睛，靜靜地思考水晶的能量，讓它教導你關於它自己的知識。

當你完成冥想後，請睜開眼睛，將水晶放在一邊。雙腳穩穩放在地板上。請握住煙晶或堪薩斯神石讓自己接地。

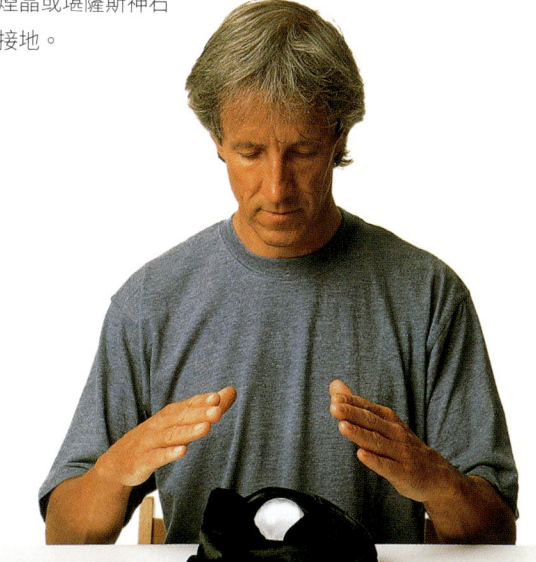

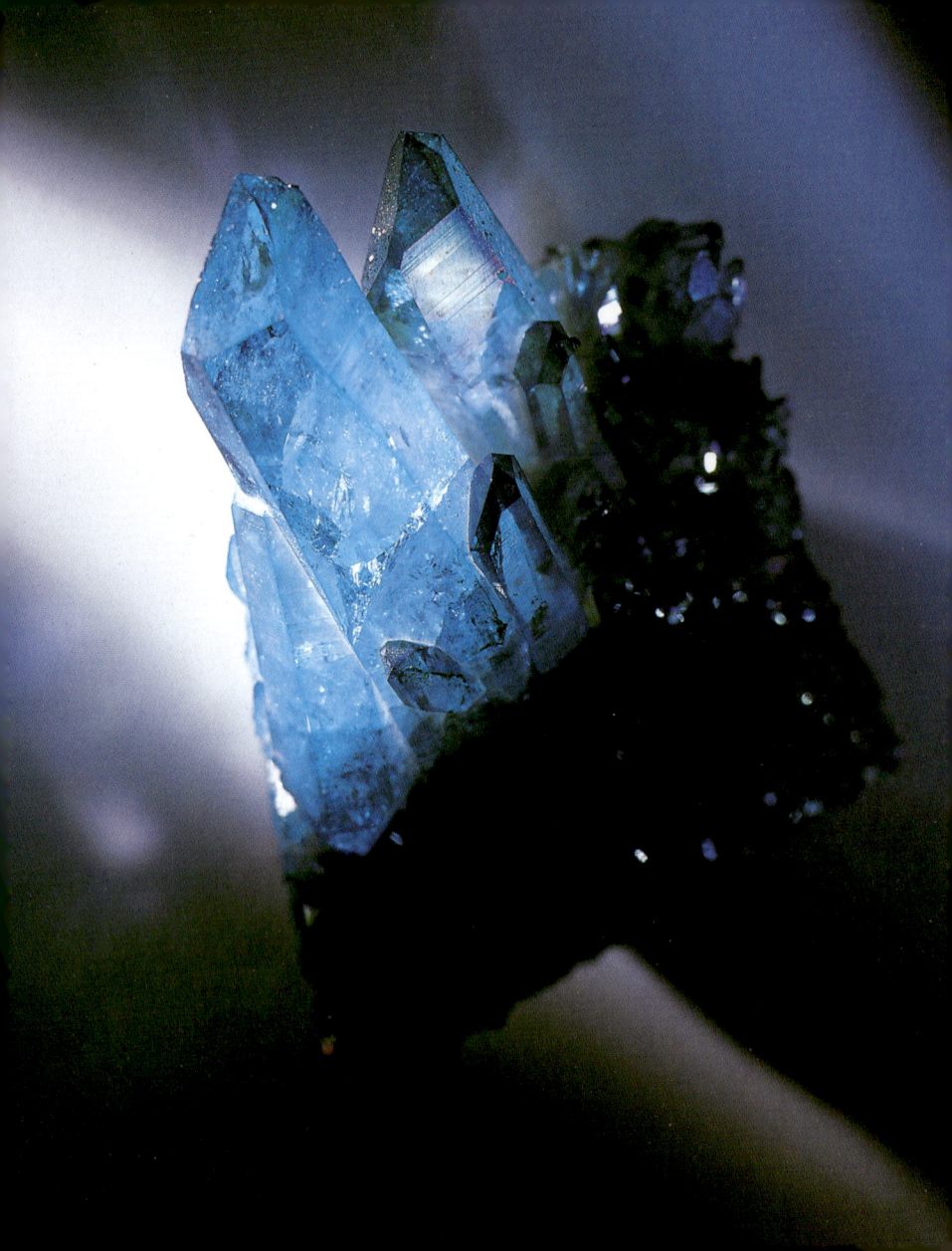

水晶辭典

水晶有各種形狀和大小，同一種水晶可能有多種形式或顏色，或有多種名稱。許多水晶的外觀可以藉由切割或拋光來強化，但它們在原始狀態下也同樣有效。原石水晶可能很難識別，因為有許多特徵不太容易被發現。

在本章中，你會看到各種形狀和顏色的水晶，以利辨識。你將會夠看到水晶原石經過切割、刻面或滾磨後的樣子；也會看到大晶簇和小晶柱、拋光的掌心石和晶洞。

水晶可用於療癒、改善環境以及作為個人裝飾。它們微妙的振動影響生理、情感、精神、心理和靈性層面，展現出特定特質，並打開通往靈性理解的大門。本辭典包含所有（實用且奧妙的）資訊——你需要了解的寶石神奇特性和定位，以得到最大好處。

水晶辭典

水晶屬性

你將在本章節中找到有關每種水晶一般屬性的所有資訊，以及其心理、精神、情感和靈性效果及其療癒用途，所有這些訊息都會在索引中交叉引用。你還將學習如何安置水晶以發揮最大效果。

每款水晶都會列出所呈現的所有顏色以及名稱。如果水晶的顏色或形狀超過一種且具備其他特性，將在主條目之後列出其他特性。因此，水晶的一般屬性會標示在大標題下，然後是該水晶的特殊屬性。

你也可以使用辭典來選擇用於療癒、保護或其他目的的水晶。索引將在此為你提供幫助，尋找你所需水晶的條件。你可能會找到幾個頁面作為參考，請依序觀察每顆水晶，並記下哪一顆對你最具吸引力，那就會是最合適的水晶。

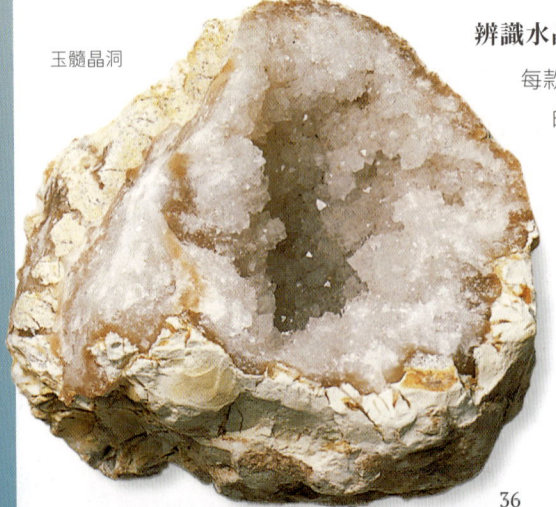

玉髓晶洞

辨識水晶

每款水晶的來源都顯示在標題下方的方框中，附帶顏色、外觀和大小的描述。這代表如果你碰巧撿到或收到水晶，就可以辨識它的種類。

如果你需要辨識水晶，請仔細觀察。注意它的顏色和形狀，它是有帶有琢面尖點的透明晶體嗎？是粗糙還是光

水晶辭典

滑?它是緻密、顆粒狀還是半透明的?瀏覽插圖,直到找到最像你的寶石的那一張。辭典中的照片顯示了每種水晶可能出現的顏色,但不是全部。如果你的水晶外觀相似,而且顏色是羅列出的可能之一、但未在照片中顯示,那麼仍很可能辨識正確。(如果你有任何疑問,大多數水晶商店都會很樂意為你提供進一步幫助。)

水晶靈性存在

許多水晶都含有靈性存在或守護神,他們積極地希望與你合作,充分發揮水晶的潛力。用水晶冥想(請參考第 32 頁)可以讓你與其保持連結。你可能會發現那個靈性存在位於另一個維度,水晶建立了與此維度的橋樑。有些水晶有自己的天使,或與更高靈性存在有連結。

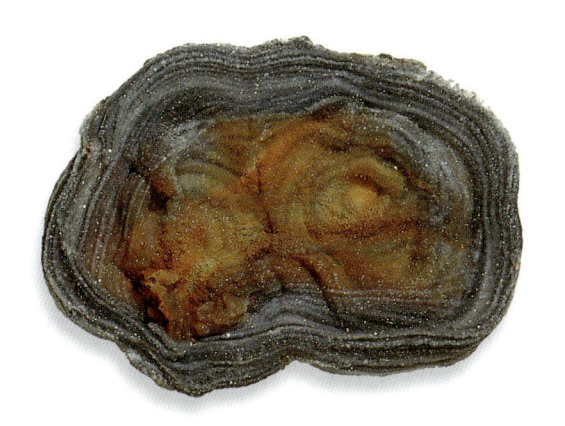

藍玉髓本體

水晶辭典

AGATE 瑪瑙

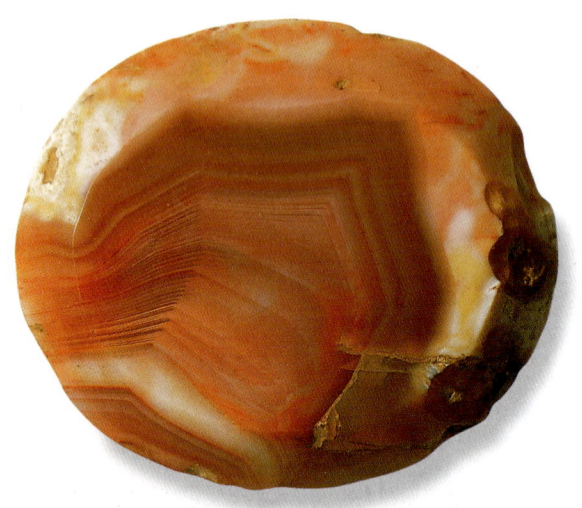

天然瑪瑙（切片）

顏色	透白色或乳白色、灰色、藍色、綠色、粉紅色、棕色，常常經人工染色
外觀	蠟質而柔軟，通常呈帶狀，有時呈半透明狀，有小晶體，大小不一。 通常以人工著色切片的形式出售，這不會增添額外療癒特性。
稀有度	常見
來源	美國、印度、摩洛哥、捷克、巴西、非洲

屬性

這是一種非常穩定的水晶,由呈帶狀排列的微觀石英水晶形成。瑪瑙是接地石,帶來情感、生理和腦力的平衡,有助於集中和穩定身體能量。

瑪瑙具有協調陰陽的力量,陰陽是維持宇宙正常運作的正負力量。它是一種舒緩、鎮靜的寶石,作用緩慢,但能帶來強大力量。它的多個層次可以將隱藏的訊息暴露出來。

心理上,瑪瑙可以溫和地促進一個人接受自己,這可以建立自信。它有助於自我分析和感知隱藏的情況,讓你注意到任何干擾你健康狀況的不適*。

瑪瑙可以增強精神力,因為它們能提高注意力、感知力和分析力,進而帶來實用的解決方案。瑪瑙熱愛誠實,鼓勵說出自己的真相。內含透白晶體的瑪瑙可以激發記憶力。

情感上,這種水晶能克服內心的消極和痛苦。它可以治癒內心的憤怒,培養愛和重新開始的勇氣。它對於任何類型的情感創傷都有用,透過化解內在緊張創造一種安全感。

靈性上,瑪瑙可以提高意識並連結到集體意識和對生命一體性的意識。它鼓勵安靜的沉思和對生活經驗的吸收,進而帶領精神成長和內在穩定。

療癒

瑪瑙可以穩定氣場(arua)*,消除和轉化負能量。它的淨化作用在身體與情感面都有強大作用。將瑪瑙放在心臟位置上可以療癒阻礙接受愛的情感不適;放在腹部或以水晶能量水形式服用,可以刺激消化過程並緩解胃

炎；它可以療癒眼睛、胃部和子宮；可以淨化淋巴系統和胰臟；可以強健血管並治療皮膚疾病。

位置

握住或放置在適當的身體位置。

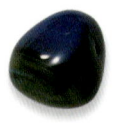

特定顏色和類型

除了一般屬性外，特定顏色具附加屬性：

藍瑪瑙（天然）

藍綠瑪瑙通常是人造玻璃，沒有治療效果。

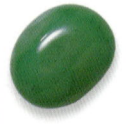

綠瑪瑙提升精神和情感的靈活度，並改善決策能力。對於解決爭端很有用。

綠瑪瑙

粉紅瑪瑙促進父母與孩子之間的愛。請放在心臟上方以獲得最佳效果。

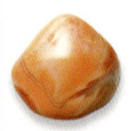

粉紅瑪瑙

波札那瑪瑙僅產於波札那，非常適合與火或煙有關的人。對於吸菸者和想要戒菸的人來說有幫助。波札那瑪瑙著眼於解決方案，而不是與問題糾纏不清。它可以幫助你探索未知的領域和自己的創造力。在精神層面上，它可以幫助你從更高視野看到更廣的局面。在情感層面上，它會溫和地釋放壓抑。這種瑪瑙通常有結節或呈卵圓形，灰色且呈結節狀，看起來像大腦，也與大腦產生共鳴。它對於幫助身體吸收氧氣特別有用，有益於循環系統和皮膚。它也對憂鬱症有幫助。在非物質層面，它刺激頂輪*，將能量帶入能量場。

AGATE: BLUE LACE AGATE 瑪瑙：藍紋瑪瑙

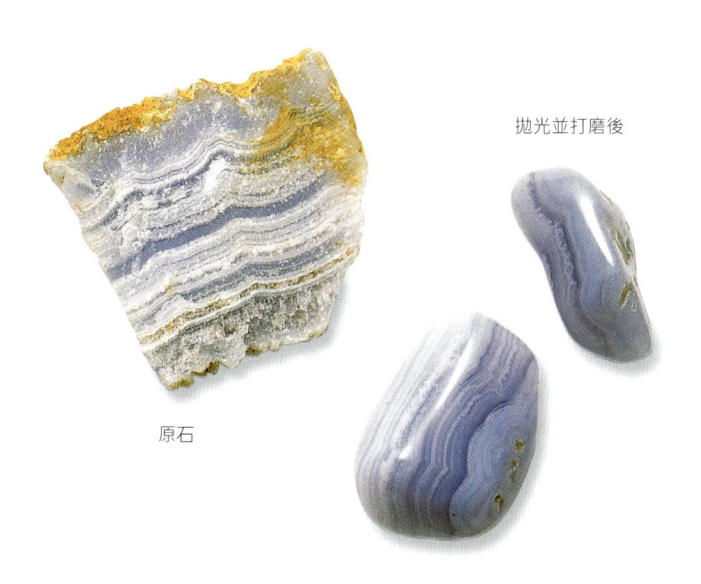

拋光並打磨後

原石

顏色	帶著白色或更深條紋的淡藍色
外觀	帶狀，通常尺寸小且經滾磨
稀有度	方便取得
來源	如同瑪瑙

額外特性

藍紋瑪瑙是一種美妙的療癒石，其柔和的能量具冷卻、鎮定的作用，帶來心靈平靜。它對於激發和療癒喉輪 * 特別有效，可以自由表達思想和感

受。它打開體驗更高能量的道路。其中一種偉大的滋養和支持之石，可以中和憤怒、感染、發炎和發燒。

從心理上，藍紋瑪瑙可以抵消因害怕被批評和拒絕而產生的壓抑或抑制的感覺。批判常常存在於親子關係中，在童年或成年時期都是如此，感受因而被壓抑；缺乏自我表達會阻塞喉輪，並可能影響胸部——一種窒息的感覺。藍紋瑪瑙溫柔地消融舊有的壓抑模式，並鼓勵新的表達方式。它有助於幫助男性釋放和接受他們的敏感性和情感本性。

在精神上，藍紋瑪瑙有助於口頭表達思想和感情，並消除精神壓力。在情感上，這顆寶石散發出的平和能量可以中和憤怒的感覺。

在靈性上，藍紋瑪瑙可以淨化喉輪，以便表達最高的靈性真理。它是一塊將思想與精神振動連結、帶來深層平靜的寶石。

療癒

藍紋瑪瑙是一種強大的喉嚨療癒物，具有消除自我表達障礙的特性，可緩解肩部和頸部問題、甲狀腺缺陷以及喉嚨和淋巴感染。它可以降低發燒並消除神經系統阻塞，並療癒關節炎和骨骼畸形，增強骨骼系統並治療骨折。它還有助於微血管和胰臟。藍紋瑪瑙水晶能量水可以治療腦脊髓液失衡和腦積水。藍紋瑪瑙還可用於增強聲音療癒效果——它將聲音聚焦並引導到適當的地方。

位置

視情況而定，特別是在喉嚨處。

AGATE: DENDRITIC AGATE 瑪瑙：苔蘚瑪瑙

也被稱為樹枝瑪瑙

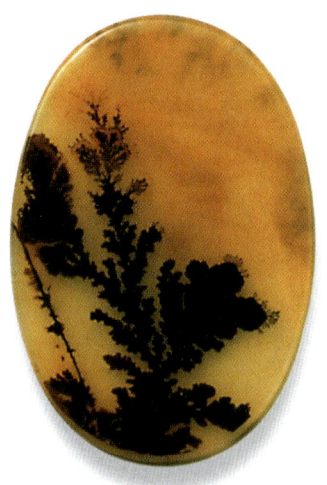

造型且經拋光

顏色	清透、棕色、綠色
外觀	透明帶如蕨類的斑紋，通常尺寸小且經打磨
稀有度	方便取得
來源	美國、捷克、印度、冰島、摩洛哥、巴西

額外特性

苔蘚瑪瑙被稱為豐盛之石，為生活的各個領域帶來豐富和充實，包括商業和農業。它可用於提高農作物的產量或保持室內植物的健康。

苔蘚瑪瑙創造了一個內在及外在的寧靜環境，鼓勵每一刻的享受其中。這種水晶與植物界有著特別緊密的連結，可以增強與植物界的溝通。它加深了你與地球的連結。

無論是如何使用，苔蘚瑪瑙的作用都很緩慢，需要一段時間才能完全發揮作用。

從心理上來說，苔蘚瑪瑙鼓勵你在衝突或混亂時期保持在中心，帶來穩定。它賦予你毅力以及將困難視為挑戰的能力。

在靈性上，苔蘚瑪瑙鼓勵你在成長過程中與根源保持連結。苔蘚瑪瑙打開並對齊所有脈輪*，使它們能夠整合更高意識。

療癒

苔蘚瑪瑙可以在精微層面療癒脈輪不平衡引起的疾病。苔蘚瑪瑙在身體與所有分支（例如血管和神經）產生共鳴，可以療癒神經系統和神經痛等病症。這種寶石能治療骨骼疾病，並使骨骼與生理實相（physical reality）保持一致。它可逆轉微細血管退化並刺激循環系統，放置在受傷或疼痛的部位可以緩解疼痛。苔蘚瑪瑙是很適合療癒植物和地球的寶石，可以穩定地球能量場內的漩渦，並且能克服地場壓力*或「黑萊伊線（black ley lines）*」。

位置

握住或放置在適當的點上。長時間佩戴以獲得最大效益。塞進花盆裡。

AGATE: FIRE AGATE 瑪瑙：火瑪瑙

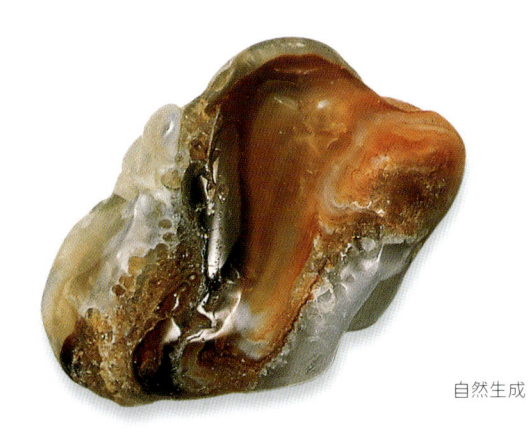

自然生成

顏色	帶棕的紅色、橙色、藍色、綠色
外觀	漩渦、發冷光、小型寶石
稀有度	可從專門店取得
來源	美國、捷克、印度、冰島、摩洛哥、巴西

額外特性

火瑪瑙與大地有著深厚的連結，它的能量很平靜，帶來保護和安全。能透過強大的接地力量在困難時期提供支援。

火瑪瑙具很強的防護功能，尤其是防止各種不懷好意。它在身體周圍建立

一個保護罩,將傷害回送到原本的來處,使對方了解它正在造成的傷害。對身體而言,火瑪瑙正如其名稱所示,與火元素有關,有助於性慾、激發海底輪 * 並刺激各個層次的生命力。從心理上來說,火瑪瑙可以消除恐懼並注入深度安全感。

握著火瑪瑙可以鼓勵自我省思,毫不費力地提出內心的問題並加以解決。它有助於消除渴望和具破壞性的慾望,可用於治療成癮。

從靈性來說,這種有保護性的寶石有助於放鬆,使身體「變得柔和」,增強冥想。據說它代表絕對完美,可以灌輸靈性堅韌並有助於意識進化。

療癒

這種寶石可以治療胃部、神經和內分泌系統以及循環系統疾病。它對眼睛有幫助,可增強夜視能力,並在內在直覺和外在物理層次有清晰視野。它與三焦經 * 產生共鳴,可使其恢復平衡、減少熱潮紅並消除體內熱量。火瑪瑙帶給身體活力,防止能量消耗。將它放置在已損壞的脈輪(chakra)* 上,它會溫柔地讓脈輪恢復運作。火瑪瑙在精微層面可清除乙太堵塞(etheric blockage),活化光環 *。

位置

火瑪瑙可以長期佩戴,也可以視情況放置在頭部或身體上。

AGATE: MOSS AGATE 瑪瑙：苔紋瑪瑙

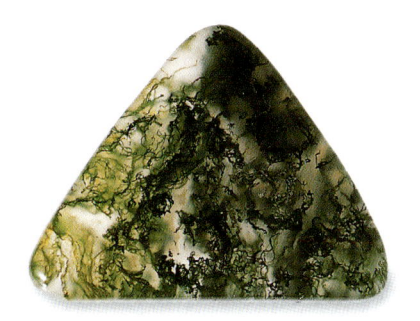

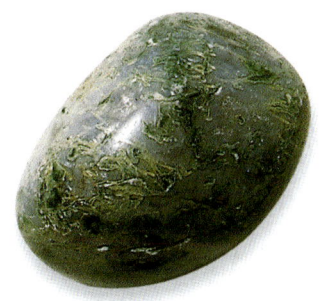

拋光

滾磨

顏色	綠色、藍色、紅色、黃色、棕色
外觀	透明或半透明、帶有葉子或苔蘚等分岔記號，通常很小且經滾磨
稀有度	常見
來源	美國、澳大利亞、印度

額外特性

苔紋瑪瑙是一種與自然密切相關的穩定寶石，據說可以提振靈魂，讓你看到一切的美好。它有助降低對天氣和環境污染物的敏感度。這種寶石對於從事農業或與植物相關的工作者都非常有益。

苔紋瑪瑙是一種有助於分娩的水晶，可協助助產士的工作，減輕產婦疼痛並確保分娩順利。它是一顆新開始和從障礙或精神束縛中解脫的寶石。

苔紋瑪瑙是財富之石，可吸引豐盛。

苔紋瑪瑙有多重用途，它幫助理智的人獲得他們的直覺感受；另一方面，也可幫助直覺的人以實際的方式引導他們的能量。

從心理上來說，苔紋瑪瑙可以提高自尊並強化正面的人格特質，釋放恐懼和根深蒂固的壓力。它有助於發展力量和與他人相處的能力，並促進擴大個人空間和成長。它增強「再試一次」的能力，在一段時間的停滯後激發新想法。

在精神上，苔紋瑪瑙提升自我表達和溝通。它可以平衡情緒，減輕壓力並減少恐懼。它激勵信任和希望，是一顆非常樂觀的寶石。對任何因生活環境或大腦失衡而患有憂鬱症的人都有幫助，無論情況多麼困難，苔紋瑪瑙都能洞察背後原因。

療癒

苔紋瑪瑙能加速復原，可以用來對抗長期疾病。它具抗發炎作用，可淨化循環和排泄系統，促進淋巴流動並增強免疫系統。苔紋瑪瑙可以帶走左右腦不平衡引起的憂鬱症。它有助於預防低血糖和脫水，治療感染、感冒和流感，以及幫助退燒。它具抗炎作用並能減少淋巴結腫脹。苔紋瑪瑙水晶能量水可以塗抹在皮膚上治療真菌和皮膚感染。

位置

放置在與皮膚接觸的適當處。

AMAZONITE 天河石

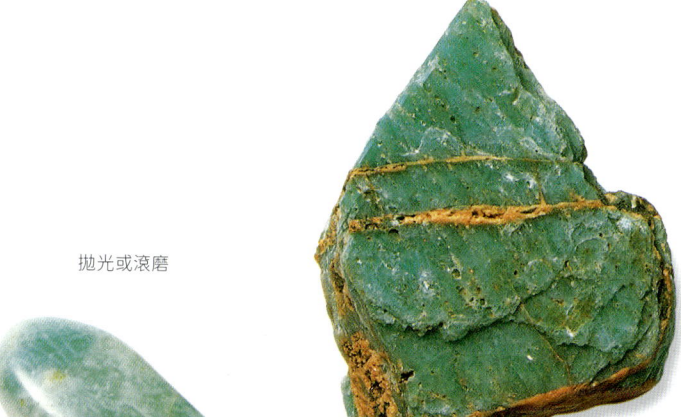

拋光或滾磨

原石

顏色	藍色、綠色
外觀	乳白色光澤帶有紋理,大小不一,有時經滾磨
稀有度	常見
來源	美國、俄羅斯、加拿大、巴西、印度、莫三比克、納米比亞、奧地利

屬性

天河石有強大的過濾功能。在生理層面，它可以阻擋地場壓力*、吸收微電波或手機輻射，並防止電磁污染。應該放在你與污染源之間或貼在手機上。在精神層面，可以過濾通過大腦的訊息，與你的直覺結合。

這是一顆非常舒緩的寶石，可以平靜大腦和神經系統，並使身體與乙太*保持一致，維持最佳健康狀態。它能平衡男性和女性能量，包含生理或心理上。它是一顆可以幫助你看到問題的兩面或不同觀點的寶石。在情感層面，天河石可以舒緩情感創傷、減輕擔憂和恐懼、驅散負能量和煩惱。

在靈性層面，天河石水晶能量水對各種意識層次都極有好處。寶石本身有助於體現宇宙之愛。

療癒

天河石可以療癒並打開心輪和喉輪*，強化愛的溝通。也能打開第三隻眼*和增強直覺。驅散負能量和神經系統內的阻塞。水晶能量水可以解決鈣的問題，譬如骨質疏鬆、齲齒、缺鈣和鈣沉積等，並平衡導致這些症狀的代謝缺陷。天河石還可以緩解肌肉痙攣。它的主要特性之一是防止微電波或其他電磁煙霧源*對健康造成危害。

位置

握住或放置在受影響的點上，或配戴來防止微電波的影響。也可以放在電腦附近或黏在手機上。

水晶辭典

AMBER 琥珀

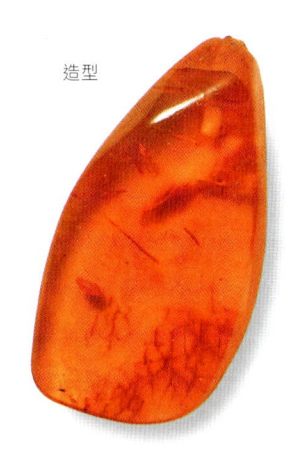

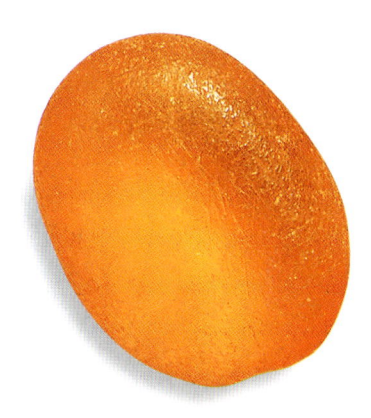

造型

黃色、透亮

顏色	黃金棕色或金黃色——綠色是人工染色
外觀	不透明或透明的樹脂化石,有昆蟲或植物被困在裡面,有各種尺寸
稀有度	容易取得
來源	英國、波蘭、義大利、羅馬尼亞、俄羅斯、德國、緬甸、多明尼加

屬性

嚴格來說,琥珀根本不是水晶,它是樹脂凝固變成化石。它與大地有著緊密的連結,是更高能量的接地石。琥珀是強大的療癒物和清潔劑,可消除

身體的不適＊並促進組織再生；還可以淨化環境和脈輪＊，吸收負能量並將其轉化為正面力量，刺激身體自我療癒。它是一個強大的保護者，將日常的自我與更高的靈性實相（spiritual reality）連結。

從心理上來說，琥珀不僅能為生活帶來穩定，還能激勵人們產生動力實現願望。它溫暖、明亮的能量可以讓人積極、充滿陽光的生命力，但同時尊重傳統。能幫助抵消自殺或憂鬱傾向。

在精神上，琥珀可以讓人找回理智、消除抑鬱、鼓勵積極的精神狀態和創造性的自我表達。它帶來平衡和耐心，促進決策，是一種有用的記憶輔助工具。它的靈活性化解了反對意見。在情感上，琥珀促進和平並建立信任。在靈性上，琥珀提倡利他主義並帶來智慧。

療癒

琥珀是一種強大的脈輪清潔劑和治療物。它賦予身體活力、驅除疾病。透過吸收疼痛和負能量，讓身體重新平衡並自我療癒、緩解壓力。它能與喉嚨產生共鳴，治療甲狀腺腫大和其他喉嚨問題。還可以治療胃、脾、腎、膀胱、肝和膽囊，緩解關節問題，並增強黏膜。

琥珀水晶能量水適合用於傷口癒合，是一種極好的天然抗生素。它可以刺激臍輪並幫助將能量紮根到體內。

位置

長時間佩戴，尤其是戴在手腕或脖子上，或放在適當的位置。如果要治療嬰兒或兒童，先讓母親配戴這顆寶石會有加持效果。

水晶辭典

AMETHYST 紫水晶

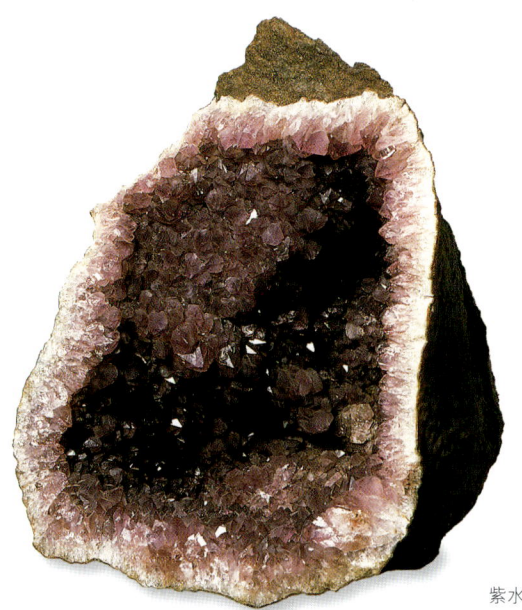

紫水晶晶洞

顏色	紫色到薰衣草紫
外觀	透明的、有晶尖的水晶。可能是晶洞、晶簇或單水晶柱。有各種尺寸
稀有度	最常見的水晶之一
來源	美國、英國、加拿大、巴西、墨西哥、俄羅斯、斯里蘭卡、烏拉圭、東非、西伯利亞、印度

屬性

紫水晶是一種極其強大的保護寶石,具很高的靈性振動。它可以抵禦心靈攻擊(psychic attack)*,將能量轉化為愛。紫水晶是一種天然鎮定劑,可以阻擋地場壓力*和負面環境能量。它的寧靜強化了更高的意識和冥想狀態。紫水晶具強大的療癒和淨化能力,並增強靈性意識。傳統上,佩戴它是為了防止酒醉、維持清醒,防止過度放縱和降低生理激情。它能克服各種成癮和障礙。如在更高層次使用,紫水晶會開啟另一個現實。

紫水晶對心靈極為有益,可以根據需要鎮靜或刺激。當你冥想時,它會將思想從平凡轉為寧靜和更深刻的理解。在精神上,它可以幫助你感覺不那麼散亂,增加專注力和控制力。它能在強化因果連結的同時融入新思想。紫水晶可以協助釐清繁瑣事務、洞察真知灼見並付諸實踐,對決策過程有幫助。它在精神上可以冷靜和共融,有助於神經訊號通過大腦的傳遞。對於因思考過度活躍而導致失眠的情況很有幫助,可以防止常態噩夢。紫水晶可以增強記憶力並提升動力,使你更有能力設定實際的目標。它可以幫助你記住和理解夢境,並促進夢境顯化。

紫水晶可以消除憤怒、怒火、恐懼和焦慮。平衡情感的高低起伏,減輕傷心與悲痛,幫助人們接受失去。

紫水晶是最有靈性的寶石之一,可以增進對萬物神靈的愛,讓人洞察其真實本質,並鼓勵無私和靈性智慧。它開啟直覺並增強心靈天賦。這是一顆非常適合冥想和占卜(scrying)*的寶石,可放在第三隻眼的位置上進行刺激。戴著紫水晶睡覺會更容易出現出體經驗(out-of-body experience),並帶來直覺的夢境。它將「較低」能量轉變為靈性和乙太*領域的更高頻率。

療癒

紫水晶可促進生成荷爾蒙並調節內分泌系統和新陳代謝。它增強淨化、排泄器官及免疫系統。紫水晶是一種非常好的血液淨化劑,可緩解身體、情感和心理上的疼痛或壓力,並阻擋地場壓力。它可以緩解頭痛並釋放緊張感。這種寶石可以減少瘀傷、損傷和腫脹,並治療聽力障礙。它可以治療肺部和呼吸道不適、皮膚狀況、細胞失調和消化道疾病。它對腸道有益,可調節菌落群、去除寄生蟲並幫助重新吸收水份。紫水晶可以治療失眠並帶來平穩的睡眠。

在精微層面上,紫水晶平衡並連結生理、精神和情緒體*,將它們與靈性連結。可以淨化氣場*並轉化負能量,刺激喉輪和頂輪*。這對於那些即將經歷死亡過程的人有幫助的。紫水晶可以穩定精神狀況,但不應用於偏執狂或精神分裂症。

位置

佩戴或放置在適當位置,非常適合作為珠寶使用。晶簇和晶洞可以放在周遭環境中,晶柱則用於療癒。將水晶柱朝向自己可吸收能量,而朝外可將能量釋放。將紫水晶佩戴在喉嚨或心臟上會特別有幫助。如果失眠或做惡夢,請將紫水晶放在枕頭下。紫水晶在陽光下會褪色。

特定顏色

除了一般屬性之外,以下顏色和形式還具有其他特性:

紫羅蘭—薰衣草紫水晶具特別高的振動。雙端水晶帶你進入 β 腦波。它們會先刺激然後平靜喉輪和心輪。
紫羅蘭「花」為環境帶來光明和愛。

紫水晶柱

水晶辭典

雪佛龍紫水晶是最好的第三隻眼＊刺激物之一,增強內在、直覺意象和外在、生理視覺,以及出體旅程(out-of-body journey)。具強大的聚焦能量,可以驅散和擊退消極情緒。可以淨化氣場並有助於氣場診斷(auric Diagnosis)。它有強大的療癒場,為身體器官帶來和諧並刺激免疫系統。它可以幫忙找到問題並給予正面積極的答案。

鳳梨紫水晶側面有小結節,上方會冒出尖點,看起來就像童話故事中的城堡塔樓,有助於接觸神話和童話王國並激發想像力。它是一個對於家庭和團體迷思的強大原型治療物(archetypal healer)。

薰衣草紫
水晶花

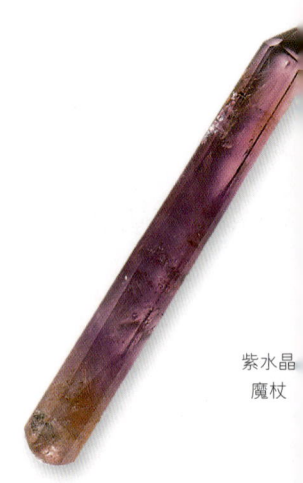

紫水晶
魔杖

鳳梨紫水晶
晶簇

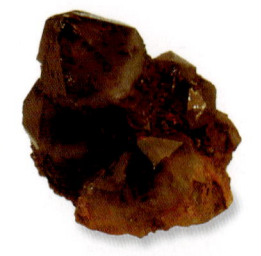

AMETRINE 紫黃晶

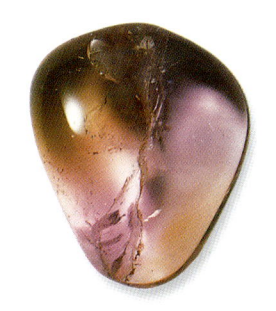

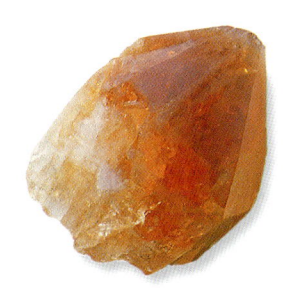

抛光　　　　　　　　　原石

顏色	紫色和黃色
外觀	透明水晶，紫水晶和黃水晶的結合，通常較小且經滾磨
稀有度	雖然只能從一處礦場開採但很容易獲得
來源	玻利維亞

屬性

紫黃晶將紫水晶和黃水晶有力地結合在一起。它的作用快速有效，對於長期病痛特別有用，因為它可以深入瞭解不適*的原因。紫黃晶將物質領域與更高意識連結。這種水晶在靈魂投射（astral travel）*過程中協助進行並保護，並緩解心靈攻擊*。它可以消除頭部的壓力和緊張，使心思平靜，讓冥想更加專注。紫黃晶開啟第三隻眼，幫助療癒和占卜，結合男性

和女性的能量。

在精神上,紫黃晶增強與他人的相容性和接受度。它展現每個人的連結,克服偏見。它是一種極具能量的寶石,可以激發創造力並協助控制自己的生活。這是一顆可以克服明顯矛盾的寶石。

在精神上,紫黃晶帶來清晰、協調的感知和行動。它增強注意力,有助於思考問題,鼓勵探索所有可能性,帶來創造性的解決方案。需要超越日常現實的智慧才能與更高意識連結。

紫黃晶在情感上釋放障礙,包括負面情緒輸入訊息(negative emotional programming)*和期望,鼓勵轉變,進而深入瞭解情感困擾的根本原因。紫黃晶提升樂觀和幸福感,不因外部壓力影響而被干擾。

療癒

紫黃晶會碰觸事物的根源。強大的清潔特性可驅散氣場*中的負面情緒和體內毒素。它是一種特殊的血液清潔劑和能量劑,可以增強身體的再生能力與免疫系統,幫助自主神經系統和身體成熟,穩定 DNA/RNA,並為身體給氧。紫黃晶可治療慢性疲勞症候群(CFS)*、燒灼感、抑鬱、胃部不適和潰瘍、疲勞和嗜睡、緊張性頭痛和與壓力相關的不適。它解放身體、情感和精微體*的阻塞。

位置

長時間直接佩戴,放在太陽神經叢上。擁有紫黃晶會讓根深蒂固的問題浮出水面,讓它們可以被溝通和療癒。

水晶辭典

ANGELITE 天使石

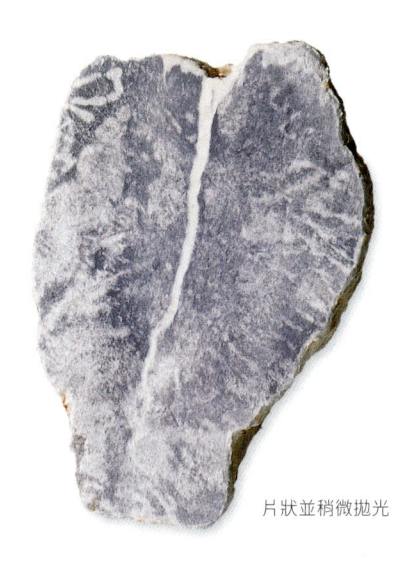

片狀並稍微拋光

顏色	藍色與白色，有時帶有紅色斑點
外觀	不透明，通常有像翅膀的紋理，尺寸較大
稀有度	容易取得
來源	英國、埃及、德國、墨西哥、祕魯、波蘭、利比亞

屬性

天使石是新時代的「意識之石」之一，代表和平與兄弟情誼。顧名思義，天使石促使意識與天使領域（angelic realm）* 接觸。它增強心靈感應，並

在與日常現實維持連結的同時，發生出體旅程。

天使石對治療師來說是一種強大的寶石，可以加深調和並增強感知。它還可以為環境或身體提供保護，尤其是以水晶能量水形式服用時。

天使石是天青石（參考第 96 頁）經過數百萬年壓縮而形成，它與天青石有許多共同特性。

在心理層面，天使石可以幫助你說出真相——無論真相是什麼；它還可以協助你更有同情心和接受能力，尤其是對於那些無法改變的事情。它減輕心理上的痛苦，消除殘忍。在精神上，天使石已被用於增強占星術的理解，並帶來對數學更深入的了解。它還促進了心思間的心靈感應接觸。

在靈性上，天使石充滿同情心，將痛苦和混亂轉化為療癒和完整，為靈性靈感開闢道路。它創造一種深層和平與安寧的感覺，有助於與普遍知識（universal knowledge）建立連結並提高覺察。天使石促成重生過程，刺激療癒，並開啟心靈通靈（psychic channeling）*。

療癒

將天使石用於足部可疏通經絡*和能量通路。它與喉嚨產生共鳴，緩解炎症並平衡甲狀腺和副甲狀腺。這種舒緩的寶石可以修復組織和血管，平衡體內的液體，並有利尿劑的作用。它有助於控制體重，尤其和肺部和手臂有關連。天使石可以冷卻曬傷造成的疼痛。在精微層面，天使石平衡了物質身體與乙太領域。

位置

視情況握住或放在身體上。

ANHYDRITE 硬石膏

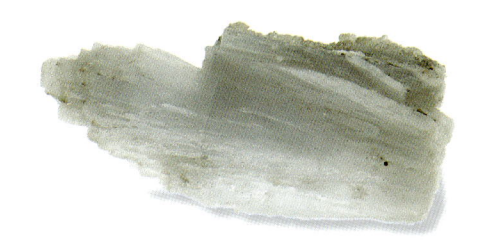

自然形成

顏色	透明、藍色、灰色
外觀	長葉片或短晶體，通常位於基質上
稀有度	可從專門店取得
來源	義大利

屬性

硬石膏在生理層面上提供支撐和強度，強化身體對於作為靈魂暫時容器的接受度。它可以幫助你平靜面對明天可能會發生的挑戰。對於那些難以接受轉世，並渴望「死後世界」狀態的人很有幫助。它教導我們接受生命所帶來的一切，放下對過去的執著，有助於前世療癒，展示出所有過去的贈予。

療癒

硬石膏可以治療喉嚨疾病，特別是那些由於難以通過身體表達自己而引發的病症。它還可以去除體內的滯留或多餘的液體並消除腫脹。

位置

放在喉嚨或胸腺上方。

APATITE 磷灰石

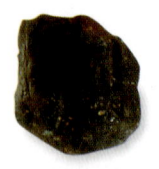

藍色磷灰石

顏色	黃色、綠色、灰色、藍色、白色、紫色、棕色、紅至棕色、紫羅蘭色
外觀	不透明,有時透明,玻璃狀,六方晶體,大小不一,通常經滾磨
稀有度	可方便取得藍色的灰磷石,黃色的很罕見
來源	墨西哥、挪威、俄羅斯、美國

屬性

磷灰石具有鼓舞人心的特性。是意識和物質之間的連接點,是一種助力實現目標的寶石,能夠促進人道主義的態度,傾向於服務他人。磷灰石與未來互相協調,同時也與前世相連。它能夠開發心靈天賦和靈性調和,深化冥想,提升昆達里尼(kundalini)*,並有助於各個層面的溝通和自我表達。

磷灰石能夠提高動力並積蓄能量儲備。它能引導開放性和社交的自在感,鼓勵外向,消除冷漠和疏離。還能消除對自己和他人的消極情緒。對多動症和自閉症兒童有幫助。

磷灰石激發創造力和理智智力,消除混亂,幫助獲取並使用資訊,為個人

和集體謀福利。磷灰石擴展了知識和真理，緩解悲傷、冷漠和憤怒。它可以減少煩躁並克服情感疲憊。通過釋放海底輪*中的能量消除挫敗感，並在沒有內疚感的情況下擁抱熱情。

療癒

磷灰石能治療骨骼並促進新細胞形成。有助於鈣質吸收，對軟骨、骨骼、牙齒和運動技能都有益處，並能改善關節炎、關節問題和佝僂病。這種寶石可以抑制食慾，提高新陳代謝率，鼓勵健康飲食；治癒腺體、經絡和器官、並克服高血壓。它能平衡生體、情感、精神和靈性體並調節脈輪，消除過度活躍並激勵不足。與其他水晶搭配使用時，磷灰石有助於讓另一種水晶產生效果。

位置

佩戴在受影響部位的皮膚上，或視情況放置。

特定顏色

除了通用屬性外，以下顏色還具有其他特性：

藍色磷灰石能與非常高層次的靈性指導連結。它能幫助公開演講，增強團體溝通，開啟喉輪，療癒心裡和情感上的不安。

黃色磷灰石是一種出色的排毒石。它能激活太陽神經叢並驅除停滯的能量。黃色磷灰石可治療慢性疲勞症候群*、嗜睡和抑鬱，並克服注意力不集中、學習效率低落和消化不良等問題。它還能去除橘皮組織並治療肝臟、胰腺，膽囊和脾臟。在情感層面上，它可以中和積壓的憤怒。黃色磷灰石水晶能量水是一種食慾抑制劑。

黃色磷灰石

APOPHYLLITE 魚眼石

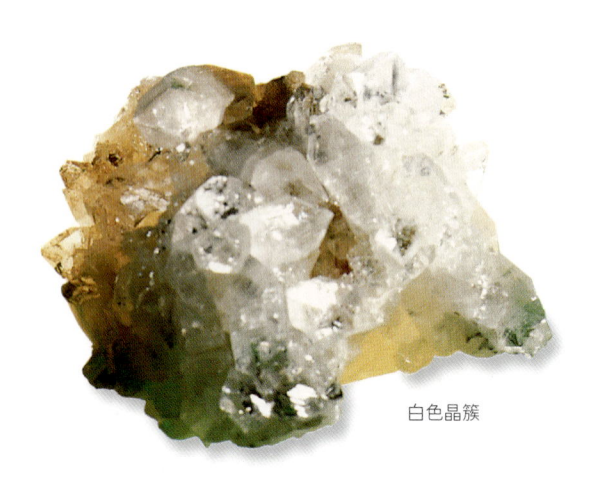

白色晶簇

顏色	透明、白色、綠色、帶點黃色、桃紅色
外觀	立方體或金字塔形晶體,可能是透明或不透明,從小的單晶體到大的晶簇
稀有度	容易取得
來源	英國、澳大利亞、印度、巴西、捷克、義大利

屬性

魚眼石有很高的含水量,使它成為一種非常有效的能量導體,並且是阿卡西記錄*(Akashic Record,所有已經發生和將要發生的神祕記錄,包括前世資訊)的載體。它是一個強大的振動發射器,可以增強房間中的能量。

它在物質領域和靈性領域間建立了有意識的連結。在出體旅程中，它能保持與肉體物理身體的緊密連結，讓靈性領域的信息傳輸到物理世界。這種靈性之石增強了清晰視覺，激發直覺，使人們能夠進入未來。它是占卜*的絕佳寶石。

心理上，魚眼石促進對自己行為的內省，並糾正感知到的不平衡或缺陷。它放棄偽裝並打破拘謹。這是一顆真理之石，使人認識真實自我，讓這一面向世界展現。

在精神上，魚眼石具有鎮靜效果，是一種有效的減壓劑，能夠釋放精神障礙和消極的思維模式。它能減少慾望。在靈性層面上，魚眼石將宇宙之愛導入分析與決策過程中，使思想與靈性相調和。

在情感上，魚眼石釋放被壓抑的情緒。它克服焦慮、擔憂和恐懼，平息憂慮，讓人能夠容忍不確定性。

在靈性上，這顆寶石可以使靈魂平靜。它與靈性領域有著密切的連結，同時讓你在身體內感到舒適。它協助出體和靈視的過程，並與阿卡西記錄連結，幫助進入前世的旅程。

療癒

魚眼石被認為是輔助靈氣療癒*最優秀的寶石，有助於將患者帶入更深層次的放鬆和接受狀態，同時讓治療師保護不再介入，進而以更純粹的形式將治療能量傳遞給患者。

魚眼石可在呼吸系統運作，放在胸部上能阻止哮喘發作。它可以中和過敏並促進粘膜和皮膚的再生。在眼睛上放置魚眼石，可以使眼睛恢復活力。

魚眼石特別適合治療精神上的問題，在協助靈魂接受身處於物質身體的狀態特別有用。

位置

視需要放置。在通靈或冥想時，可以將一個魚眼石金字塔放置在第三隻眼*上。用於占卜時*，請從眼角觀看水晶。

特定顏色和形式

除了一般屬性外，以下顏色還具有額外特性：

綠色魚眼石啟動心輪*並促進真誠的心態，尤其是在涉及情感問題的決策時。它吸收然後傳輸宇宙能量。這顆寶石能開啟心輪，吸收宇宙能量。幫助那些進行火行的人，因為它有助於冥想狀態並在火行後能冷卻腳部。它還能釋放來自今世或前世的催眠命令*和其他控制機制。

綠色魚眼石

魚眼石金字塔是強大的能量源，能增強靈性視覺並開啟第三隻眼。透過凝視金字塔的底部直至頂點，會開啟一道「星門（star gate）*」。像所有金字塔一樣，它們具有保存的能力，可以用來為物體或其他水晶充能。製作成能量水後，可以為心靈帶來光和能量。

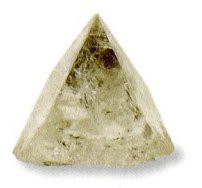

魚眼石金字塔

AQUAMARINE 海水藍寶

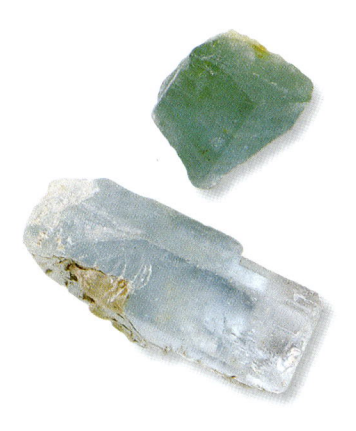

透白,原石

顏色	藍綠色
外觀	透明到不透明水晶, 通常是小形且滾磨或琢面
稀有度	容易取得
來源	美國、墨西哥、俄羅斯、巴西、印度、愛爾蘭、辛巴威、阿富汗、巴基斯坦

屬性

海水藍寶是勇氣之石,它的鎮靜能量可以減輕壓力,使心靈平靜。它協調周遭環境並防止污染物。古代人們相信它可以抵禦黑暗的力量並獲得光之神靈的青睞。水手隨身攜帶海水藍寶當做預防溺水的護身符。

在心理上，海水藍寶與敏感型人格有天然的親和力。具有喚起對他人寬容的力量，克服愛批評的傾向，為那些被責任壓的喘不過氣的人提供支持，並鼓勵個人對自己負責。它創造了一種正直、韌性和充滿活力的個性，能打破舊有的、自我挫敗的模式。

海水藍寶能夠平靜心靈，消除多餘的雜念。過濾進入到大腦的資訊，澄清感知，提升智力，並消除困惑。海水藍寶在各個層面上都有助於事情的終結。它能疏通受阻的溝通渠道並鼓勵自我表達，這種寶石有助於理解潛在的情感狀態並解讀你的感受。它可以緩解恐懼並增強敏感度。

在靈性上，海水藍寶可以提升直覺並開啟靈視力。它是一顆美妙的冥想寶石，能夠喚起高層次的意識狀態和靈性覺察，並鼓勵為人類服務。

海水藍寶能夠保護氣場 * 並調整脈輪 *，清理喉脈並帶來來自更高層面的交流。還能夠讓身體與靈魂本體保持一致。

療癒

海水藍寶對喉嚨痛、腺體腫脹和甲狀腺問題很有幫助。它協調腦下垂體和甲狀腺，調節激素和生長。這顆寶石具有整體滋補作用，能增強身體的排毒器官並幫助眼睛、下顎、牙齒和胃部健康。它對於矯正近視或遠視也有作用，並能緩解免疫系統過度反應及花粉熱等自體免疫疾病。

位置

視情況握住或放置在身體適當部位。可以放在眼睛上或以水晶能量水形式使用。

水晶辭典

ARAGONITE 霰石

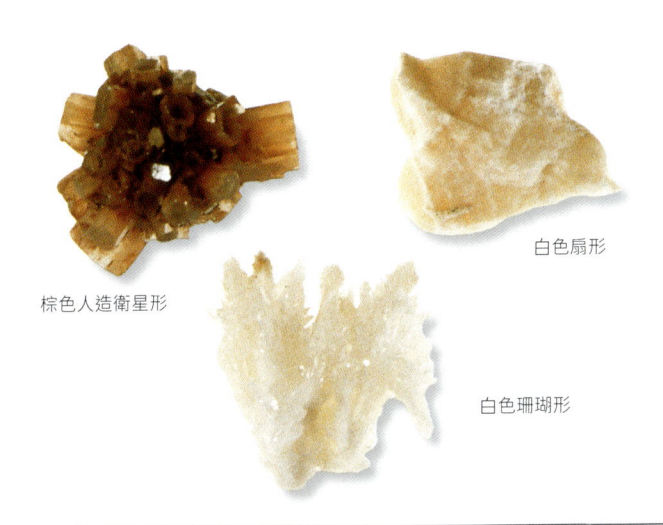

棕色人造衛星形

白色扇形

白色珊瑚形

顏色	白色、黃色、金色、綠色、藍色、棕色
外觀	數種外形，通常是小尺寸。 粉筆狀和纖維狀或半透明或透明， 有像小人造衛星的明顯突起
稀有度	容易取得
來源	納米比亞、英國、西班牙

屬性

霰石是一種可靠的地球治療和接地寶石。它與大地女神相呼應，鼓勵環保和回收利用。這顆寶石可以轉化地場壓力*，即使在遠距離也能清除阻塞的能量線（ley line）*。能夠在壓力時期，將物理能量集中並接地。穩定基礎和地球脈輪*，加深與地球的連結。它溫柔地引導你回到童年或更早

的時期，探索過去。

在心理上，霰石教會人們耐心和接受。它能夠對抗過度敏感，對那些對自己要求過高的人來說，它有助於分擔任務。它的腳踏實地能量能提振紀律和可靠性，並培養出務實的生活方式。

在精神上，這顆寶石有助於專注當前事務，並為心靈帶來靈活和寬容。可以深入了解問題和情況的原因。在情感上，霰石可以對抗憤怒和情感壓力，提供力量和支援。

從生理上來說，霰石是一種讓你在自己的身體內感到舒適和健康的寶石。它可以對抗不安*，尤其是因內心不安而產生的神經抽搐和痙攣。它是一種穩定寶石，在體內紮根並維持在中心。

在靈性上，霰石穩定失控的靈性發展。它可以鎮靜和集中，通過將振動提高到更高的靈性層級，將能量帶入身體以恢復平衡，並為冥想做準備。

療癒
霰石對身體有溫暖作用，能將能量傳遍全身。可以治療雷諾氏症和冷顫。促進骨骼癒合，幫助鈣質吸收，並恢復椎間盤的彈性；它還能緩解疼痛，可防止夜間抽搐和肌肉痙攣，增強免疫系統並調節那些進展過快的生理過程。對於那些「漂浮」在自己身體之外的人，它有助於接地讓他們回歸身體。還可以將霰石放置在地圖上，用來療癒地球上的壓力線。

位置
握住或放置在患處，或用水晶能量水沐浴。放在枕頭下可以減輕夜間不適。可以作為吊墜佩戴，增強接地效果。

ATACAMITE 氯銅礦

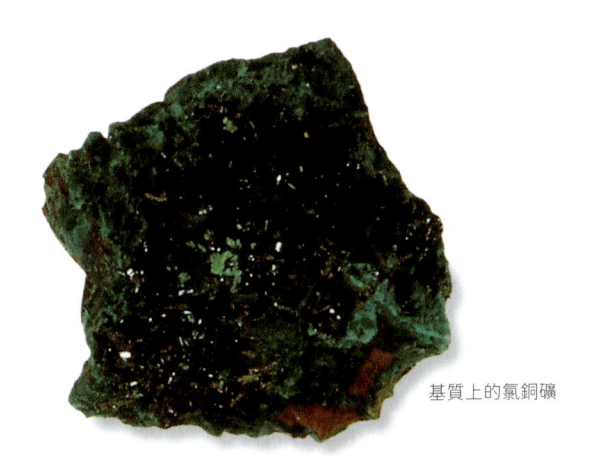

基質上的氯銅礦

顏色	深青綠色
外觀	基質上的微小晶體——類似鳳凰石
稀有度	頗為稀有,但逐漸變得更能廣泛取得
來源	美國、澳大利亞、墨西哥、智利

屬性

氯銅礦是一種新發現的水晶,特性還未被充分探索。(如果你用氯銅礦冥想,它會告訴你它想如何為你進行。)它有時會與鳳凰石混淆,並且可能與這種水晶共同擁有一些特性。

我們已知氯銅礦能強行開啟第三隻眼*,創造強烈的視覺圖像和靈性連

結。儘管它的能量非常強烈,但它是一種非常安全的水晶,可用來刺激靈性視覺和幫助可視化。這是一顆洞悉一切的寶石。如果用於冥想,則可以安全地將靈魂帶到盡可能高的層級。

氯銅礦能找回失去的靈性信任,並促進與更高指導靈的連結。在出體(尤其是前往更高的靈性領域)時,它是一顆很有幫助的寶石。

氯銅礦全心全意開啟更高心輪*,為你的生活帶來更多無條件的愛,並刺激胸腺和免疫系統功能。

療癒

氯銅礦能淨化腎臟,消除恐懼,並增進各個層面的去蕪存菁。它是乙太體和眉心輪的強效清潔劑。它可以用來治療生殖器官,據說可以提高對皰疹和性病的抵抗力。將氯銅礦放在喉嚨上可以治療甲狀腺,開啟喉輪,並消除可能導致甲狀腺機能低下的自我表達障礙。它冷靜的綠色也有益於神經系統,在精微層面克服壓力和損耗的神經。

位置

放置在第三隻眼*上以刺激視覺化,或放置於需要的器官上。握在手中,進行冥想或靈魂出體。

AVENTURINE 東菱石

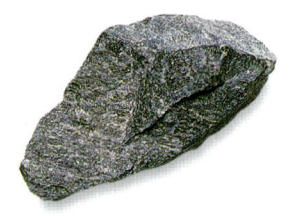

藍色,原石

顏色	綠色、藍色、紅色、棕色、桃紅色
外觀	不透明,帶有閃亮微粒,各種尺寸,通常經滾磨
稀有度	方便取得
來源	義大利、巴西、中國、印度、俄羅斯、西藏、尼泊爾

屬性

東菱石是一種非常積極的繁榮之石。它與天界(devic kingdom)*有著密切的聯繫,被用來在花園或房屋建立保護水晶陣*以抵禦地場壓力*。佩戴東菱石可吸收電磁煙霧*並抵抗環境污染。將它貼在手機上,可以保護你不受發射物質的影響。這塊寶石能化解負面情勢並扭轉局面。

在心理上,東菱石加強領導特質和果斷性。它鼓舞同情心和同理心,並提升毅力。它能帶你回到過去,找到不安*的根源。這顆寶石可以緩解口吃和嚴重的精神官能症,讓人們瞭解病情背後的原因。東菱石可以穩定一個人的心態,刺激感知能力,並增強創造力。當其他人提出建議時,它特別能看到替代方案和可能性。將理智和情感本體結合。東菱石可以平息憤怒

和刺激，促使情感恢復，使人們能夠忠於自己的內心生活。

在生理上，東菱石提升幸福感。它調節從出生到七歲的生長過程，平衡男性和女性的能量，並促幫助心臟再生。在靈性上，東菱石保護心輪*，防止針對心能量的心靈吸血鬼（psychic vampirism）*。

療癒
東菱石有對胸腺、結締組織和神經系統有幫助，可以平衡血壓並刺激新陳代謝，降低膽固醇並預防動脈硬化和心臟病發作。它具抗炎作用，有助於緩解皮疹和過敏，紓緩偏頭痛，讓眼睛舒適。東菱石可以治癒腎上腺、肺、鼻竇、心臟以及肌肉和泌尿生殖系統。東菱石水晶能量水可以緩解皮膚問題。

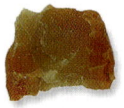

桃紅色東菱石（原石）

位置
握住或放在適當的地方。

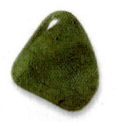

特定顏色
除了一般屬性外，下列顏色的東菱石還具額外屬性：

綠色東菱石（滾磨石）

藍色東菱石是一種強大的精神療癒物。

綠色東菱石是一種安慰石和心臟療癒物，也是一般的調和石，能保護心臟。它有助於將事物重新控制在軌道上，並且對惡性症狀中有幫助；可以解除噁心並消除負面情緒和想法。它是一種全能的療癒物，可以帶來幸福感和情感上的平靜。

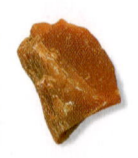

紅色東菱石（原石）

水晶辭典

AZEZTULITE 阿賽斯特萊石

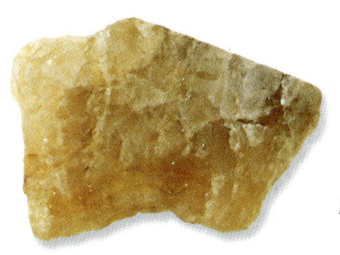

原石,不透明

顏色	無色或白色
外觀	有條紋的透明或不透明石英,通常很小
稀有度	稀有且昂貴
來源	北加州(僅一礦層,已開採完畢)

屬性

阿賽斯特萊石是一種稀有的含光水晶,是新時代寶石,具有極其純淨的振動頻率,是礦物界中最精緻的類別之一,與最高頻率相匹配。它將更高的頻率帶到地球上,幫助精神進化。

此水晶可以擴展你的意識,它可以將你的意識和振動提升到更高的層次。當阿賽斯特萊石提升你的振動,它能幫助你發出積極的振動來造福他人。阿賽斯特萊石永遠不需要淨化,並且一直充滿著能量。

如果你不習慣在靈性領域或高頻工作,就應該要小心處理這種水晶。它引

起的振動變化非常強大，在被完全消化之前可能會產生令人不舒服的副作用，可以先使用其他靈性水晶（如紫黃晶和海水藍寶）作為鋪路。在進行這種轉變之前，應該解除舊模式並完成情感淨化。不透明形式的阿賽斯特萊石振動沒有那麼精緻，可以作為使用更透明阿賽斯特萊石前有用的中繼選擇。

在靈性上，阿賽斯特萊石加快冥想，瞬間引導你進入一種「無意識」的狀態，並在身體周圍提供保護的螺旋能量。它刺激昆達里尼*上升到脊柱。阿賽斯特萊石是一種視覺和靈感的寶石，可以開啟第三隻眼、頂輪和更高頂輪*，達到更高的靈性層面。它與來自未來的靈性指導對接，幫助你做出重要的決定。

阿賽斯特萊石激活了脊柱底部、腹部中部和大腦中心的揚升點，使你在物理身體中仍能保持較高的振動。將寶石放在第三隻眼*上，可以幫助你預見未來。

療癒

在生理層面上，這種寶石可以治療癌症、細胞疾病和炎症。它藉由讓人生目標獲得新生並恢復意志來協助慢性病患者。阿賽斯特萊石大部分的療癒工作都是在靈性振動層面上，致力於脈輪與更高實相的連結，並促進振動的轉變。

位置

第三隻眼、頭頂或視情況而定。

AZURITE 藍銅礦

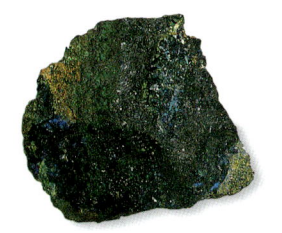

原石

顏色	深藍色
外觀	非常小，閃亮的水晶（滾磨後無法觀察），通常是小型滾石
稀有度	容易取得，通常會與孔雀石結合
來源	美國、澳大利亞、智利、祕魯、法國、納米比亞、俄羅斯、埃及

屬性

藍銅礦指引心靈和直覺發展。它促使靈魂走向覺悟。它淨化和刺激第三隻眼*，並與靈性導師調頻。這種水晶能讓出體旅程的進行輕鬆且安全。它將意識提升到更高的層級，並更好地控制靈性開展。它有助於進入冥想和通靈*狀態。藍銅礦是一種強大的療癒石，幫助理解心靈和情緒對身體的影響。

在精神上，藍銅礦帶來清晰理解和新視角，拓展心靈。它釋放長期存在的溝通障礙並刺激記憶力。藍銅礦挑戰你對現實的看法，放下固有的信念體系，無所畏懼地進入未知領域，達到更深入的洞察和新的實相。舊的信念

會溫和地浮現到意識中，以接受真理的考驗。

在情感上，藍銅礦可以清除壓力、擔憂、悲痛和憂傷，讓情感中能接納更多光明。它轉化害怕和恐懼症，並讓人們理解它們最初產生的原因。它可以讓那些因緊張而說太多話的人平靜下來，或者鼓勵那些不敢表達自我的人。

療癒

藍銅礦治療喉嚨問題、關節炎和關節問題、校準脊柱，並在細胞層面恢復大腦中的阻塞和損傷。它可以療癒腎臟、膽囊和肝臟問題，並治療脾臟、甲狀腺、骨骼、牙齒和皮膚，協助排毒。它促進子宮內胚胎的發育。藍銅礦與心靈和精神過程、精神療癒和緩解壓力有特殊共鳴。它可以為精微體*注入能量並重新調整，淨化脈輪*。藍銅礦水晶能量水可改善療癒危機*（症狀在轉好之前暫時性的惡化）。

位置

在接觸皮膚的前提下佩戴在右手，或視情況直接放在身體適當的位置。若是放在第三隻眼上，可能引起心悸，如發生請立即移除。

結合寶石

藍銅礦孔雀石共生結合了兩種水晶的特質，是一種強大的能量導體。它解開靈性視野，增強觀想能力，並開啟第三隻眼。在情感層面上，它帶來深層療癒，淨化遠古的堵塞、瘴氣*或思維模式。它能解決肌肉痙攣。

含孔雀石的藍銅礦
（滾磨）

BERYL 綠柱石

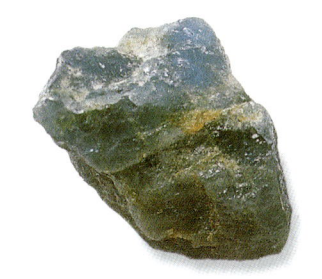

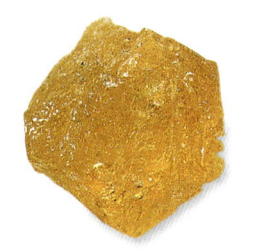

藍色　　　　　　　　　金色

顏色	粉色、金色、黃色、綠色、白色、藍色
外觀	棱柱形晶體，可能是透明和金字塔形，有各種尺寸
稀有度	各種形式都方便取得，但可能很昂貴
來源	美國、俄羅斯、澳大利亞、巴西、捷克、法國、挪威

屬性

綠柱石教你如何只做你需要做的事情。它是應對壓力生活和擺脫不必要包袱的首選，有助於校準指引你去做該做的事情。綠柱石代表著生命的純粹，協助發揮潛力，是占卜*用絕佳寶石，通常用於水晶球，能打開並激活頂輪和太陽神經叢脈輪*。

在心理上，綠柱石增添勇氣、緩解壓力，使心靈平靜。在精神上，它能夠過濾干擾並減少過度刺激，鼓勵積極的看法。它防止過度分析和焦慮。在情感上，綠柱石能重新喚醒那些對於婚姻感到厭倦而消失的愛。

療癒

綠柱石有益於排泄的器官的功能，增強肺部和循環系統的健康，並增加對毒素和污染物的抵抗力。它可以療癒肝臟、心臟、胃和脊柱，並治療腦震盪。綠柱石是一種鎮靜石。綠柱石水晶能量水可用於處理喉嚨感染。

位置

放置於適當位置或用於占卜*。

特定顏色

除了一般屬性外，以下顏色還有額外特性：

金綠柱石（Golden Beryl）是先知之石，用於儀式魔法。它有助於占卜和魔法工作。這種水晶推動生命的純淨。它指導主動性和獨立性，激發成功的意志，以及將潛力轉化為現實的能力。它開啟頂輪和太陽神經叢脈輪*。

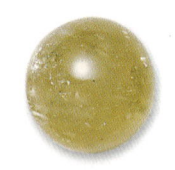

金綠柱石
（拋光）

摩根石（Morganite 粉紅綠柱石）吸引並維持愛。它鼓勵充滿愛的思想和行動，創造享受生活的空間。作為粉紅色的寶石，它可以啟動和淨化心輪，安定充滿壓力的生活，並有益於神經系統。這顆寶石可以幫助你識別那些阻礙靈性進步的逃避路徑、封閉的思想，以及阻礙靈性進步的自我主義。它有助於意識到靈魂被忽視的需求。摩根

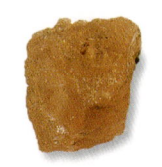

摩根石
（粉紅綠柱石）

還能幫助發掘未被滿足的情感需求和未表達的感受。摩根石是一種強大的寶石，可以化解有意識或無意識對療癒和轉化的抵抗，清除受害者的心態，敞開心靈接受無條件的愛和療癒。它在心理與生理變化過程中穩定情緒體。用於療癒時，可治療壓力和與壓力有關的疾病。它能為細胞供氧並重新組織它們，可以治療結核病、哮喘、肺氣腫、心臟病、眩暈、陽痿和肺栓塞。

紅綠柱石（Bixbite） 開啟海底輪並為其提供能量。

（另見祖母綠，第126頁。）

BERYL: CHRYSOBERYL 綠柱石：金綠寶石

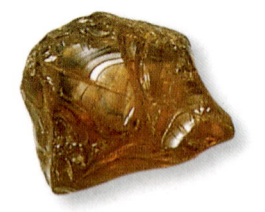

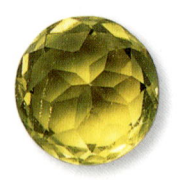

原石　　　　　　　　琢面

顏色	金黃色、帶棕色的黃色、帶紅色的綠色
外觀	板狀透明晶體。亞歷山大石在自然光下呈綠色，在人造光下呈紅色。貓眼石或金綠寶石呈帶狀或眼睛形狀
稀有度	金綠寶石方便取得，貓眼石可能價格昂貴，亞歷山大石很罕見
來源	澳大利亞、巴西、緬甸、加拿大、迦納、挪威、辛巴威、俄羅斯

屬性

金綠寶石是綠柱石的其中一種，是象徵新開始的寶石。它帶來同情和寬恕，慷慨和信心。它與太陽神經叢和頂輪*同步，將思想融入靈性層面努力並開啟頂輪，增加靈性和個人力量，對創造力極為有益。

在心理上，金綠寶石增強自我價值感，並釋放陳舊的能量模式。在精神上，金綠寶石可以幫助你看到問題或情況的兩面，並運用策略規劃。在情感上，它鼓勵寬恕那些犯下不公正行為的人。

療癒

與其他水晶一起使用時，金綠寶石可以凸顯出不適的原因。它支援自我修復，平衡腎上腺素和膽固醇，並強化胸腔和肝臟。

特殊樣式

除了一般屬性外，以下形式的金綠寶石還具有額外性質：

亞歷山大石（Alexandrite）是一種對比鮮明的水晶，它開啟直覺和超自然的能力，增強意志力和個人魅力。它帶有再生性，可以重建自尊，支援內在和外在自我的重生。亞歷山大石使精神、情感和靈性層面得到集中、強化和重新調整。它帶來快樂，拓展創造力，加速變革，增強顯化能力。亞歷山大石是一種情緒舒緩劑，教你如何耗費更少的精力。它刺激圖像化，包括夢境和想像力。在療癒過程中，它對神經系統、脾臟、胰腺和男性生殖器官有幫助，並再生神經組織。亞歷山大石還能治療蛋白質吸收困難、白血病的副作用，並緩解頸部肌肉的緊張。它能刺激肝臟，具有強大的排毒作用。

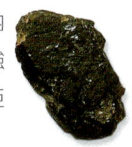

亞歷山大石

貓眼石（Cat's Eye）有神奇的特性。它是一顆接地寶石但會刺激直覺。它可以驅散氣場*中的負能量並提供保護，帶來自信、幸福、寧靜和好運。貓眼石對眼部疾病有治療作用並能改善夜間視力。它可以緩解頭痛和臉部疼痛。請配戴在身體的右側。

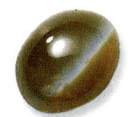

貓眼石

變石貓眼（Cymophane）是貓眼石的一種型態。它能刺激和穩定神智，支援思維的靈活性，並增強無條件的愛。

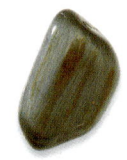

變石貓眼

BLOODSTONE 雞血石

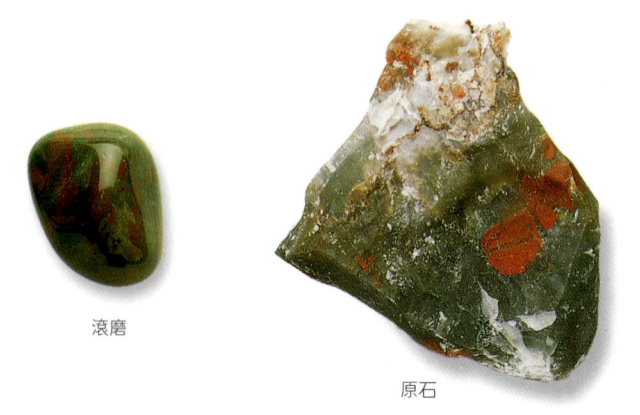

滾磨

原石

顏色	紅色至綠色
外觀	帶有紅色或黃色碧玉斑點的綠色水晶，通常為中型滾磨石
稀有度	方便取得
來源	澳大利亞、巴西、中國、捷克、俄羅斯、印度

屬性

顧名思義，雞血石是一種優秀的血液清潔劑和強大的治療劑。它被認為具有神秘和神奇的特性，可以控制天氣並賦予驅逐邪惡和消極情緒、引導靈性能量的能力。在古代，雞血石被認為是一種「可聽見的神諭*」，會發

出聲音作為引導。雞血石是一種優秀的接地和保護石，它能增強直覺和創造力，同時也提供保護和穩定。它能夠清除負能量，促進夢境，是強大的振興劑。

在心理上，雞血石給予勇氣，並教導如何透過策略撤退和靈活性來避免危險情勢。它鼓舞無私和理想主義，幫助人們理解到混亂是轉變的前奏。雞血石能協助你在當下採取行動。

在精神上，雞血石可以平靜心靈、消除困惑，並強化決策過程。如果你覺得心累，它可以提振心思。這顆寶石有助於適應不習慣的環境。

在情感上，雞血石有助於建立心的能量。它可以減少煩躁、攻擊性和不耐煩。在靈性上，雞血石有助於將靈性融入日常生活。

療癒

雞血石是一種能量清潔劑和急性感染的免疫刺激劑。它刺激淋巴液流動和新陳代謝過程，在身心疲憊時恢復能量並重新煥發活力，淨化血液，為肝臟、腸道、腎臟、脾臟、膀胱排毒。雞血石對充滿血液的器官有幫助，調節和支援血液流動，並幫助血液循環。它減少膿液的產生，緩解過度酸化；對白血病有助益，能協助血球細胞清除毒素。古埃及人用它來縮小腫瘤。雞血石可以用來治療家族遺傳。它淨化下部脈輪*並重新調整它們的能量。

位置

視情況放置。持續佩戴可以維持身體健康。放在床邊的一碗水中以確保安寧的睡眠。如要作為免疫刺激劑，請將其粘在胸腺上。

BOJI STONE 堪薩斯神石

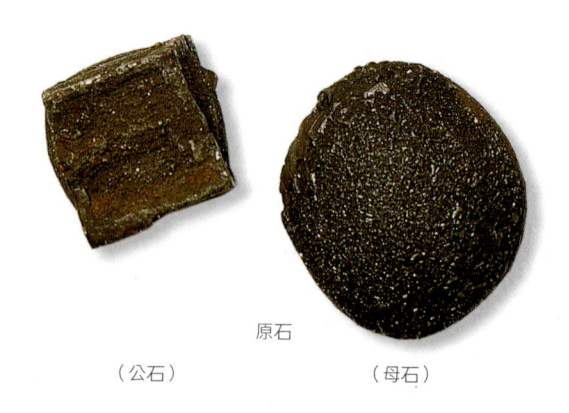

原石

（公石）　　　　　（母石）

顏色	棕色系，些許藍色
外觀	金屬色澤，圓滑（母石）或帶有方形凸起（公石），小到中等尺寸
稀有度	真的堪薩斯神石非常難取得
來源	美國、英國

屬性

堪薩斯神石是最有效的接地石之一，它們溫和而堅定地將你送回地球，回到你的身體，在進行精神領域的工作之後，讓你在現實中扎根。它們對那些發現難以完全融入現世的人非常有用。它們具備強大保護功能，對克服阻塞非常有用。

光滑的寶石具有女性能量，突起的則具有男性能量。堪薩斯神石是平衡器

和增能器,使用一對可以平衡體內的男性和女性能量,並調整脈輪和精微體 *。

堪薩斯神石因其強大的地球連結,有益於植物和農作物,但如果留在地底或暴露在天氣中,寶石很可能會解體。

從心理層面,堪薩斯神石揭示各個層次的阻塞。它們清除受阻的情緒和療癒痛苦的記憶,還揭露負面的思維模式和自我挫敗的行為以進行轉變。它們能找到心理疾病的根源,能消融身體或精微體中的阻塞。拿著一顆堪薩斯神石會讓你與你的陰影自我一致,帶出它被壓抑的特質,這樣你就可以輕輕地釋放它們,並在其中找到贈禮。

從生理層面,堪薩斯神石刺激能量流經身體的經絡系統。在精神上,堪薩斯神石將你的注意力吸引到過去的精神印記和催眠命令。堪薩斯神石可以穩定情感,但它們會傾向堅持要你先完成必須做的功課,再發揮作用。

療癒

堪薩斯神石可以治療能量阻塞,緩解疼痛並促進組織再生。當體力不足或病情棘手時很有用。在精微層面上,它們重新調整脈輪 *,修復並重新注入活力到氣場 * 體內。

位置

將一對堪薩斯神石握在手中十分鐘左右,或放在阻塞或疼痛的點上。你也可以在冥想時,圍繞椅子布置保護水晶陣 *。

藍色堪薩斯神石具有高頻且接地的靈性振動。它們在出體旅程非常有用,可以促進旅行並保護身體直到靈魂回歸。

水晶辭典

CALCITE 方解石

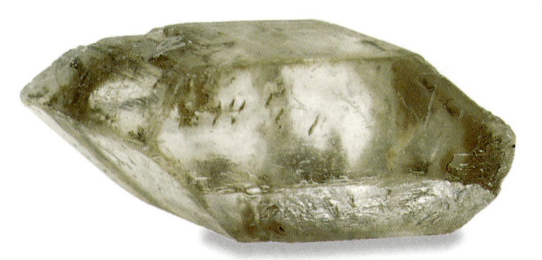

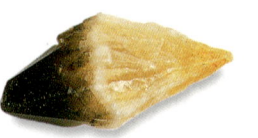

棕色,晶柱

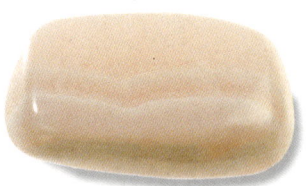

菱形晶體,天然型態

粉紅方解石,滾磨

顏色	綠色、藍色、黃色、橙色、透明、棕色、粉色、灰色、紅色
外觀	半透明蠟狀, 通常帶狀(可能經過酸處理以強化顏色), 各種尺寸,有時經滾磨
稀有度	常見
來源	美國、英國、比利時、捷克、斯洛伐克、祕魯、冰島、羅馬尼亞、巴西

屬性

方解石是一種強大的能量放大器和淨化劑。只需在房間裡放方解石，就可以清除環境中的負能量並增強你的能量。它能在體內消除停滯的能量，其光譜顏色淨化了生理和精微體。方解石是一種啟動石，可加速發育和生長。這是一顆與更高意識相關的靈性石，有助於開啟更高的意識和通靈能力、通靈和出體體驗。它加速靈性發展，並讓靈魂在回歸身體時記得這些記憶。

在心理上，方解石連結情感與理智，創造情緒智商。方解石有積極影響，尤其是在某人失去希望或動力的情況。它可以對抗懶惰，有助於在各個層面變得更加精力充沛。

在精神上，方解石可以使心靈平靜，指導辨別力和分析力，激發洞察力並增強記憶力。它幫助瞭解哪些資訊是重要的，然後保留它。方解石賦予將想法轉化為行動的能力，是對研習有幫助的寶石。

方解石可以緩解情緒壓力，以寧靜取而代之。它是一塊穩定石，增強對自己的信任，增強克服挫折的能力。在精妙的層面上，適當顏色的方解石擺設可以淨化、平衡所有脈輪*，並重新注入活力。

療癒

方解石可以淨化排泄器官。它促進骨骼對鈣的吸收並溶解鈣化物，加強骨骼和關節，緩解腸道和皮膚狀況。方解石刺激血液凝固和組織癒合，增強免疫系統，並能促進幼兒生長。方解石水晶能量水發揮作用迅速，可用於皮膚、潰瘍、疣和化膿傷口。在精微層面上，方解石可以淨化和重新啟動脈輪*。

位置

視情況握住或放置。可以作為吊墜佩戴,也可用於在床周圍建立保護水晶陣。可以用作寶石精素。

特定顏色

除了一般屬性外,以下顏色還具有額外特性:

黑色方解石是一種記錄存儲石,用於回溯和恢復記憶,以便釋放過去的經歷。它有助於在創傷或壓力之後將靈魂送回身體,緩解抑鬱,並且是在經歷靈魂黑暗時刻時,是有幫助的夥伴。

藍色方解石是一種溫和的寶石,用於恢復和放鬆。它可以降低血壓並消除各個層面的疼痛。溫柔地舒緩神經,解除焦慮,釋放負面情緒。用於喉輪 * 上有助於清晰的溝通,特別是存在分歧的情況下。藍色方解石可以吸收能量,過濾能量,並將其返回給發送者,可以得到好處。

黑色方解石
(原石)

透明方解石是一種「萬能藥」,尤其是作為水晶能量水。它是一種強大的解毒劑。在生理層面上有防腐劑的作用;在精微層面上,可以清潔並調整所有脈輪 *,無論是上半部或下半部。

藍色方解石

帶有彩虹的透明方解石會帶來重大變化——它是一顆迎接開始的寶石。透明方解石帶來深層靈魂療癒和讓精微體恢復生機 * 的贈禮。它開啟並讓內在視線和外在視野更清晰。

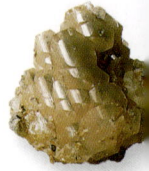

透明方解石

水晶辭典

金色方解石非常適合冥想和調整更高的精神層面。它透過將更高的精神能量帶入物理領域灌輸精神警覺性。請放在臍輪或頂輪上。

綠色方解石是一名心理治療師，可以化解僵化的信念和老舊的輸入訊息，恢復心靈平衡。它有助於放下那些熟悉、令人欣慰但不再有用的事物，並幫助從停滯狀態過渡到積極狀態。綠色方解石幫助孩子們在爭辯中，自信地表達自己的觀點。它是免疫系統的強大刺激劑，在保護水晶陣*中特別有用。這種寶石吸收消極情緒並消除體內的細菌感染。它可以改善韌帶或肌肉的關節炎和痙攣，並有助於骨骼調整。它的綠光可以冷卻發燒、燒傷和炎症，鎮靜腎上腺，並舒緩憤怒引起的不適*。定期將綠色方解石放在身體上可吸收不適*，使用後應徹底淨化。

金色方解石

綠色方解石

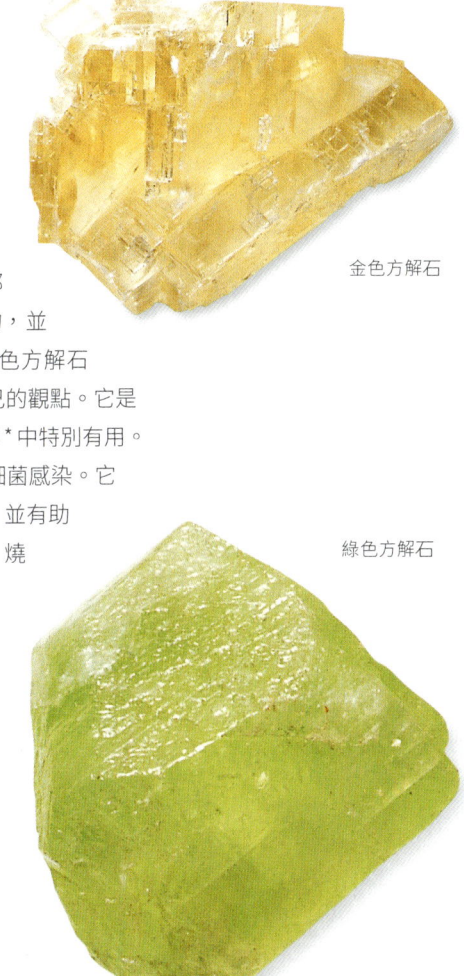

水晶辭典

冰洲石（光學方解石）可強化圖像並療癒眼睛。它可以幫助看到隱藏在詞彙背後的雙重含義。它能減少導致偏頭痛的緊張感。這種形式的方解石是精微體*極好的清潔劑。

橙色方解石是一種擁有高度能量和淨化能力的寶石，尤其是對於下半部脈輪*。

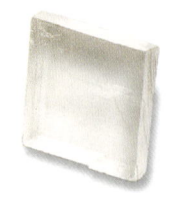

冰洲石

橙色方解石可以平衡情緒，消除恐懼，克服抑鬱。它解決問題並發揮最大潛力。這種寶石可以療癒生殖系統、膽囊和腸道疾病（如腸躁症（IBS）），並清除系統中的黏液。

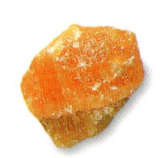

粉色方解石（錳方解石）是一種與天使領域*接觸的心之水晶。作為寬恕石，它釋放了使心靈被困在過去的恐懼和悲傷，帶來無條件的愛。它有助於自我價值和自我接納，療癒神經疾病，並昇華緊張和焦慮。這顆寶石可以避免噩夢。粉紅色方解石愛的能量溫和地消除阻力，對任何遭受創傷或攻擊的人都有幫助。

橙色方解石

紅色方解石

紅色方解石增加能量，振奮情緒、增添意志力，並開啟心輪。它可以移除停滯的能量（包括便秘），並讓阻塞消失。

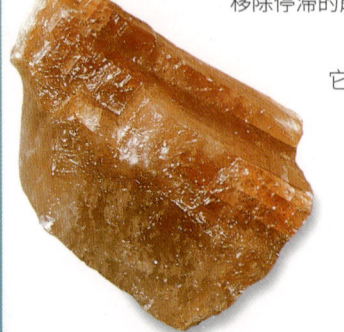

它與海底輪產生共鳴，進而提供能量並療癒。它減輕恐懼，幫助理解恐懼的來源。紅色方解石能為聚會注入活力。在生理層面，它可以治療髖部和下肢問題，放鬆關節；在精微層面，它可以消除阻礙你人生前進的障礙。

菱形方解石關閉心智雜音,帶來心理的平靜。是強效的過去療癒石。

黃色或金色方解石是一種很好的消除劑,可以激發意志。它的能量(尤其是水晶能量水形式)令人振奮。它增強冥想,引發深度放鬆和靈性狀態,並與靈性指導的最高來源連結。它刺激高我。用於頂輪和太陽神經叢脈輪。金色方解石擁有極為寬廣的能量。

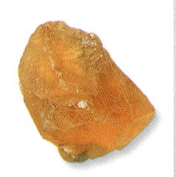

黃色方解石

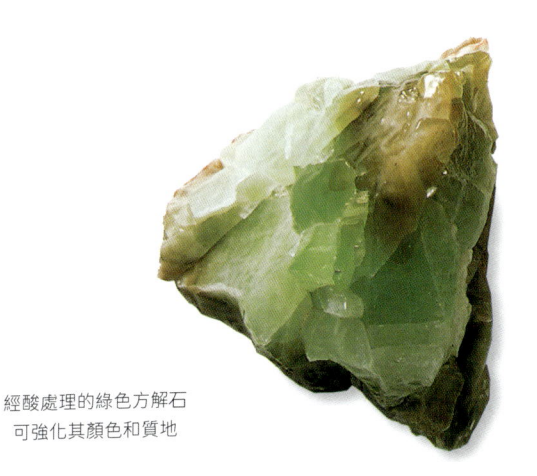

經酸處理的綠色方解石
可強化其顏色和質地

CARNELIAN 紅玉髓

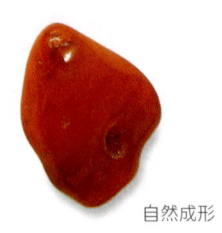

自然成形

顏色	紅色、橙色、粉紅色、棕色
外觀	小而半透明的卵石，經常被水磨損或經滾磨
稀有度	常見
來源	英國、印度、捷克、斯洛伐克、祕魯、冰島、羅馬尼亞

屬性

紅玉髓將你定錨在當下實相中，是一種具有高能量的穩定石，非常適合恢復活力和動力，啟發創造力。它對激勵人心很有用。紅玉髓有淨化其他寶石的能力。

在心理上，紅玉髓可以幫助接受生命週期，消除對死亡的恐懼，在古代被用來在死者前往來世的旅程期間提供保護。它給人勇氣，鼓勵積極的人生選擇，消除冷漠，並激勵他們在商業和其他事務上取得成功。紅玉髓有助於克服任何形式的濫用。這顆寶石能幫助你相信自己和自己的感知，它深入了解讓你行動的原因，克服負面條件，並鼓舞堅定信念。

在精神上,紅玉髓提高分析能力並釐清感知。它消除冥想時冒出的外來想法,並讓耽於空想的人調校回歸日常生活,提高注意力並掃除精神上的昏沉。在情感上,這顆寶石是抵禦嫉妒、憤怒和怨恨的強大保護者,無論這是來自你的或他人的。它平息憤怒,消除消極情緒,鼓勵對生命持續充滿熱愛。

療癒

紅玉髓充滿生命力和活力,刺激新陳代謝。紅玉髓啟動海底輪*,影響女性生殖器官、提高生育能力。這顆寶石克服性冷淡和陽痿,治療下背問題、風濕病、關節炎、神經痛和抑鬱症,尤其是針對高齡患者。它調節體液和腎臟,加速骨骼和韌帶癒合以及止血。紅玉髓可改善維生素和礦物質的吸收,並促進器官和組織的血液供應。

位置

作為吊墜或皮帶扣,或視情況與皮膚接觸。放在前門附近的紅玉髓可以呼喚保護,並讓富足進入家中。

特定顏色

除了一般屬性外,以下顏色還具有額外性質:

粉紅紅玉髓改善親子關係,有助於在經歷虐待或操縱後恢復愛和信任。

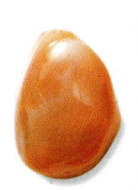

粉紅紅玉髓

紅色紅玉髓溫暖而充滿活力,對對抗遲鈍和振奮身心特別有用。

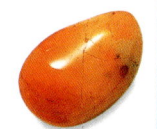

橘色紅玉髓

CELESTITE 天青石

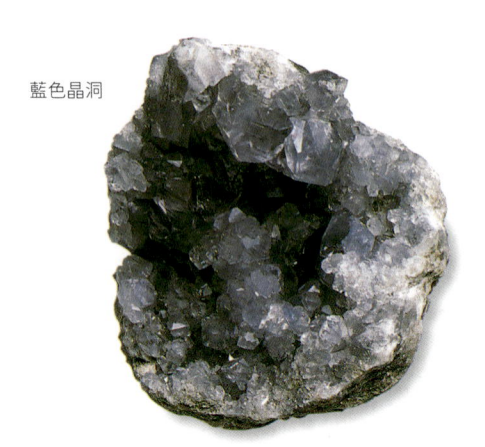

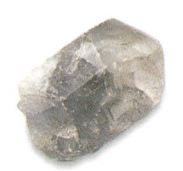

藍色晶洞

藍色晶柱

顏色	藍色、黃色、紅色、白色
外觀	透明的金字塔形晶體，中型至大型的晶簇或晶洞，或片狀
稀有度	容易取得但頗為昂貴
來源	英國、埃及、墨西哥、祕魯、波蘭、利比亞、馬達加斯加

屬性

天青石具有高頻的振動，是新時代的導師。蘊含神聖能量，能帶你進入靈性的無限平靜，並與天使領域（angelic realm）*接觸。它促進靈性發展，推動向啟蒙邁進。它有助於刺激靈視力（clairvoyant）*交流、夢境回顧和出體旅程（journeys out of the body）。這種美麗的水晶能淨化心靈並吸引

好運，療癒氣場（aura）*並揭露真相。它是一顆帶來平衡和協調的寶石，所擁有的深度和平有助於解決衝突，並在壓力時期保持和諧氣氛。天青石可以透過開啟和平談判的空間來改善功能失調的關係。

它是一顆創造之石，特別有助於藝術創作。

在心理上，天青石賦予溫柔的力量和極大的內在平靜，它也會驅策人們對新體驗更加開放。它是信任神聖無限智慧的老師。藉著天青石的鎮靜作用，它可以冷卻火爆的情緒。

在精神上，天青石可以平靜和磨礪心靈，驅散煩惱，幫助頭腦清晰和流暢的溝通。它有助於分析複雜的想法。這顆寶石將理智與本能結合，提升心理平衡。

將天青石放在第三隻眼*上可以打開與宇宙能量的連結。它帶來與整體創造和平共處的願景，並擁有完全和諧的可能性。

療癒

天青石是一種極佳的療癒寶石，可以化解痛苦並帶來愛。它可以治療眼睛和耳朵的疾病，清除毒素，並帶來細胞秩序。它的舒緩作用可以放鬆肌肉緊張，平息精神折磨。天青石與所有藍色的水晶一樣，是喉輪*及其相關生理狀況有效的開啟和療癒物。

位置

放在適當位置或用於冥想和占卜*。
在房間內放一大塊天青石會強化房間的振動。請勿放置在陽光直射下，以避免褪色。

CERUSSITE 白鉛礦

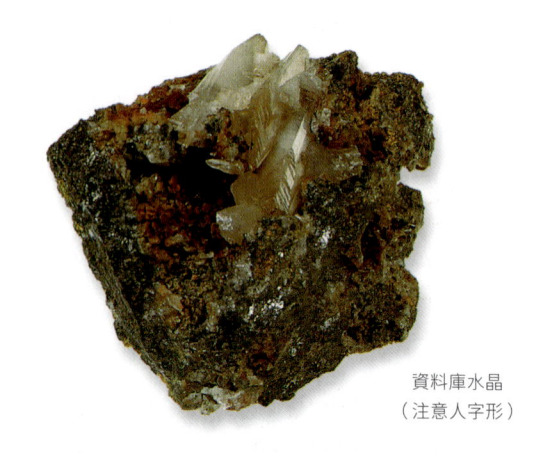

資料庫水晶
（注意人字形）

顏色	白色、灰色、灰至黑色、黃色
外觀	白色和黃色半透明晶體，或灰色和黑色顆粒，通常位於基質上
稀有度	可從專門店中取得
來源	納米比亞

屬性

白鉛礦是一種極好的接地石，有助於在環境中感到舒適。對於那些覺得地球不是他們天生家園的人來說非常有用，因為它可以改善「鄉愁」，讓靈魂無論身在何處都感到自在。白鉛礦的形狀可能是星形或資料庫水晶。這些寶石與更高的智慧和業力*目的相協調。透過冥想可揭露它們為你所保留的獨特秘密。據說這顆礦石有助於與外星人接觸。白鉛礦能幫助探索不

在地球上的前世,並辨識出前世的人們以及他們在現世所處的位置。它解釋你為什麼選擇來到地球、正在學習的課題、必須完成的任務,以及為了推動人類進化而帶來的贈禮。這顆寶石有助於放下過去及其影響。

白鉛礦對旅行有幫助,無論是出差還是休閒旅程,能減少時差影響並幫助你適應不同文化。這是一顆對於要做出短期妥協,和調整強烈內在抵抗情況有幫助的寶石。

白鉛礦是一種務實之石,可以推進決策和刺激成長。它緩解緊張和焦慮,教你如何變得靈活、承擔責任,並展現如何適應必要的變化,在任何情況下保持機敏的能力,有助於鼓勵外向而不是退縮。

白鉛礦強化溝通,使應對變得容易,並賦予專心傾聽的能力。它平衡左右腦並鼓勵創造力。對於任何從事藝術的人來說,它是一種極好的寶石。

白鉛礦水晶能量水具有強力的殺蟲特性,可以噴灑在室內植物或房間內,以防止病蟲害。

療癒

白鉛礦是一種賦予活力和能量的絕佳寶石,尤其是在疾病已持續一段時間的情況下。它可以調整神經系統,治療不自主運動,增強肌肉和骨骼,對帕金森氏症和妥瑞氏症有幫助。它能克服失眠和噩夢。

位置

視需求放置或持有。水晶能量水可用於害蟲防治並可針對室內植物。

CHALCEDONY 玉髓

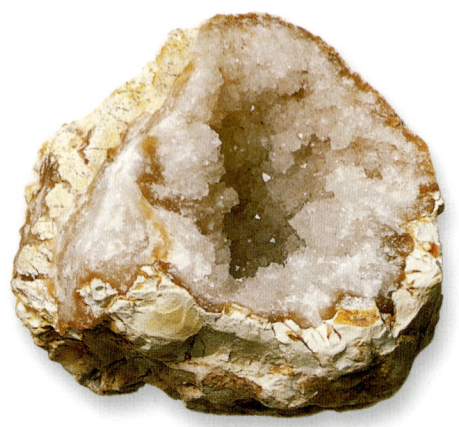

白色晶洞

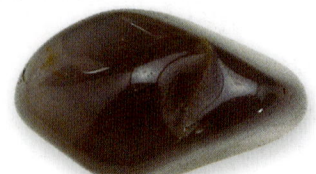

藍色（滾磨）

顏色	白色、粉紅色、藍色、紅色、灰色系
外觀	透明或不透明，有時有帶狀，有各種尺寸，常見形式為晶洞或小滾石
稀有度	一般
來源	美國、奧地利、捷克、斯洛伐克、冰島、墨西哥、英國、紐西蘭、土耳其、俄羅斯、巴西、摩洛哥

屬性

玉髓是一種滋養石，可以促進兄弟情誼和善意，增強群體穩定性。它可以用來協助思想傳播和心電感應。這種寶石會吸收負能量，然後使其消散以防止繼續傳播。

古代會以玉髓製成聖杯，並以銀為襯線，據說可以防止中毒。

玉髓使心思、身體、情感和靈魂和諧共處。

玉髓灌輸仁慈和慷慨的感受，消除敵意，將憂鬱轉化為喜悅。心理上，玉髓減輕自我懷疑，鼓舞建設性的內在反思。創造開放和熱情的個性，吸收並抵除消極的想法、情緒和噩夢。

療癒

玉髓是一種強效淨化物，適用於開放性傷口。它促進母性本能，增加泌乳量，改善礦物質吸收，並能對抗礦物質在靜脈裡的堆積。玉髓能減輕失智和衰老的影響。這顆寶石可以增加體力，平衡身體、情感、心思和靈魂，治療眼睛、膽囊、骨骼、脾臟、血液和循環系統。

位置

佩戴在手指、頸部、腰帶扣或放置在適當的位置，尤其是在器官上並與皮膚接觸。

特定顏色

除了一般屬性外，以下顏色和形式還具額外特性：

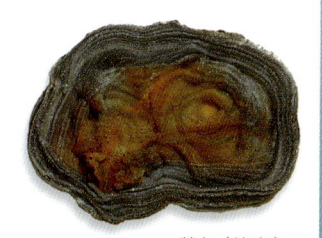

藍色（滾磨）

藍玉髓是一種創意石，開啟思維來吸收新的想法，有助於接受新情勢。

藍玉髓賦予思維靈活性和語言靈巧度，增強聽力和溝通技巧。它刺激學習新語言的能力並提高記憶力。藍玉髓給人一種輕鬆愉快的感受，並能樂觀地向前看。它改善自我知覺。這種寶石傳統上用於天氣魔法，以及清除與天氣變化相關的疾病。

在生理上，藍玉髓有助黏膜再生，並改善因天氣敏感或壓力引起的不適*，例如青光眼。藍玉髓可增強免疫系統，它刺激淋巴液流動、消除水腫，具抗炎作用，並降低體溫和血壓。它可以治療肺部並清除抽菸對呼吸系統的影響。

樹枝玉髓促進清晰和精準的思想，在你受到壓力或攻擊時很有用，會幫助你在保持放鬆的同時進行冷靜交流。它鼓勵活在當下，幫助你面對不愉快的事情。樹枝玉髓有助於處理記憶，為生活帶來歡樂。這顆寶石鼓勵一種簡單、友好地對待他人的方法，促進不帶批判的寬容互動。

樹枝玉髓對於治療慢性疾病是有用的寶石，應長期佩戴；另外是與吸菸相關的狀況，可增強免疫系統。它增強身體吸收銅的能力，為肝臟排毒，消除女性性器官的炎症，並治療念珠菌陰道炎。

粉紅玉髓激勵善良和所有好的特質。它帶來了一種如孩子般的好奇心和學習新事物的意願，鼓勵以說故事作為一種創造力的形式。這是一顆鼓勵同理心和內心平靜的靈性石，創造深度信任感。

這顆寶石對治療心身不適*特別有用。粉紅玉髓可強化心臟並協助免疫系統。它緩解母乳餵養問題，並促進淋巴液的流動。

粉紅玉髓（原石）

紅玉髓賦予實現目標的力量和毅力,建議何時戰鬥、何時優雅地屈服。它是一顆自信石,有助於實現夢想、制定策略,以最積極的方式實現這些夢想。作為一顆治療石,紅玉髓在不升高血壓的情況下刺激血液循環並促進凝血。它可以降低饑餓感,但不應長時間使用,因為會抑制營養物質的吸收,並可能導致暫時性噁心。

注意:塗成銀色或各種顏色的玉髓晶洞在摩洛哥和其他地方出售。顏料會在潮濕時化開,露出下面的白色或灰色玉髓。其屬性與一般玉髓相同。

CHAROITE 紫龍晶

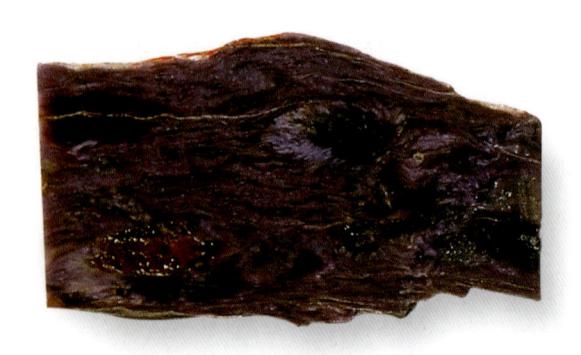

經拋光

顏色	紫色
外觀	斑駁、漩渦和紋理,通常是小型到中等尺寸,經滾磨或拋光
稀有度	逐漸變得更容易取得
來源	俄羅斯

屬性

紫龍晶是一顆轉化石,是克服恐懼的靈魂石。激發內在視野和靈性洞察力,並有助於應對靈性層面的巨大變化。為了達到這一點,它融合心輪和頂輪*、淨化光環*,並激發無條件的愛。紫龍晶鼓勵振動變化,並與更高實相(higher realities)連結。它同時提供深層的生理和情感治療。它可以幫助你接受當前此刻的完美狀態。

在心理上,紫龍晶整合「負面特質」並促進對他人的接受度。釋放深層恐懼,對於克服抵抗或重新審視問題特別有用。它賦予驅力、活力和自發性,能夠減輕壓力和擔憂,帶來放鬆的態度。紫龍晶可用於克服強烈衝動和強迫症。它藉著平衡頂輪幫助克服疏離感或挫敗感。

在精神上,紫龍晶刺激敏銳的觀察和分析,並應用這些資訊來促進快速決策。幫助那些受到他人思想和程序驅動,而非自身意願驅動的人。

在靈性上,紫龍晶將靈性自我置於日常實相(everyday reality)中。它鼓勵一條為人類服務的道路。這顆寶石能夠開啟並平衡頂輪,帶來對前世的深刻見解,並提出在個人和集體層面上導正業力的方法。

療癒

紫龍晶將負能量轉化為療癒,讓身心恢復健康。讓身體在疲憊時重新煥發活力,有療癒和整合的二元性,並調節血壓。紫龍晶治療眼睛、心臟、肝臟和胰臟,可以逆轉酒精引起的肝損傷,並減輕痙攣和疼痛。紫龍晶透過強大的夢境賦予深度睡眠,克服失眠,讓孩子安穩入睡。能緩解心臟的自律神經系統功能障礙。紫龍晶可以治療自閉症和躁鬱症(雙相情緒障礙)。

位置

放在心臟上方或視情況放在與皮膚接觸的地方。使用紫龍晶進行保護水晶陣非常有效。其水晶能量水是非常好的生理清潔劑及情緒波動的穩定劑。

CHIASTOLITE 空晶石

（又稱為十字石、紅柱石）

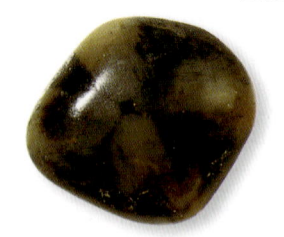

紅柱石

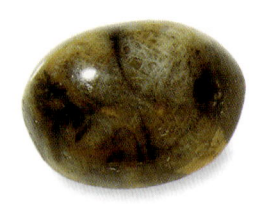

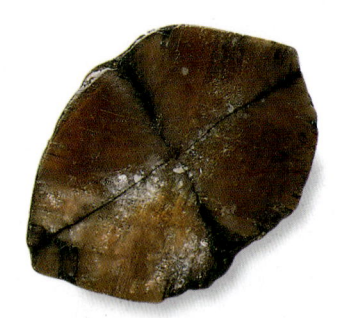

綠色

棕色

顏色	棕色到灰色、玫瑰色、灰色、紅色系到棕色、橄欖綠
外觀	石頭中心有獨特的十字，通常很小且經滾磨
稀有度	容易取得
來源	智利、俄羅斯、西班牙

屬性

空晶石是一種強大的保護石,在古代被用來抵禦惡意和詛咒,具有將紛爭轉化為和諧的特性。這是一顆創造石,具驅散消極負面想法和感受的能力。它將衝突轉化為和諧,並有助於解決問題和應對變化。

空晶石是通往神秘的門戶,協助出體旅程的進行,促進對不朽的理解和探索。它連結死亡及重生,對那些跨越死亡的人很有幫助。這顆寶石可以為神秘事件提供答案。

在心理上,空晶石可以消除幻想並平息恐懼,使你能夠面對現實,並且特別有助於克服對瘋狂的恐懼。它有助於從一種狀態過渡到另一種狀態,特別是在心理層面,並釋放陳舊的模式和條件。

在精神上,空晶石透過增強分析能力來說明解決問題。在情感上,空晶石消除內疚感並穩定情緒。空晶石在疾病或創傷期間保持靈性,喚起保護力量。幫助對接靈魂的目的。

療癒

空晶石可緩和發燒,阻止血液流動,緩解過度酸化,治療風濕病和痛風。它刺激哺乳母親泌乳。這種寶石能修復染色體損傷並平衡免疫系統;可以治療癱瘓,是一種神經強化劑。

位置

放在適當位置或配戴在頸部。

綠色空晶石是一種心的清潔劑和平衡石,釋放因被壓抑的憤怒和舊有情感創傷引起的情緒和脈輪 * 阻塞,並且對心理或水晶療癒非常有幫助。

CHLORITE 綠泥石

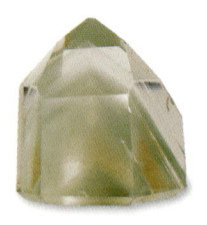

綠幽靈

顏色	綠色
外觀	各種形式，通常是不透明的，可能會被封閉在石英裡（一個族群的通用名稱）
稀有度	容易取得
來源	俄羅斯、德國、美國

屬性

一種強大、積極的療癒石，對環境或個人能量場有益。與紫水晶一起使用可以移除能量植入（energy Implant）* 並抵擋心靈攻擊（psychic attack）*。與紅玉髓和紅寶石一起使用可以防止心靈攻擊，並幫助靈魂繼續前進。

療癒

綠泥石有助於消除毒素，吸收維生素 A 和 E、鐵、鎂和鈣。它是一種有用的止痛藥，可以消除皮膚增生和肝斑。這顆寶石會促進益菌增殖。

位置

視情況握住或放置。在一個區域打造保護水晶陣 * 對抗負能量或靈體。
（另參閱第 233-234 頁的綠幽靈和第 262 頁的綠龍晶。）

CHRYSANTHEMUM STONE 菊花石

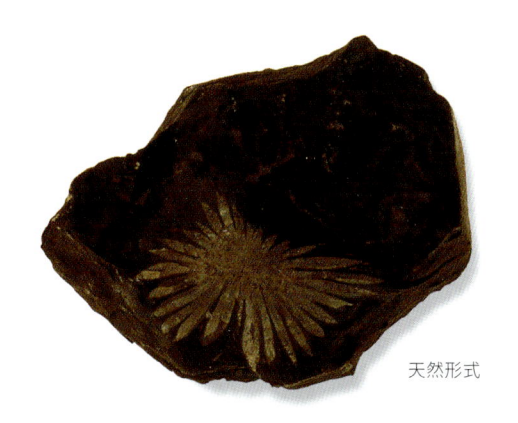

天然形式

顏色	棕色、帶白的灰色
外觀	如菊花的外型，中等大小
稀有度	方便取得
來源	中國、日本、加拿大、美國

屬性

菊花石輕柔地穿越時間，促成時間旅行。散發出平靜的自信，以其溫柔的存在提升任何環境。它散發出和諧的光芒，將變化與平衡融合在一起，展示兩者如何協力運作。這顆寶石可以幫助你享受以當下為中心，並鼓勵自我綻放。它鼓舞人心，充滿活力，使努力得到成果。菊花石教導如何在靈性道路上保持童心、喜愛樂趣和純真，為自我發展提供衝勁。它強化性

格，克服偏執、無知、狹隘、自以為是和嫉妒，鼓勵對世界表現出更多的愛，這會將更多愛帶回到你的生活中。

在精神上，菊花石抵制膚淺，增加思想深度並防止分心。有了菊花石，你可以感知到大局。在情感上，菊花石帶來穩定和信任，消除怨恨和敵意。

療癒

菊花石促進身體成熟和過渡。它治療皮膚、骨骼和眼睛，是對於驅散毒素和溶解增生十分有用的寶石。

位置

佩戴、攜帶或放置於環境中。可製成水晶能量水，但需要透過間接方法將寶石置於水中的另一個玻璃碗中，否則會影響到「花語」的部分。

CHRYSOCOLLA 鳳凰石

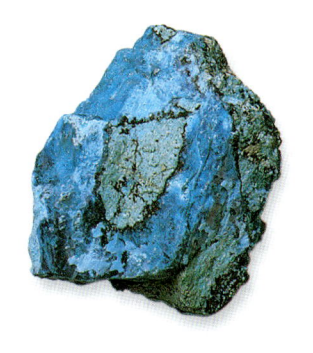

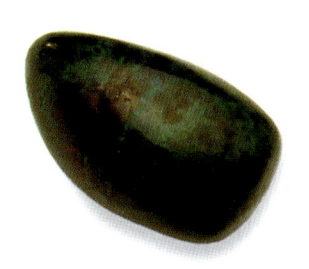

原石　　　　　　　　　　　拋光

顏色	綠色、藍色、土耳其藍
外觀	不透明,通常有帶狀或內含物,各種尺寸,經常滾磨或拋光
稀有度	常見
來源	美國、英國、墨西哥、智利、祕魯、薩伊、俄羅斯

屬性

鳳凰石是一種寧靜而持久的寶石,有助於冥想和溝通。放在家裡的鳳凰石會吸收各種負能量。它可以幫助你平靜地接受不斷變化的情況,喚起強大的內在力量。它對於變得不穩定的人際關係有幫助,可穩定和療癒家庭和個人互動。

鳳凰石鎮靜、淨化和重新啟動所有脈輪*,並使它們與神聖保持一致。它

在太陽神經叢脈輪引出內疚等負面情緒,然後逆轉那些具破壞力的情緒輸入訊息;在心輪療癒心痛並增加愛的能力;在喉嚨可以改善溝通,同時幫助你辨別何時應維持沉默;它在第三隻眼 * 打開心靈視野。

在心理上,鳳凰石鼓勵自我意識和內心平衡,賦予自信和敏感度。它增強個人力量並激發創造力;克服恐懼症,消除消極情緒,為那些缺乏意志的人提供動力。

在精神上,鳳凰石可以減少精神緊張,幫助你的頭腦保持冷靜。它鼓勵講真話和公正行事。在情感上,鳳凰石減輕內疚感並帶來快樂。

療癒

鳳凰石治療關節炎、骨骼疾病、肌肉痙攣、消化道、潰瘍、血液疾病和肺部問題。它可以為肝臟、腎臟和腸道排毒,使血液和肺部的細胞結構重新充氧,提供更大的肺功能和呼吸能力,並再生胰腺、調節胰島素、平衡血液。這種寶石可以增強肌肉並緩解肌肉痙攣。透過它的冷卻作用可治療感染,尤其是喉嚨和扁桃腺感染,降低血壓並舒緩燒傷。它可以緩解關節炎疼痛,強健甲狀腺,有利新陳代謝。鳳凰石對女性來說是很棒的寶石,可治療經前綜合症和經痛。

在精微層面,鳳凰石會溶解瘴氣(miasm)*。

位置

視情況放置在皮膚或第三隻眼上。

石英晶簇
鳳凰石

組合石

石英晶簇鳳凰石結合了鳳凰石和石英的特性。這顆寶石有很高的清晰度,運作速度極快。

CHRYSOPRASE 綠玉髓

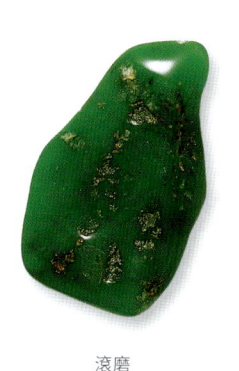

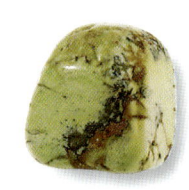

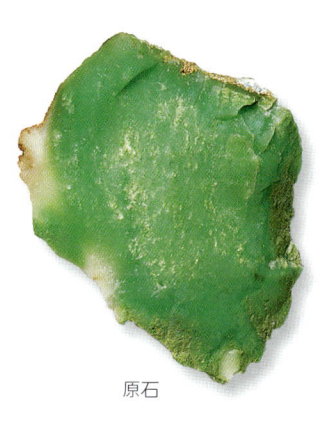

檸檬
（滾磨）

滾磨

原石

顏色	蘋果綠、檸檬黃
外觀	不透明，片狀，通常尺寸小且經滾磨
稀有度	常見
來源	美國、俄羅斯、巴西、澳大利亞、波蘭、坦尚尼亞

屬性

綠玉髓使人感受到自己是神聖整體的一部分，能引發深層的冥想狀態。古人說綠玉髓能促進對真理的熱愛，並增加希望和個人洞察。它能引導出才華、激發創造力，並鼓勵在商業和個人關係中的忠誠。這種水晶為心輪和臍輪*注入能量，並將宇宙能量引入身體。

在心理上，綠玉髓具有鎮靜和無私的特性，能創造對新情勢的開放心態。它有助於你回顧過去的自我中心動機及其對你個人發展的影響，並使你的理想與行為保持一致。將你的注意力集中在積極的事件上，克服強迫或衝動的想法和行為。這顆寶石抵抗批判主義，促進對於自己和他人的接受度。對寬恕和同情也很有幫助。

在精神上，綠玉髓可以促進言語流利和思維敏捷，預防你在憤怒中的衝動發言。它能消除壓迫性和反覆出現的影像，防止噩夢，對於兒童特別有效。在情感上，綠玉髓帶來安全感和信任感。它有助於治療相互依賴，協助獨立並同時鼓勵承諾。

在生理上，綠玉髓具有強大的排毒功能，可以將重金屬排出體外，刺激肝功能。

療癒

綠玉髓非常適合放鬆和安寧的睡眠。它與臍輪 * 產生共鳴，可提高生育能力，逆轉由感染引起的不孕症，並預防性傳染病。這顆寶石對痛風、眼部問題和精神疾病有助益。它可以治療皮膚病、心臟問題和甲狀腺腫大，平衡荷爾蒙，舒緩消化系統。綠玉髓能改善虛弱，為身體帶來整體能量。它增加維生素 C 的吸收，與煙晶結合使用可以治療真菌感染。綠玉髓水晶能量水可以緩解壓力引起的胃病。綠玉髓可以治療內在小孩 *，釋放從小就被困住的情緒。它可以減少幽閉恐懼症和噩夢。

位置

視情況配戴或放置。在緊急情況可使用水晶能量水。長時間攜帶綠玉髓可以調頻至神聖領域（devic realm）*。

CINNABAR 硃砂

也稱為丹砂

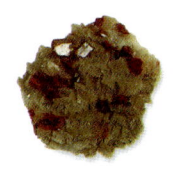

基質上的原形晶體

顏色	紅色、棕紅色、灰色
外觀	在基質上的小結晶或顆粒狀物質
稀有度	相對容易取得但價格昂貴
來源	中國、美國

屬性

硃砂能招來豐盛,增加了說服力和自信,幫助在銷售中獲得成功,並促進事業繁榮,而不會引起攻擊。對於協助組織和社區工作、商業和財務也有幫助。也有助於提升個人形象或改變形象,使人充滿尊嚴和力量,使外表看起來更具美感和優雅。在精神上,硃砂給予思想和言語流暢性。在靈性層面,它幫助接受一切都是完美的現狀。它釋放能量阻塞並調整能量中心。注意:有毒,請使用經滾磨的寶石。使用後需洗手。

療癒

硃砂可以治療和淨化血液。它賦予身體力量和靈活性,穩定體重並強化生育能力。

位置

視情況握住或放置。放在現金盒裡。

水晶辭典

CITRINE 黃水晶

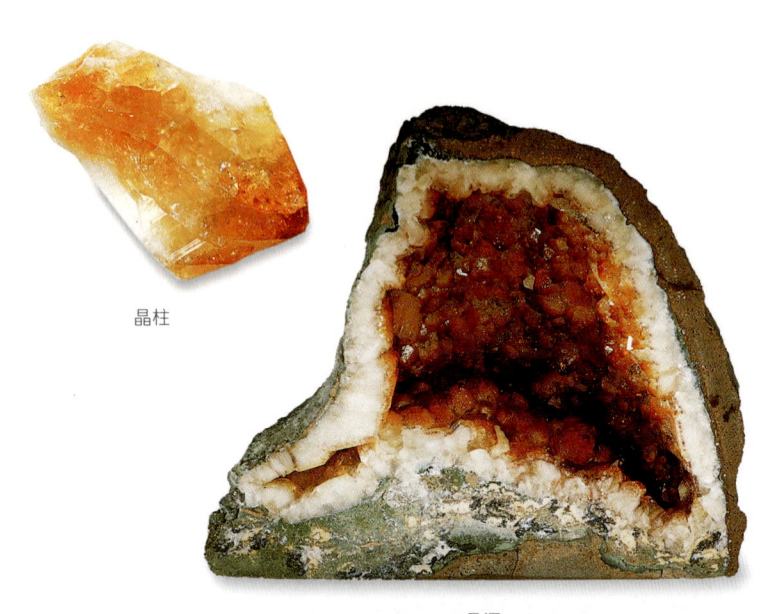

晶柱

晶洞

顏色	黃色至帶黃的棕色，或煙燻灰棕色
外觀	透明晶體，各種尺寸， 通常為晶洞、晶柱或晶簇
稀有度	自然黃水晶相對稀有； 經熱處理的紫水晶常被當作黃水晶販賣
來源	巴西、俄羅斯、法國、馬達加斯加、 英國、美國

晶簇

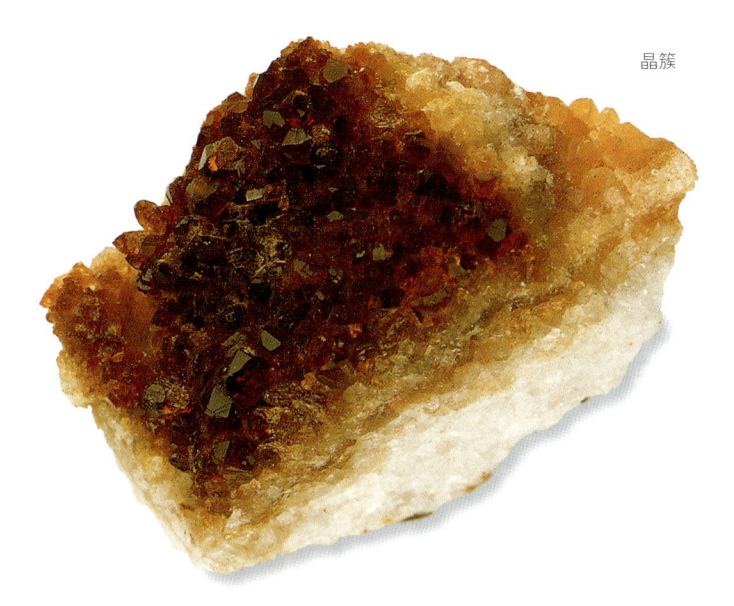

屬性

黃水晶是一種強大的清潔劑和再生劑,承載著太陽的力量,是一種極度有好處的寶石,溫暖、充滿活力且極具創造力。這是永遠不需要清潔的水晶之一。它會吸收、轉化、消散和接地負能量,因此對環境具極強的保護作用。黃水晶為生活的各個層面注入活力。它是氣場 * 保護者,可作為預警系統,以採取行動保護自己。黃水晶具有清潔脈輪 * 的能力,尤其是太陽神經叢和臍輪。它啟動頂輪並開啟直覺。黃水晶能淨化和平衡精微體 *,使它們與肉體保持一致。

黃水晶是一種豐盛石,這顆充滿活力的寶石教導你如何體現和吸引財富和繁榮、成功和所有美好事物。黃水晶是一種快樂、慷慨的寶石,鼓勵分享

你所擁有的，同時幫助你留下財富。它有能力將喜悅傳遞給所有看見它的人。悲觀和消極情緒在黃水晶周圍無以為繼，對於撫平團體或家庭不和非常有益。

在心理上，黃水晶可以提高自尊和自信並消除破壞性的傾向。它強化個人特質，提高動力、啟動創造力並鼓勵自我表達。它使你不那麼敏感，尤其是面對批評的時候，並鼓勵你依循建設性的批評採取行動。它可以幫助你培養積極的態度並樂觀地向前看、順其自然，不執著過去。這顆寶石幫助你在新體驗享受其中，並鼓勵探索每一種可能的道路，直到找到最佳解決方案。

在精神上，黃水晶可以增強專注力並振奮心靈。它非常適合克服抑鬱、害怕和恐懼症。黃水晶促進內心平靜，使智慧得以顯現。它有助於消化資訊、分析情勢並引導它們朝著積極的方向發展。這顆寶石喚醒更高層次的思維。佩戴黃水晶吊墜可以克服用語言表達想法和感受時所遇到的困難。

在情感上，黃水晶促進生活的樂趣。釋放最深層的負面情緒、恐懼和感受。它克服對責任的恐懼並停止憤怒。這顆寶石可以幫助你進入感受的流動並在情緒上變得平衡。

在生理上，黃水晶為身體注入能量和活力，對於那些對環境和外部影響特別敏感的人很有幫助。

療癒
黃水晶是極好的寶石，可以激發活力和充電。它對慢性疲勞症候群 * 非常有幫助，並能逆轉退化性疾病。黃水晶刺激消化、脾臟和胰臟，可以緩解

水晶辭典

腎臟和膀胱感染，處理眼部問題，加強血液循換、血液排毒，活化胸腺，平衡甲狀腺。它有變暖的功用並能強化神經。黃水晶具有排毒的功效，可以緩解便秘並去除脂肪團。水晶能量水有助於緩解經期問題和更年期症狀（如熱潮紅），平衡荷爾蒙並緩解疲憊。

位置

戴在與皮膚接觸的手指或喉嚨上。佩戴黃水晶尖柱可將靈性的金色光芒帶入物質領域；放在適當的位置進行療癒；使用水晶球進行冥想；放在你家或公司的財位、或放在現金盒中。黃水晶在陽光下會褪色，建議避免長時間曝曬在陽光下。

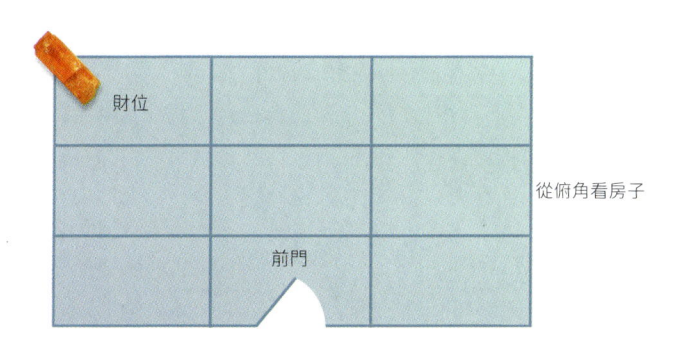

財位

前門

從俯角看房子

財位位在距離前門或獨立房間大門的最左後方角落

DANBURITE 賽黃晶

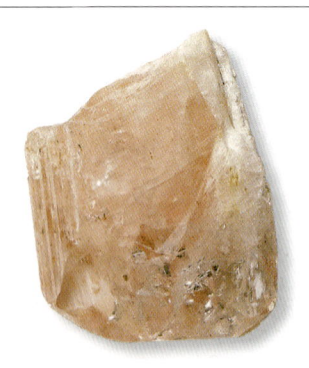

粉紅色

顏色	粉紅色、黃色、白色、淡紫色
外觀	透明帶有條紋，各種尺寸
稀有度	方便取得
來源	美國、捷克、俄羅斯、瑞士、日本、墨西哥、緬甸

屬性

賽黃晶是一種高度靈性的寶石，具有非常純淨的振動，主要作用於心輪能量。它能啟動智慧和更高層次的意識，與天使領域 * 連結。它的光輝來自宇宙之光，有時在晶體內會發現佛陀形狀，吸引啟蒙和精神之光。讓未來的道路更為順暢。

佩戴

賽黃晶提供與寧靜和永恆智慧的連結。將賽黃晶用於冥想將帶你進入高度

意識狀態，獲得內在指導。

賽黃晶是促進深層變化、將過去拋在腦後的絕佳寶石。它可以擔任業力清潔劑，釋放瘴氣*和舊有的病灶，開始引導靈魂走向新的方向。將這顆水晶放在床邊可以陪伴臨終者跨越死亡的旅程，進而落實一段有意識的靈性轉變。

在靈性上，賽黃晶刺激第三隻眼*和更高層次的頂輪*，開啟至第 14 層。它使心輪與這些更高層次的頂輪對齊（參閱第 364-365 頁，水晶和脈輪）。並淨化氣場*，促成清醒夢。

在心理上，賽黃晶提倡輕鬆並改變頑固的態度，帶來耐心和內心平靜。

療癒

賽黃晶是一種非常強大的療癒寶石，可以清除過敏和慢性疾病，並具有很強的排毒作用。它會療癒肝臟和膽囊；它會在需要時增加體重，對肌肉和運動功能有幫助。

位置

放在適當的位置，尤其是在心臟上方。將賽黃晶放在枕頭下可促進清醒夢（lucid dreams）。

特殊顏色

除了一般屬性外，以下顏色還具有其他特性：

粉紅色賽黃晶打開心扉，鼓勵愛自己。

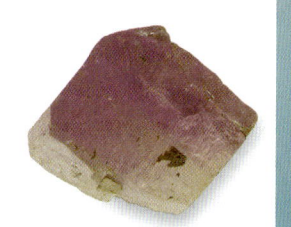

淡紫色賽黃晶

DIAMOND 鑽石

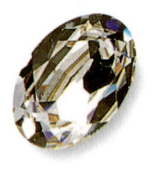

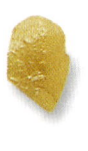

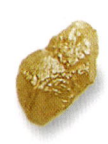

琢面　　　　　　　原石

顏色	透明、黃色、藍色、棕色、粉紅色
外觀	切割和拋光後的尺寸小、清澈、透明的寶石
稀有度	昂貴
來源	非洲、澳大利亞、巴西、印度、俄羅斯、美國

屬性

鑽石是純潔的象徵，其純淨的白光可以幫助你將生活整合成充滿凝聚力的整體，增強人際關係，將愛和清晰帶入夥伴關係。據說能增強丈夫對妻子的愛，被視為承諾和忠誠的標誌。幾千年來，鑽石一直是財富的象徵，是吸引豐裕的顯化寶石之一，鑽石尺寸愈大，所吸引的豐裕就愈多。大型鑽石還非常適合阻擋地場壓力*或電磁煙霧*，並保護免受手機輻射的影響。

鑽石是能量放大器，是少數不多不需要重新充能的寶石之一，能增強與其接觸的任何物品的能量。與其他水晶一起使用於療癒時，鑽石能有效增強它們的力量。然而，它會增加正能量，但也會增加負能量。在精微層面上，

它可以填補氣場*中的「洞」，使氣場重新煥發活力。

心理上，鑽石賦予的特質包括無所畏懼、戰無不勝和堅韌。然而，鑽石無情的光芒會暴露任何事物的負面，因此需要將其轉化。鑽石能夠清除情感和精神上的痛苦，減少恐懼，並帶來新的開始。它是一種極具創造力的寶石，激發了想像力和創造力。

在精神上，鑽石提供了理智與更高意識間的連結。它帶來清晰心思，有助於開悟。

在靈性層面上，鑽石能淨化籠罩一個人內在光芒的任何氣場，讓靈魂之光閃耀。它提醒你靈魂的目標，並幫助靈性進化。它啟動頂輪*，將其與神聖之光連結在一起。

療癒

鑽石可治療青光眼、使視力清晰並有益於大腦。它可以治療過敏和慢性病，並重新平衡新陳代謝。傳統上被用來解毒。

位置

佩戴在皮膚上、握住或放在適當的位置。作為耳環佩戴時，特別有效，尤其是對抗手機輻射的影響。

DIOPTASE 透視石

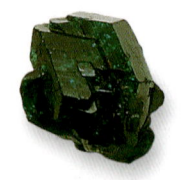

藍至綠色
（無結晶）

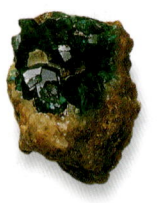

結晶

顏色	深藍至綠色或祖母綠色
外觀	明亮的小晶體，通常位於基質或非結晶物質上
稀有度	頗為稀有且昂貴
來源	伊朗、俄羅斯、納米比亞、剛果、北非、智利、祕魯

屬性

透視石是心臟的強效治療劑，也是更高心輪*的開啟器。它美妙的藍綠色光芒使所有脈輪的功能達到更高水準，並促進靈性調和，達到最高意識水準。它對人類能量場有巨大的影響。

心理上，透視石鼓勵活在當下，同時也能激活前世的記憶。它支持積極生活的態度，並賦予個人調動自身資源的能力；在生活的各個領域，努力將消極轉化為積極，克服匱乏感，並充分發揮潛能。透視石在你不知道下一步該做什麼時，會能指示你方向。

在精神上，透視石是一種強大的精神清潔劑和解毒劑，釋放控制他人的需

求。在情感上,透視石可以作為情緒療癒的橋樑,尤其是對於內在小孩。它的綠色光芒深入內心,吸收陳年舊傷口和被遺忘的傷,溶解悲傷、背叛和哀愁,對療癒心痛和被遺棄的痛苦非常有效。

透視石教導我們,關係中的最終極痛苦及困難是與自我內在分離的反映。它修復這種連結,在各個層面上吸引愛,並能治癒渴望愛的情感黑洞,清除了「愛應該如何」的陳舊想法,並帶來新的愛的振動。

在靈性上,放置在第三隻眼*的透視石可啟動靈性調和及靈視*。它能帶來對內在財富的覺察。

療癒

透視石能調節細胞紊亂,啟動 T 細胞和胸腺,緩解梅尼爾氏症、高血壓,減輕疼痛和偏頭痛。它可以預防心臟病發作,並治療心臟病。透視石可減輕疲勞並克服休克。它是一種解毒劑,能減輕噁心並再生肝臟。它對克服成癮和壓力特別有效。水晶能量水可治療頭痛和疼痛。

位置

放在較高的心輪上。水晶能量水形式的作用十分出色。

EMERALD 祖母綠

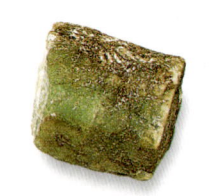

原石

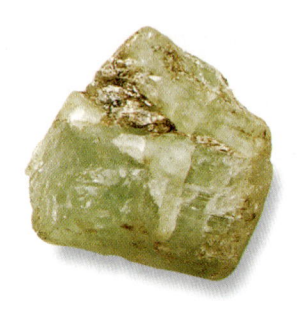

顏色	綠色
外觀	小型明亮的寶石或較大的混濁水晶
稀有度	寶石等級十分昂貴，但未拋光的祖母綠十分方便取得
來源	印度、辛巴威、坦尚尼亞、巴西、埃及、奧地利

屬性

祖母綠是能帶來靈感和無限耐心的寶石。它是一顆非常正直、肯定生命的寶石，被稱為「成功與愛情之石」，帶來家庭幸福和忠誠。它強化團結、無條件的愛和夥伴關係，並促進友誼。祖母綠保持合作夥伴關係的平衡。

據說改變顏色是預示戀人不忠的信號。祖母綠能開啟心輪＊，對情緒有鎮靜作用。

這顆寶石確保生理、情感和精神平衡，除去消極情緒，並帶來積極的行動。祖母綠能集中意念，並提高意識，帶來積極行動。它增強通靈能力，能開啟靈視力＊，激發從靈性層面，收集智慧。傳統上，祖母綠據說可以保護免受魔法和魔術師的詭計，並預言未來。

在心理上，祖母綠賦予堅強力量克服生活中不幸。它是再生和恢復的寶石，可以治療負面情緒。它增強充分享受生活的能力。對幽閉恐懼症有幫助。

祖母綠賦予頭腦清晰度，增強記憶力，激發深刻的內在知識，並拓展視野。它是一顆智慧寶石，促進辨別力和真理，並有助於有說服力的表達。它協助將無意識中已知的事物浮出水面。祖母綠對一群人之間的相互理解非常有益，可促進合作。

療癒

祖母綠有助於傳染病後的恢復。它可以治療鼻竇、肺、心臟、脊柱和肌肉，並舒緩眼睛。它可以改善視力，對肝臟有排毒作用。祖母綠可緩解風濕病和糖尿病，曾被用作毒藥的解毒劑。戴在脖子上被認為可以預防癲癇。它的綠光可以幫助療癒惡性疾病。

位置

戴在小指、無名指、心臟或右臂上。放在需要療癒的位置。不要經常佩戴，因為它會引發負面情緒。不透明的祖母綠不適合靈性調和。

水晶辭典

FLUORITE 螢石

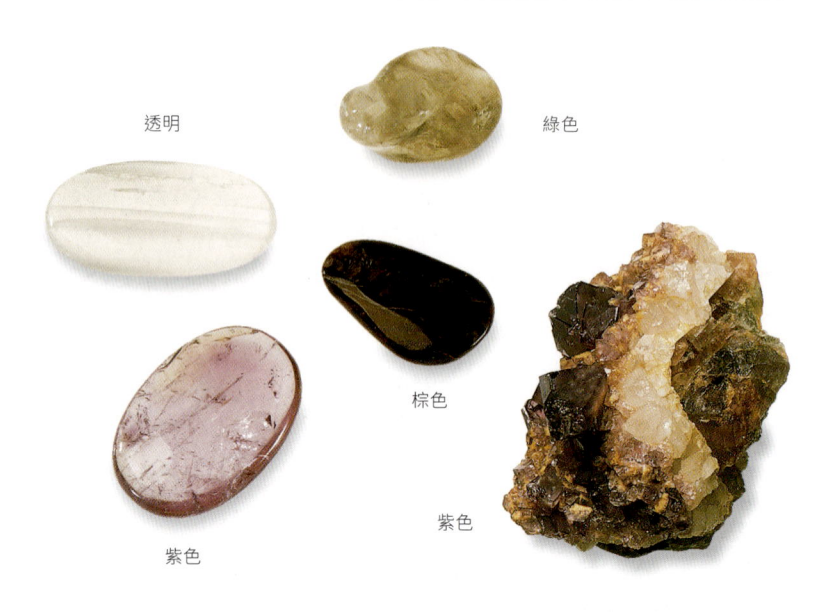

透明

綠色

棕色

紫色

紫色

顏色	透明、藍色、綠色、紫色、黃色、棕色
外觀	立方體或八面晶體，各種尺寸
稀有度	常見
來源	美國、英國、澳大利亞、德國、挪威、中國、祕魯、墨西哥、巴西

屬性

螢石具高度保護性，尤其是在心靈層面。當外部影響在你身上起作用時，

它可以幫助你辨識，並關閉心靈操縱，和不當的精神影響。這種寶石可以淨化和穩定氣場＊，對抗電腦和電磁壓力非常有效，放置在合適的位置可以阻擋地場壓力＊。螢石用於療癒，可消除各種負能量和壓力，它能清潔、淨化、驅散和重組身體中任何不和諧的元素。它是克服任何形式混亂的最佳水晶。

螢石能夠接地並整合靈性能量。它促進公正無偏的態度，增強直覺力，使你更能感知到更高的靈性實相，並可以加速靈性覺醒；它能集中心思，並將其與宇宙意識連結。螢石為群體帶來穩定性，將成員連結在一起，實現共同的目標。

螢石與各個層面的進步息息相關，它能幫助你在日常生活中建立穩定的結構，克服混亂，並重整生理、情感和精神狀態。

在心理上，螢石消融固定的行為模式，輕輕地開啟潛意識的大門，將壓抑的感覺帶到表面以解決。它增加自信心和靈巧性。

螢石能改善身心協調並對抗精神障礙，去除頑固的想法，有助於超越狹隘的思維，接納更全面的觀點。這顆寶石消滅幻覺，揭露真相。當你需要公正客觀地行事時，這非常有幫助。

螢石是非常優秀的學習輔助——它可以組織和處理資訊，連結已知與正在學習的內容，並提高注意力。它可以幫助你吸收新資訊並促進快速思考。

在情感上，螢石具穩定作用，可以幫助你瞭解心思和情緒對身體的影響。在人際關係中，它教導平衡的重要性。在生理上，螢石有助於平衡和協調。

療癒

螢石是一種**強大的**治療工具,可以處理感染和疾病。它對牙齒、細胞和骨骼有益,能修復 DNA 損傷。它在對抗病毒時很有力量,尤其是用水晶能量水形式。螢石可使皮膚和粘膜再生(特別是呼吸道),治療潰瘍和傷口。它對感冒、流感和鼻竇炎有幫助。螢石溶解沾粘並活動關節,可緩解關節炎、風濕病和脊椎損傷。輕輕以螢石沿著全身朝向心臟的方向按摩,可緩解疼痛。它能改善帶狀皰疹,和其他神經相關疼痛的不適,並治療皮膚,去除瑕疵和皺紋。可以在牙科治療期間使用。螢石能重新點燃性慾。

位置

佩戴在耳垂上,或放置在你周圍的環境。根據需要,放在適當的位置進行療癒。螢石會吸收負能量和壓力,每次使用後都需要清潔。可以將它放在電腦上或你與電磁輻射源之間,或將水晶能量水噴灑到周圍環境中。將螢石握在手掌中,也能幫助舒緩情緒。

特定顏色

除了一般屬性外,以下螢石顏色還具有其他特性:

藍色螢石強化創造性、有序的思維、和清晰的溝通。它是一種雙重作用的寶石,可以根據身體或生物磁體(biomagnetic bodies)*的需要給予鎮靜或提振能量。藍色螢石對眼睛、鼻子、耳朵和喉嚨等問題有幫助。它透過緊密集中大腦的活動,來放大你的治療潛能,並可以喚起靈性覺醒。

透明螢石刺激頂輪 *,激發光環 *,使理智與靈魂相協調。它對齊所有脈輪,將宇宙能量帶入身體。這種寶石在療癒過程中,增強其他水晶的效果,可以淨化模糊的視力。

藍色螢石

水晶辭典

綠色螢石可以將多餘的能量接地，消弭情感創傷，並清理感染。它對於吸收環境中的負能量方面特別有效。它從潛意識中獲取資訊並連結直覺。這是一種有效的耳朵、脈輪和精神淨化劑，並且消除過時的條件反射。它可以緩解胃部疾病和腸道痙攣。

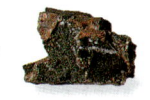

基質上的透明螢石

紫羅蘭色和紫色螢石刺激第三隻眼並傳授心靈交流的常識。這是一塊極好的冥想石。在治療骨骼和骨髓疾病時十分有用。

黃色螢石增強創造力並穩定團隊能量。它對合作努力特別有幫助，支援理智活動。在生理層面上，它讓毒素被釋放。它治療膽固醇並幫助肝臟。

釔螢石與其他螢石不同，雖然無法直接糾正混亂狀態，但它對螢石相關的疾病有良好的療效。這是一顆以服務為導向的寶石，它吸引財富和富足，並教導顯化的原則，幫助實現提升個人目標。還可以提升思維活動，激發創造力和智慧。

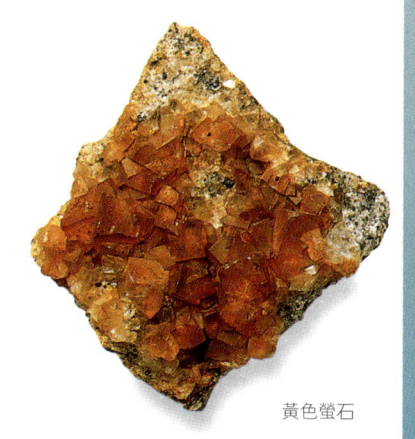

綠色螢石

紫羅蘭色螢石

黃色螢石

FUCHSITE 鉻雲母

也被稱為綠雲母

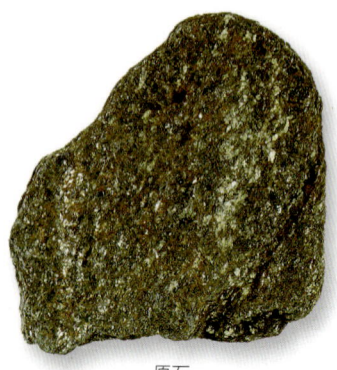

原石

顏色	綠色
外觀	板狀和層狀（雲母形式），所有尺寸
稀有度	可從專門店取得
來源	巴西

屬性

鉻雲母可讀取龐大實用價值的知識，提供有關草藥治療和整體療法的資訊。它建議人們用最全面的行動、接受有關健康問題和福祉的指引。鉻雲母幫助你瞭解與他人的互動，並理解生活的基本問題。

在心理上，鉻雲母處理的是前世或今生的問題。它能逆轉殉道傾向，對那些立即陷入救世主或拯救者角色的人（無論是拯救一個人還是一群人、然後迅速成為受害者）非常有益。它教導如何在不捲入權力鬥爭或虛假的謙

卑的情況下提供服務。許多進行服務的人是出於一種「自己不夠好」的感覺，而鉻雲母則教授真正的自我價值。

鉻雲母指導你只做「對別人的靈魂成長是適當和必要」的事，並幫助你在他人學習自己的課題時，平靜地給予支持。它結合無條件的愛和表達「不再如此」的強硬的愛。它非常適合應對那些表面上看似在「幫助」他人，但實際上是通過維持對方的依賴來獲得心理滿足的情況。鉻雲母能幫助你釋放這種依賴，讓雙方的靈魂走上屬於自己的獨特道路。

它對家庭或群體中「被標識為病人的人（the identified patient）」特別有幫助，當他們感到不適和緊張時特別有幫助。被標識為病人的人因家庭壓力，而變得有病或上癮。當他們想要康復時，家人往往會對病人施加壓力，要求他們維持「有病」或依賴。鉻雲母為「被標識為病人的人」提供獲得健康並退出家庭衝突的力量。鉻雲母克服相互依賴和情緒勒索，在創傷或情緒緊張後賦予復原力。

療癒

鉻雲母可放大水晶能量並促進它們的轉移，將能量移到最低處以修正平衡。它釋放因多餘能量引起的阻塞，將能量轉移到積極的方式；平衡紅血球和白血球的比例；治療腕隧道症候群和重複性勞損，並重新調整脊椎。鉻雲母增加肌肉骨骼系統的靈活性。

位置

在冥想期間放在適當的地方或持有。（另參閱白雲母，第 192 頁。）

GALENA 方鉛礦

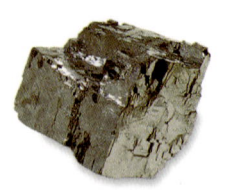

原石

顏色	金屬灰至淡紫色
外觀	有光澤的小型塊狀或較大型顆粒狀和節狀
稀有度	可從專門店取得
來源	美國、英國、俄羅斯

屬性

方鉛礦是「和諧之石」，在所有層面帶來平衡，並讓生理、乙太和精神層面調和。它是一種接地石，可以定錨並穩住中心。它對整體療癒有幫助，是醫師、順勢療法醫師和藥草師的絕佳選擇。它鼓勵進一步的探查和實驗性的嘗試。方鉛礦讓心思開闊，擴展思維並消除來自過去自我的限制假設。

療癒

方鉛礦可以減少發炎和出疹子，刺激循環系統，對靜脈健康有益，並促進硒和鋅的吸收。此外，它還有助於頭髮健康。

位置

放在適當的位置。由於方鉛礦含有鉛，只能以間接方法製作水晶能量水（參閱第 371 頁）並外用於無傷口的皮膚。

GARNET 石榴石

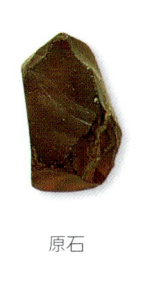

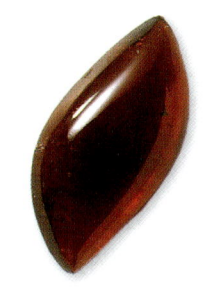

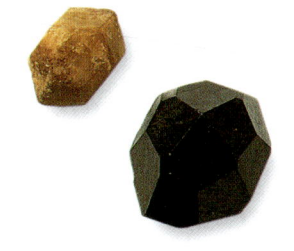

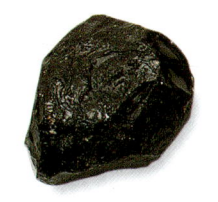

原石

拋光

石榴石水晶　　　石榴石卵石

顏色	紅色、粉紅色、綠色、橙色、黃色、棕色、黑色
外觀	透明或半透明晶體，通常較小且有琢面，或是較大不透明的塊狀
稀有度	常見
來源	世界各地

屬性

石榴石是一種具強大能量和再生能力的寶石，可以清潔和重啟脈輪*。它振興、淨化和平衡能量，在不同情況下帶來平靜或熱情。據說它能警告即將到來的危險，很久以前就被當做護身符攜帶。石榴石是最豐富的寶石之一，依據不同礦物基礎有多種形式，每種形式除了一般屬性外也帶有不同屬性。

石榴石激發愛和奉獻精神。它平衡性能量並緩解情緒不合諧。特別是紅石榴石，可刺激昆達里尼*能量的提升，並有助於性能力。這是一塊承諾之石。

石榴石是在危機中提供幫助的水晶，在似乎無路可走、生活支離破碎或受到創傷的情況下特別有益處。它增強、啟動和強化生存本能，為看似絕望的情勢帶來勇氣和希望。在石榴石的影響下，危機會轉化為挑戰。它還會促進在困難時期的相互幫助。

石榴石與腦下垂體有很強的連結，可以刺激更廣泛的意識和前世的回憶。石榴石會使其他水晶活躍，增強它們的效果。它淨化負面的脈輪能量。

據說方形切割的石榴石可以帶來商業成功。

心理上，石榴石會讓你對自己和他人的看法更為清晰。它解除那些不再為你服務但深植人心的行為模式，並繞過抵抗或自我誘導的無意識破壞。精神上，石榴石可以幫助你放棄無用、老舊或過時的想法。情感上，石榴石消除壓抑和禁忌。它打開心扉，賦予自信。

療癒

石榴石可以使身體再生，刺激新陳代謝，可以治療脊椎和細胞疾病，淨化

水晶辭典

血液、心臟和肺部並使其重新煥發活力,再生 DNA。它有助於礦物質和維生素的吸收。

位置

耳垂、手指或心臟上方。配戴時與皮膚接觸。在療癒時視情況放在皮膚上。如要用於前世回憶:請放在第三隻眼上 *。

石榴石的類型

除了一般屬性外,以下形式和顏色還具有其他特性:

鈣鐵榴石

鐵鋁榴石(Almandine) 是一種具有強烈再生能力的治療石,可帶來力量和耐力。它支持「花時間為自己帶來深深的愛」,並有助於整合真理與聯繫更高自我。它開啟更高思想,並引發慈善和同情心。鐵鋁榴石開啟海底輪和頂輪之間的通道,將靈性能量引導和接地到肉身中,並將精微體錨定在肉體化身內。鐵鋁榴石可以幫助你的腸道吸收鐵質。它促進眼部健康,治療肝臟和胰臟。

鈣鐵榴石(Andradite) 充滿活力和靈活性。它激發創造力,吸引你在發展期間最需要的事物進入你的人際關係。它消除孤立或疏遠的感覺,吸引與他人的親密互動。鈣鐵榴石支持陽剛特質,例如勇氣、耐力和力量。它重新調整身體的磁場,淨化和擴展氣場 *,打開靈視。鈣鐵榴石促進血液形成並為肝臟提供能量。它有助於鈣、鎂和鐵的吸收。

鈣鋁榴石(Grossularite) 是在挑戰和訴訟中有用的寶石。它教導放鬆和順其自然,並激發服務與合作。這種寶石可以提高生育能力,有助於維生素 A 的吸收。它對關節炎和風濕病非常有效,並能強化腎臟。它對黏膜和皮膚也有益。

黑松石（Hessonite） 賦予自尊，消除內疚感和自卑感，並鼓勵服務。它支持尋找新的挑戰。這塊寶石開啟直覺和通靈能力。如果用於出體旅程，它會將你帶到目的地。它調節激素產生；減少不孕症和陽痿；治癒嗅覺系統，並消除導致不健康的負面影響。

黑榴石（Melanite） 可以增強抵抗力並提倡誠實。它釋放心輪和喉輪 * 的阻塞物，使人們能夠說出真相。它克服任何缺乏愛的情況，消除憤怒、嫉妒、吃醋和不信任；無論未來是什麼樣子，都將合作夥伴的關係拉近一層。黑榴石可以增強骨骼，幫助身體適應藥物。它治療癌症、中風、風濕病和關節炎。

鎂鋁榴石（Pyrope） 給予活力和魅力，促進優秀的生活品質。它使自我內在的創造力聯合起來。這顆寶石保護海底輪和冠輪，將它們與精微體對齊，並將海底輪的接地與頂輪的智慧連結。鎂鋁榴石是一種穩定石。它強化血液循環並治療消化道，可以中和胃灼熱並且緩解喉嚨痛。

玫瑰榴石（Rhodolite） 是一種溫暖、信任和真誠的寶石。它激發沉思、直覺和靈感。玫瑰榴石可以保護海底輪並強化健康的性體驗，克服性冷淡。它刺激新陳代謝並治療心臟、肺部和臀部。

錳鋁榴石（Spessartite） 以高頻振動，賦予幫助他人的意願並強化心，增強分析過程和理性思維。它是一種抗抑鬱藥，可以抵制噩夢。錳鋁榴石可緩解性問題，治療乳糖不耐症和鈣失衡。

鈣鉻榴石（Uvarovite） 提倡個體性，但非自我中心，同時將靈魂與其宇宙本性連結。它刺激心輪並增強靈性關係。這是一顆平靜且祥和的寶石，有助於體驗獨處但不感到孤獨。它是一種解毒劑，可以減少炎症並減緩發

燒。它治療酸中毒、白血病和性冷淡。

紅色石榴石（Red Garnet） 代表愛。它與心臟能量相協調，使感情恢復活力並增強性慾。紅石榴石控制憤怒，尤其是對自己的憤怒。

水晶辭典

HEMATITE 赤鐵礦

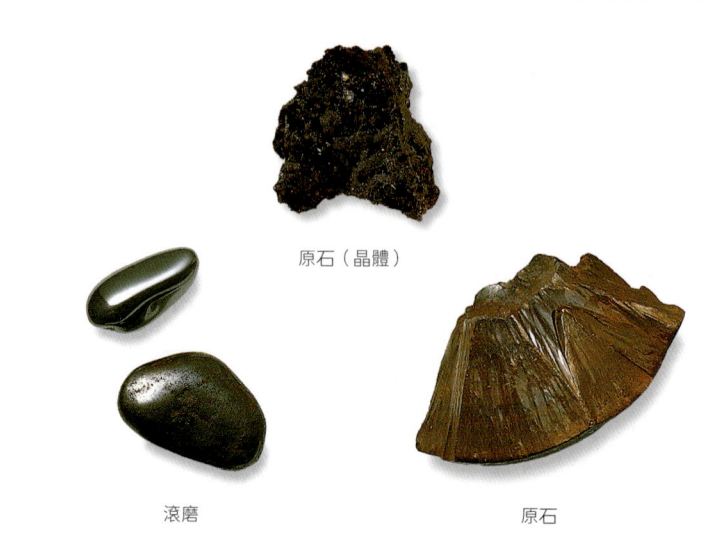

原石（晶體）

滾磨　　　　　　　　　原石

顏色	銀色、紅色
外觀	「如大腦般」，未拋光時呈紅色或灰色。拋光後有光澤。沉重。有各種尺寸
稀有度	常見
來源	英國、義大利、巴西、瑞典、加拿大、瑞士

屬性

赤鐵礦在接地和保護方面特別有效。它協調思想、身體和靈魂。在出體旅程使用可以保護靈魂並將其回歸體內。這塊寶石具有很強的陽性元素，可以平衡經絡*，校正陰氣失衡。它消除消極情緒，防止負能量進入氣場*，恢復身體的和平與和諧。

據說赤鐵礦對法律狀況有幫助。

心理上，赤鐵礦很強大。它支持膽小的女性，提高自尊和生存能力，增強意志力和可靠性並賦予信心。這顆寶石消除自我限制，並有助於擴張。它是克服強迫症和成癮的有用寶石，將人們的注意力集中在未實現的生活目標上。它可以治療暴飲暴食、吸煙和任何形式的過度放縱。赤鐵礦可以幫助你接受錯誤，並將其視為學習經驗、而非災難。

精神上，赤鐵礦可以刺激注意力和專注力。它增強記憶力和原創性思維，使大腦的注意力集中在基本生存需求，有助於解決各種問題。這是學習數學和技術學科時有用寶石。

生理上，赤鐵礦與血液有強大連結。它可以恢復、加強和調節血液供應。它可以從身體吸收熱量。

療癒

赤鐵礦有助於解決循環系統問題（如雷諾氏症候群）和血液疾病（如貧血）。它協助腎臟清潔血液並再生組織，刺激鐵的吸收和紅血球形成，可以治療腿部抽筋、焦慮和失眠，並幫助脊椎對齊和改善骨折問題。在發燒時可以使用赤鐵礦水晶能量水。

位置

放在脊椎底部和頂部以進行脊柱調整。握住或放置在適當的地方，進行療癒或鎮靜。赤鐵礦不應在有炎症的地方或長時間使用。

HERKIMER DIAMOND 赫基蒙鑽石

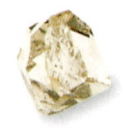

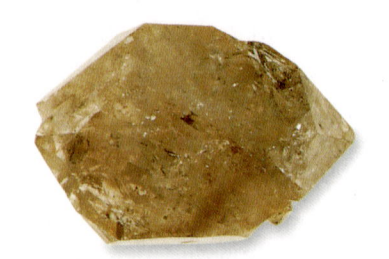

小型　　　　　　　　大型，有煙霧狀內包

顏色	透明
外觀	透明、油感、內部有彩虹，通常有雙尖端，尺寸從小到大都有
稀有度	昂貴但方便取得
來源	美國、墨西哥、西班牙、坦尚尼亞

屬性

這顆寶石可以激發、活躍和促進創造力，是一種強大的調和水晶，尤其是較小、極度透明的寶石。它刺激通靈能力，如靈視力*、靈視和心靈感應，與來自更高維度的指導靈連結，並促進夢境回憶和理解。這顆寶石會刺激你有意識地調整到最高靈性層級以及你自己的潛力。它清除脈輪*，為靈性能量流打開通道。它可以用來存取前世資訊，方便你辨識出對靈性成長的阻礙或阻力，促進溫和的釋放和轉變，將你的靈魂目標向前推進。它會啟動光體（light body）*。

每個人都可以保留一顆赫基蒙鑽石，它能讓人們在不得不分開時，將他們

牽引在一起，彼此相連。它能增強心靈感應，尤其是在初學階段，可以調整治療師和患者之間的連結。赫基蒙鑽石有水晶記憶，可以將資訊注入其中，方便往後檢索。它可以被輸入訊息，提供給他人借鑒。赫基默鑽石是清除電磁污染或放射性的最強水晶之一。它們可以阻擋地場壓力＊，並且在房屋或床周圍，建立水晶陣時，非常傑出，應使用尺寸較大的寶石。

療癒

赫基蒙鑽石是一種排毒劑，可以保護免受放射性影響，並治療因接觸放射性物質而引起的疾病；緩解因地場壓力或電磁污染引起的失眠；校正DNA、細胞紊亂和代謝失衡；消除身體的壓力和緊張。它讓人回憶過去生命中的創傷和疾病，這些問題仍對現在的生活產生影響。赫基蒙鑽石是一種絕佳的環境噴霧或寶石能量水。

位置

作為吊墜或耳環佩戴（僅限短期佩戴）。放置在脊椎底部或適當位置。放在自己與電磁煙霧來源＊之間，或噴灑於房間內。

赫基蒙煙鑽具有特別強大的接地能量，可以療癒地球脈輪和環境，清除電磁污染和地場壓力。它可以在床周圍建立水晶陣＊，以幫助你克服被束縛的感覺。

帶有黃水晶的赫基蒙鑽石是治療因負能量引起的疲勞的極好解毒劑。

HOWLITE 白紋石

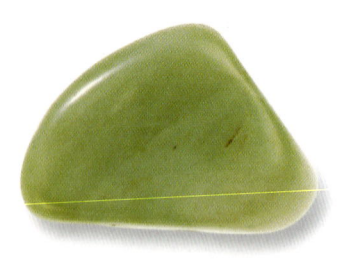

經滾磨

顏色	綠色、白色、藍色（通常是人工染色）
外觀	呈現大理石花紋，通常經滾磨。各種尺寸
稀有度	容易取得
來源	美國

屬性

白紋石是一種極度冷靜的寶石，放在枕頭下，可以很好地解決失眠問題，尤其是當失眠的原因，是心思過度活躍。它能以水晶能量水的形式使用，請在睡前一個小時左右，小口飲用。

白紋石與靈性維度連結，開啟調和並讓心靈準備好接受智慧和洞見。它有助於出體旅程並進入前世。將你的視線聚焦在一顆白紋石上，可以將你帶到另一個時間或維度。放在第三隻眼*上，可開啟他世的記憶，包括那些處於「每一世之間」*的狀態和靈性維度記憶。

白紋石訂下精神和物質層面的宏大理想，並幫助將其實現。

心理上，白紋石教導耐心，幫助消除憤怒和不受控制的氣憤。在口袋裡放一顆白紋石，可以吸收你自己的憤怒，和任何針對你的憤怒。它還有助於克服批判和自私的傾向，加強積極的個性特質。

白紋石可以使頭腦平靜，非常適合睡眠或冥想。它允許進行冷靜和合理的溝通。這顆寶石可以增強記憶力，並激發對知識的渴望。白紋石可以平息動蕩的情緒，尤其是那些在前世種下的因。它釋放將過往情緒與現世觸發物連結在一起的繩索。

療癒

白紋石可以緩解失眠；平衡體內的鈣濃度，幫助牙齒、骨骼和軟組織。白紋石可製成很有用的寶石精素。

位置

在冥想或減輕憤怒時，手持或視狀況放置。在床邊建立水晶陣＊以幫助克服失眠。放在口袋裡吸收消負面事物。

特定顏色

除了一般屬性外，以下顏色還具其他特質：

藍色白紋石有助於夢境回憶，獲取夢境帶來的洞見。

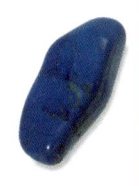

藍色白紋石
（人工染色）

IDOCRASE 符山石

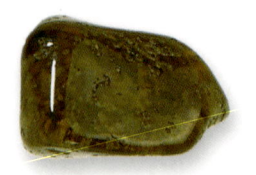

經滾磨

顏色	綠色、棕色、黃色、淡藍色、紅色
外觀	帶有斑點的樹脂狀透明小晶體
稀有度	可從專門店取得
來源	美國

屬性

符山石提供了與更高自我的連結,並將其所提供的訊息傳達給在世的靈魂。心理上,它解除禁錮和限制的感受。它對於療癒身為被監禁者、處於極度危險、受到精神或情感束縛的前世經驗非常有幫助;溫和地化解憤怒,減輕恐懼,創造內心的安全感。符山石有強大的精神連結,敞開心思,並清除負面的思考模式,讓思緒更清晰地運作。它激發創新能力和探索的衝動,將其與創造力連結。

療癒

符山石強化牙齒上的琺瑯質,並恢復嗅覺;有助於吸收食物中的營養。符山石可以驅逐抑鬱。

位置

視情況而定。

IOLITE 堇青石

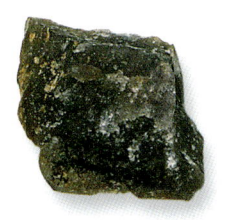

原石

顏色	灰色、紫羅蘭色、藍色、黃色
外觀	小型，半透明，顏色隨角度改變
稀有度	可從專門店取得
來源	美國

屬性

堇青石是一種遠見之石。當所有脈輪 * 對齊時，它會啟動第三隻眼 * 並促進視覺化和直覺洞察力。它刺激與內在認知的連結。它被用在薩滿儀式，並協助出體旅程。與氣場接觸時，堇青石會釋放電荷，為這個場域重新注入能量並與精微體 * 協調一致。

心理上，堇青石有助於理解和釋放成癮的原因，幫助你表達真實自我，擺脫周圍的期望。精神層面上，堇青石可以清除固有的思想形式 *。

情感上，堇青石可以釋放人際關係中的不和諧。由於它鼓勵對自己負責，因此可以克服伴侶關係中的相互依賴。

療癒

堇青石可以強健體質。它減少體內的脂肪沉積，減輕酒精影響，並支援肝臟的解毒和再生。這種寶石可以治療瘧疾和發燒，幫助腦下垂體、鼻竇和呼吸系統，並緩解偏頭痛。它還可以殺死細菌。

位置

視情況而定，如果所有脈輪 * 都已對齊，則可放置在第三隻眼 * 上。

水晶辭典

IRON PYRITE 黃鐵礦

也被稱為愚人金

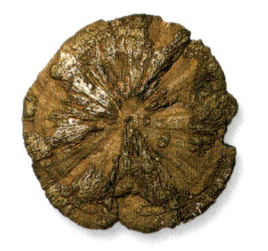

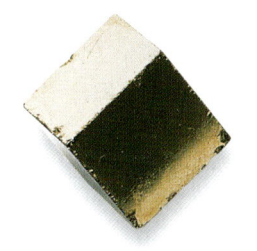

黃鐵礦花　　　　　　　　　立方體黃鐵礦

顏色	金色或棕色系
外觀	金屬色調,可能是立方體,小型到中型
稀有度	方便取得
來源	英國、北美洲、智利、祕魯

屬性

黃鐵礦是一種優秀的能量護盾,能在所有層面,阻擋負能量和污染物,包括傳染病。戴在脖子上可以保護所有精微體*和肉體*,轉移傷害和危險。黃鐵礦是非常積極的寶石,克服惰性和缺乏感。它有助於挖掘能力和潛力,刺激思想流動。一塊放在桌子上的黃鐵礦,可以為周圍的區域注入能量。在規劃大型商業概念時很有幫助。這塊寶石教導如何看透表象,了解實質,並促進外交技巧。

心理上,黃鐵礦可以緩解焦慮和挫敗感,提高自我價值和信心。它對感到

自卑的男性很有幫助，因為它會增強男子氣概的信心，但對於「猛男」來說可能太強大，會引發攻擊性。它幫助女性克服屈從地位和自卑感。

黃鐵礦會加速精神活動，它會增加流向大腦的血流量，可以提高記憶力和回憶力。立方體黃鐵礦特別擅長擴展和構建心理能力，平衡本能與直覺、創造力與分析能力。

情感上，黃鐵礦對憂鬱和深層絕望有很好的幫助。生理上，黃鐵礦可以增加能量並克服疲勞。它可以阻止來自身體和氣場*的能量流失。黃鐵礦可以增加血氧供應並強化循環系統。它是一塊擁有完美健康和福祉的寶石，在療癒中的作用非常快，能揭示疾病的根本原因，特別有助於找到業力，和心因性疾病的根源。

療癒
黃鐵礦可以治療骨骼並刺激細胞形成，修復 DNA 損傷，調整經絡，並幫助因胃部不適，導致的睡眠不安。它可以增強消化道，並中和攝入的毒素，有益於循環和呼吸系統，並增加血液中的氧氣。黃鐵礦對肺部有益，可緩解哮喘和支氣管炎。

位置
裝在袋子裡，也可以放在喉嚨上或者是枕頭下。

JADE 玉

也被稱為軟玉、翡翠

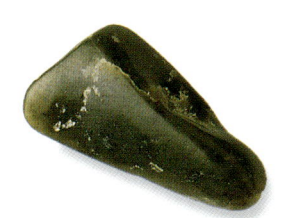

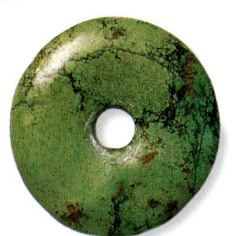

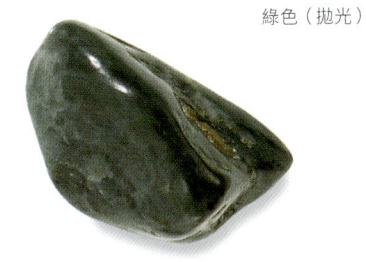

綠色（滾磨）

綠色（拋光）

藍色

顏色	綠色、橙色、棕色、藍色、藍綠色、奶油色、紫羅蘭色、紅色、白色
外觀	半透明（翡翠）或奶油狀（軟玉），有點像肥皂的感覺。各種尺寸
稀有度	大多顏色都能取得，但有些非常稀有。軟玉比翡翠容易取得
來源	美國、中國、義大利、緬甸、俄羅斯、中東

屬性

玉是純潔和寧靜的象徵,在東方備受推崇,象徵著在祥和中匯聚的智慧。玉與心輪*有關,可增加愛和滋養。它是一種保護石,可以防止佩戴者受到傷害,並帶來和諧,被認為能吸引好運和友誼。

在心理上,玉穩定人格,將心靈與身體融為一體,促進自給自足。在精神上,玉可以釋放消極想法、撫慰心靈。它能激發創意,使工作看起來不那麼複雜,能立即採取行動。

在情感上,玉是一塊「夢之石」。將它放在額頭上,可以帶來洞察力的夢境。它有助於情緒釋放,尤其是對易怒的緩解。

在精神層面上,玉帶有覺醒的能量,可以幫助我們成為真正的自己。透過喚醒隱藏的知識,協助我們在生命旅程中提升靈性的層次。

在生理上,玉是一種清潔石,有助於身體的過濾和排泄器官。它是腎臟的絕佳選擇。翡翠和軟玉具有相同的治療特性,但各種顏色具特定屬性。

療癒

玉可以療癒腎臟和腎上腺,清除毒素,重新結合細胞和骨骼系統,並修復縫合傷口。它在臀部和脾臟運作,並有助於生育和分娩。玉能平衡體內的液體和水與鹽、酸鹼比例。

位置

放置或佩戴在適當位置。自古流傳,持有玉石可以將其美德轉移到身體中。

特定顏色

除了一般屬性外,以下顏色還具有其他特性:

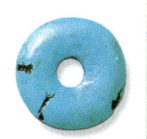

藍色/藍綠色玉石象徵和平與反思,帶來內心的寧靜和耐心。它是緩慢但穩定進步的寶石,可以幫忙那些因無法控制的情況,而感到不知所措的人。

棕色玉石具備很強的接地能力。它與大地相連,帶來舒適性和可靠性。它有助於適應新環境。

藍綠色玉石

綠色玉石是最常見的玉。它能平靜神經系統,並以建設性的方式引導激情。綠色玉石可以用來協調功能失調的關係。

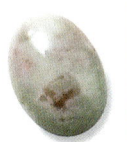

薰衣草玉石減輕情感傷害和創傷,給予內心平靜。它教導情感問題上的奧妙和克制,並設定明確的界限。

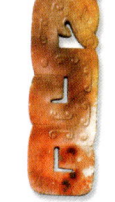

橙色玉石充滿活力並默默給予刺激。它帶來歡樂,並教導所有眾生的相互連結。

紅色玉石是最熱情、刺激的玉。它與愛和發洩有關。它可以處理憤怒,以一種建設性的方式釋放緊張。

白色玉石以最具建設性的方式引導能量。它過濾分散的注意力,強化最佳的可能結果,並透過擷取相關資訊,幫助做出決策。

黃色玉石充滿活力和刺激性,但效力柔和,帶來歡樂和幸福。它教導所有眾生的相互連結。它有助於身體的消化和排泄系統。

藍綠色玉石

薰衣草玉石

多顏色的玉

JASPER 碧玉

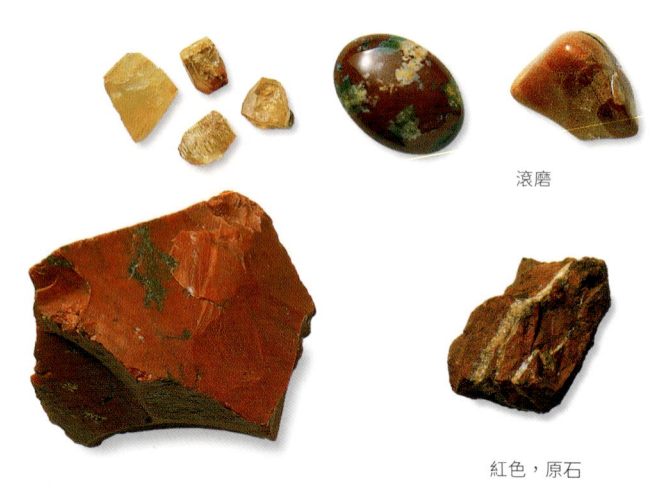

滾磨

礫石，原石

紅色，原石

顏色	紅色、棕色、黃色、綠色、藍色、紫色
外觀	不透明、有圖案、經常被水磨損，或體積小且經滾磨
稀有度	常見
來源	全球各地

屬性

碧玉被譽為「至高的滋養者」，在壓力時期提供支持和安慰，帶來寧靜和完整性。在療癒過程中，它有助於統一你生活的各個方面。碧玉還提醒人

們要互相幫助。

碧玉使脈輪對齊，可用於脈輪 * 水晶的佈局安排。每種顏色都適合特定的脈輪。這顆寶石有助於薩滿之旅和夢境回憶，提供保護並穩定能量，和身體的連結。它吸收負能量，淨化和調整脈輪和氣場 *。碧玉平衡陰陽，使肉體、情感體和精神體與乙太領域保持一致。它可以清除電磁和環境污染（包括輻射），並有助於探測。

在心理上，碧玉給予所有追求所需的決心。它具有解決問題的勇氣，並鼓勵對自己誠實。它在無可避免的衝突期間，提供支援。

在精神上，碧玉有助於快速思考，提高組織能力和完成專案的能力。它激發想像力，將想法轉化為行動。

在生理上，碧玉延長了性快感。它可以在長期生病或住院期間提供支持，並使身體重新煥發活力。

療癒
碧玉協助循環、消化和性器官。它平衡身體的礦物質含量。水晶能量水形式特別有用，不會過度刺激身體。

位置
視情況與皮膚接觸。下方展示每種顏色的特定位置。請長時間使用，因為碧玉作用緩慢。在房間裡放一大塊裝飾性的棕色碧玉，可以吸收負能量。

特定顏色和形式
除了一般屬性外，以下顏色還具有其他特性：

水晶辭典

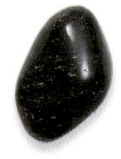

藍碧玉將你與靈性世界連結起來。它刺激喉輪*，平衡陰陽能量，穩定氣場*。這種寶石在禁食期間，幫助維繫能量，治療退行性疾病，並平衡礦物質缺乏。位置：放在臍輪和心輪進行靈魂投射。

藍碧玉
（滾磨）

棕色碧玉（包括圖畫碧玉／風景碧玉）與地球相連，鼓舞生態意識。帶來穩定性和平衡性。它對緩解地場*和環境壓力*特別有用。有助於深度冥想、集中和回歸前世，揭示業力因緣。這塊寶石可以改善夜視能力，協助靈魂投射*，並刺激地球的脈輪。它可以增強免疫系統，清除體內的污染物和毒素，並刺激清潔器官。它可以治療皮膚。棕色碧玉可堅定戒菸的決心。位置：放在額頭，或視情況而定。

綠碧玉可以治療並釋放不適*和執著，它平衡了你生活中，那些對他人造成危害的事物。這顆寶石刺激心輪。綠碧玉治療皮膚病並消除腹脹。它可以療癒上半部軀幹、消化道和排毒器官的疾病，可以減少毒性和炎症。

紫碧玉刺激頂輪。它消除了矛盾。位置：頂輪。

紅碧玉（包括紅花瑪瑙）具溫和的刺激作用。它能穩定能源，並導正不公正的情況。紅碧玉在問題變得太嚴重之前，將其暴露出來，並對最困難情勢，提供見解。它是一種絕佳的「安神念珠」，可以在轉動時，平息情緒。放在枕頭下，有助於回憶夢境。紅碧玉刺激基礎脈輪並協助重生。它可以淨化和穩定氣場，強化你的界限。這是一顆健康之石，可以強化循環系統、血液和肝臟並為之排毒。它可以溶解肝臟或膽管中的阻塞。位置：海底輪，或視情況而定。

綠碧玉
（原石）

黃碧玉在靈性工作和實際旅行中提供保護。它引導正能量,讓你感覺身體更好,並為內分泌系統注入活力。黃碧玉刺激太陽神經叢脈輪。它釋放毒素並治療消化系統和胃部。位置:額頭、胸部、喉嚨、手腕或痛點上,直到疼痛緩解。

碧玄武岩(黑碧玉)是一種非常有用的占卜*石。它帶你深入到一種改變的意識狀態,帶來預言性的夢境和異象。

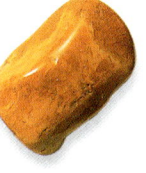

黃碧玉
(滾磨)

魔凱石(穆凱特石、澳洲碧玉、蛋黃石)在內在和外在體驗*之間提供了有助益的平衡。它既賦予對新體驗的渴望,也提供用於面對的深沉平靜。靈活的魔凱石鼓勵靈活。它點出所有的可能性,並協助選擇正確的那一個。魔凱石是一種生理穩定石,可增強免疫系統、治療傷口和淨化血液。

圖案碧玉/風景碧玉(見棕色碧玉)據說是地球母親對她的孩子所說的話。它的圖案中包含了過去的資訊,供那些可以解讀它的人使用。它將隱藏的內疚、嫉妒、仇恨和愛的感覺、以及通常被推到角落的想法拉到表面,無論那是來自現世還是前世。一旦被壓制的事物被釋放,它們就會被視為旅程上的課題。這塊寶石灌注一種比例與和諧感。圖案碧玉帶來安慰並減輕恐懼。它刺激免疫系統並淨化腎臟。

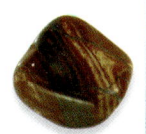

魔凱石
(滾磨)

球狀碧玉協助服務、承擔責任和灌輸耐心。它的圓形標誌與呼吸循環產生共鳴,進而促進呼吸循環。它消除引起難聞體味的毒素。

皇家帝王碧玉能開啟頂輪*,將靈性能量與個人目標對齊,帶來地位和力量。這塊寶石消除矛盾,幫助維護個人尊嚴,帶來情緒和精神上的穩定。

鐵虎眼石
（原石）

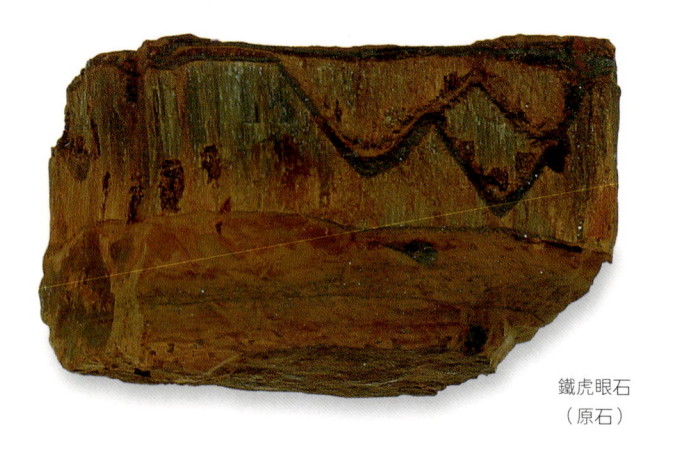

紅花碧玉（帶有赤鐵礦紋理的碧玉）是保持腳踏實地和獲得情緒穩定的絕佳幫助。它從頭部吸收多餘的能量，促進頭腦清晰。

（另見流紋岩，第 248-249 頁。）

組合石

鐵虎眼石（Tiger Iron）是碧玉、赤鐵礦和虎眼石的組合，促進活力並有助於經歷變化，在危險威脅時指引避難所的方向。對在各方面都極度疲憊的人來說極度有幫助，尤其是那些遭受情緒、精神倦怠或家庭壓力的人。它透過開啟一個空間來思考需要什麼，然後提供行動所需的能量來促進變革。鐵虎眼石提供的解決方案通常十分務實且簡單。鐵虎眼石是一種富創造力和藝術性的寶石，可激發出與生俱來的才能。

球狀碧玉

鐵虎眼石作用於血液,可平衡紅血球及白血球數量、消除毒素,治療臀部、下肢和腳部,增強肌肉。它有助於維生素 B 群吸收並產生天然類固醇。保持鐵虎眼石與皮膚接觸。

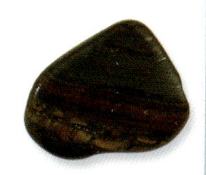

鐵虎眼石
(滾磨)

JET 煤玉

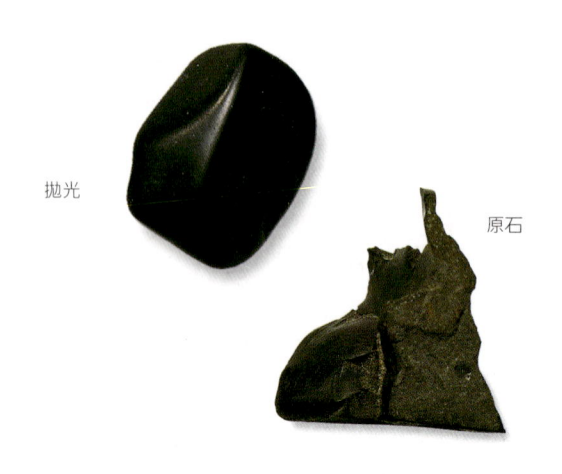

拋光

原石

顏色	黑色
外觀	如煤炭般,通常經拋光且尺寸小
稀有度	方便取得
來源	世界各地,特別是美國

屬性

煤玉實際上是由化石木頭形成的,但看起來像煤炭,自石器時代以來就一直被用作護身符。煤玉會吸收負能量,減輕不合理的恐懼。戴在脖子上,可以作為保護石。它防止暴力和疾病,並在靈性之旅中提供保護。它在古代被用來保護免受「黑暗實體」的侵害。

據說被這顆寶石吸引的人是「老靈魂」，他們有長期投胎到地球的經歷。煤玉還可用於開啟心靈體驗並協助尋求靈性啟蒙。

傳統上，煤玉珠寶據稱會成為佩戴者身體的一部分，這意味著使用因繼承獲得或購買的煤玉珠寶，應特別小心淨化。治療用的煤玉，在每次使用後，應徹底清潔。

據說煤玉可以穩定財務狀況並保護業務。可以放在現金箱、房子的財位（最左後角）或營業場所。

在心理上，煤玉幫助讓生活在掌控之中。它可以平衡情緒波動並緩解抑鬱，帶來穩定和平衡。

煤玉淨化海底輪 * 並刺激昆達里尼 * 力量的提升。請把它放在胸部，將昆達里尼的力量引導到頂輪。

療癒
煤玉治療偏頭痛、癲癇和感冒。它可以減少腺體和淋巴腫脹並治療胃痛。傳統上用於治療經痛。

位置
任何地方。作為珠寶的煤玉應鑲嵌在銀當中。

KUNZITE 紫鋰輝石

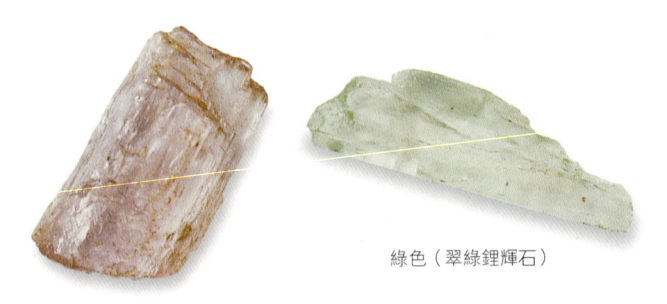

粉紅色

綠色（翠綠鋰輝石）

顏色	粉紅色、綠色、黃色、淡紫色、透明
外觀	透明或半透明，條紋水晶，各種尺寸
稀有度	逐漸變得更容易取得
來源	美國、馬達加斯加、巴西、緬甸、阿富汗

屬性

靜謐的紫鋰輝石是極具靈性的寶石，具有高振動頻率。它能喚醒心靈中心和無條件的愛，促進充滿愛的思想和交流。它散發著和平的光芒，將你與宇宙之愛連結。紫鋰輝石誘發深刻且集中的冥想狀態，對那些難以進入冥想的人非常有益。它還可以強化創造力。紫鋰輝石能提升謙遜的特質及服務的意願。

紫鋰輝石是一種保護石，在個人和環境上作用。它有能力驅散負面事物。

這顆寶石可以保護氣場 * 免受不需要能量的影響，在其周圍提供保護屏障，驅散附著的實體（entities）* 和精神影響（mental influences）*。它賦予自給自足的能力，即使在人群中也是如此。紫鋰輝石增強身體周圍的能量場。

在心理上，紫鋰輝石鼓勵自我表達，讓感受得以自由。它消除一路上的障礙，幫助你適應生活壓力。它可以幫助恢復被塵封的記憶。對於那些不得不快速長大的人來說，它是一種有用的療癒物，可以找回失去的信任和純真。它促進對自己和他人的寬容特質。紫鋰輝石有助於減少與壓力相關的焦慮。

在精神上，紫鋰輝石有助於內省和對建設性批評，採取行動的能力，具有結合理智、直覺和靈感的力量。

紫鋰輝石可以用來清除情緒碎片，釋放情緒、療癒心痛，尤其是從前世延續下來的心痛。它清除阻力，有助於在個人與他人需求之間實現妥協。紫鋰輝石的情緒提升作用有助於治療由情緒原因引起的抑鬱症，非常適合用來緩解驚恐發作。

在精神上，紫鋰輝石啟動心輪 * 並將其與喉輪和第三隻眼對齊。

在生理上，紫鋰輝石可用於阻擋地場壓力 *。以吊墜形式佩戴、貼在手機或其他電磁設備上時最有效。

療癒

這顆寶石可以強健循環系統和心臟肌肉。它有對影響身體神經的疾病（例如神經痛）有助益，可以鎮靜癲癇並緩解關節疼痛。它可以中和麻醉的

影響並刺激免疫系統。紫鋰輝石含有鋰，對精神疾病和抑鬱症有幫助，尤其是以水晶能量水的形式服用時。紫鋰輝石幫助身體從情緒壓力的影響中復原。量子放射（radionic）* 從業人員可以用它來代表患者，進行遠距離治療。

位置

視情況握住或放置，或以水晶能量水的形式使用。（陽光會導致紫鋰輝石褪色。）可作為吊墜佩戴或黏貼在手機或電腦上。握住紫鋰輝石或放置於太陽神經叢上可以緩解恐慌。

特定顏色

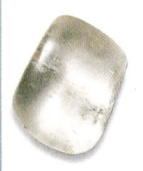

除了一般屬性外，以下顏色還具有其他特性：

白紫鋰輝石能幫助進行靈魂復原（soul retrieval）*，協助返回靈魂失落之處的旅程，並可以當做靈魂容器，直到它重新融入身體。

白紫鋰輝石

黃紫鋰輝石可清除環境煙霧（environmental smog），並偏轉來自氣場的輻射和微波。它調整脈輪*、重組DNA，穩定細胞藍圖和體內的鈣鎂平衡。

紫丁香紫鋰輝石是天界之門（Celestial Doorway）*，是無垠的象徵。它協助瀕死者的過渡狀態，傳授靈魂離開所需的知識，幫助它進入啟蒙。紫丁香紫鋰輝石突破時間的藩籬，進入無限。

翠綠鋰輝石（喜登石、希登石）的顏色從黃色到翠綠色不等，它連接到其他世界，幫助從更高領域轉移知識。翠綠鋰輝石有益於理智和情感體驗。它會輕輕釋放失敗的感受，並幫助「勇敢

紫丁香
鋰輝石

面對」的人們接受來自他人和宇宙的安慰和支援。它有能力將理智與愛連結，孕育出未知。翠綠鋰輝石奠定精神上的愛。這是支持新開始的寶石。翠綠鋰輝石在身體上輕輕「梳理」，有助於在診斷療癒過程中，顯示出的虛弱、寒冷和不適區域。它支持胸腺和身體胸部區域。如果要激發靈性洞察力，最好放在第三隻眼 * 上。

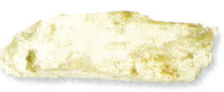

翠綠鋰輝石

KYANITE 藍晶石

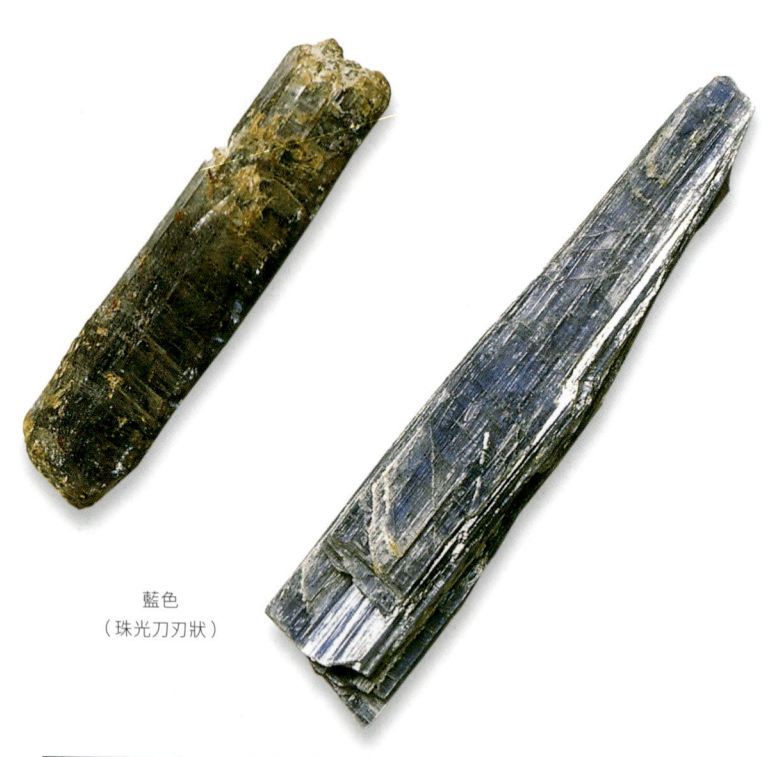

藍色
（珠光刀刃狀）

顏色	藍色至白色、粉紅色、綠色、黃色、灰色、黑色
外觀	有條紋，刀片狀的水晶，可能是透明的或不透明的，或有「珠光」，各種尺寸
稀有度	方便取得
來源	巴西

屬性

藍晶石非常適合用來調頻和冥想。它有鎮靜作用,是高頻能量的強大發射器和放大器,可刺激心靈能力和直覺。這顆寶石因為擁有在因果層面調頻的能力,可以幫助靈性能量在思想中顯現。這種水晶與指導靈(spirit guides)*相連,並灌注同情心。它讓靈性振動接地,帶來靈性的完整和成熟。它有助於夢境回憶並促進療癒夢。藍晶石對那些要經歷死亡過渡的人很有幫助。

藍晶石能即時對齊脈輪*和精微體*,淨化路徑和經絡。它讓氣*重新充滿身體及器官。在療癒期間進行清除和轉化後穩定生物磁場*。

由於藍晶石不會保留負面事物,因此從不需要淨化。

在心理上,藍晶石鼓勵說出自己的真相,消除恐懼和障礙。這顆寶石開啟喉輪,鼓勵自我表達和交流。它打破無知,向靈性和心理真實開啟大門。藍晶石切開混亂,消除堵塞、幻覺、憤怒、沮喪和壓力。它增加邏輯和線性思維的能力,刺激更高層次的心思,並將其與因果關係連結。

在精神上,藍晶石有助於擺脫宿命或業力*不可改變的觀念。它展現自我在創造因果方面所扮演的角色,以及平衡過去所需要的措施。藍晶石透過將光體*引入到物理領域、並將更高層心智連接至最高頻率來促進昇華過程。

療癒

藍晶石治療肌肉疾病、發燒、泌尿生殖系統、甲狀腺、副甲狀腺、腎上腺、喉嚨和大腦。它是一種天然的止痛藥,可以降低血壓並治療感染。它釋放多餘的重量,幫助小腦和身體的運動反應。藍晶石有助於平衡陰陽能量。

位置

視情況,特別是在肚臍和心臟之間。可作為吊墜佩戴。

特定顏色

除了一般屬性外,以下顏色還具有其他特性:

藍色藍晶石可增強聲音並治療喉嚨和嗓子,對表演者和公開演講者很有用。

黑色藍晶石在對齊脈輪 * 以及冥想期間(或之後)使身體接地。

LABRADORITE 拉長石

又被稱為「光譜石」

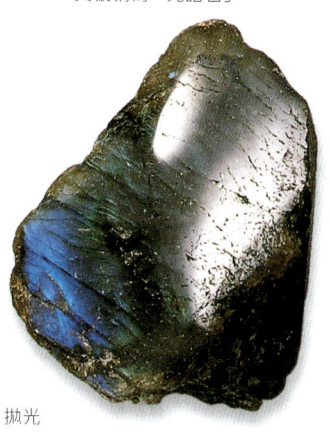

拋光

顏色	帶藍色的灰色系至黑色、黃色
外觀	所有尺寸,通常經拋光: 深到到發光的顏色,然後閃爍藍色或金色的虹彩。 黃色形式會是透明的,通常很小且經滾磨
稀有度	方便取得
來源	義大利、格陵蘭、芬蘭、俄羅斯、加拿大、斯堪地那維亞

屬性

虹彩拉長石是擁有高度神秘和保護力的寶石,是光明的使者。它提高意識並與宇宙能量連結。拉長石將不需要的能量從氣場中轉移,並防止能量外

洩。它針對療癒期間釋放的負能量產生屏障。它可以帶你進入另一個世界或進入其他生命輪迴。它是一顆擁有深奧知識的寶石，有助於啟蒙進入奧秘。

拉長石將身體和乙太體 * 對齊，並達到靈性目標。它提高意識並將靈性能量帶入身體。這顆寶石可以激發直覺和通靈天賦，包括「正確時機」的藝術，將潛意識中的資訊帶到表面並幫助理解。

從心理上，拉長石消除恐懼和不安全感，以及來自過往失落心靈的殘骸，包括前世所經歷的失望。它強化對自我的信心及對宇宙的信任，消除他人的投射，包括附著在氣場 * 內的思維形式。

拉長石可以冷靜過度活躍的思維，激發想像力，帶來新的創意，它平衡分析、理性思維與內在視野。拉長石帶來沉思和反省，結合理智的思想和直覺的智慧，是消除幻覺的絕佳幫手，可以深入事物的根源，展現思想和行動背後的真實意圖。這顆寶石會喚起過去被壓抑的記憶。

拉長石是變化的好夥伴，可賦予力量和毅力。它是一顆轉化之石，為身體和靈魂準備好經歷靈性昇華過程。

療癒
拉長石可治療眼睛和腦部的疾病，緩解壓力並調節新陳代謝。它可以治療感冒、痛風和風濕病；平衡荷爾蒙，緩解經前症候群並降低血壓。拉長石可以在量子放射 * 治療期間作為見證石，找出不適 * 的原因。

位置
佩戴在較高心輪 * 上，視情況握住或放置。

特定顏色

除了一般屬性外,以下顏色還具有其他特性:

黃色拉長石可進入最高層次意識,增強可視化、入定狀態、靈視力 * 和通靈 *。它有益於太陽神經叢脈輪,並擴大精神體,帶來更高的智慧。它可以治療胃、脾、肝、膽和腎上腺。
位置:放置在第三隻眼 *、太陽神經叢上或手持。

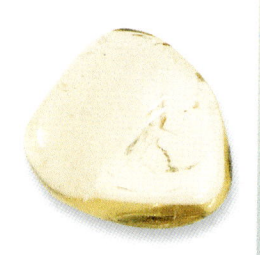

黃色拉長石

水晶辭典

LAPIS LAZULI 青金石

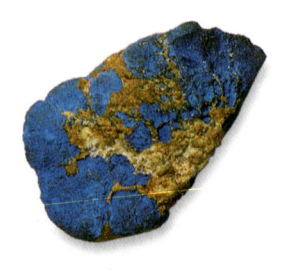

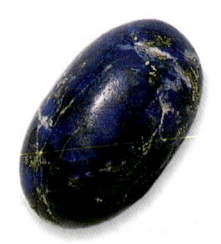

原石　　　　　拋光

顏色	帶有金色斑點的深藍色
外觀	緻密、紋理豐富,看起來像夜空。各種尺寸,有時經滾磨
稀有度	容易取得但昂貴
來源	俄羅斯、阿富汗、智利、義大利、美國、埃及、中東

屬性

青金石開啟第三隻眼*,平衡喉輪*。它刺激啟蒙,強化夢的工作和心靈能力,促進靈性之旅並激發個人和靈性力量。這顆寶石可以迅速釋放壓力,帶來深層的平靜。它擁有巨大的寧靜,是靈性成就的關鍵。

青金石是一種保護石,可以連結靈魂守護者。這顆寶石可以辨識心靈攻擊*,阻擋它並將能量送回其源頭。它教導言語的力量,可以逆轉過去因不說出來而引起的詛咒或不適。

這顆寶石協調身體、情感、精神和靈性層面。這些層次間的不平衡會導致抑鬱、不適＊和缺乏目標。在平衡狀態，和諧會帶來深刻的內在自我認識。

青金石鼓勵掌控生活。它揭露內在真相，鼓勵自我意識，允許自我表達而不退縮或妥協。如果被壓抑的憤怒導致喉嚨或溝通困難，青金石會釋放這些憤怒。這顆寶石為人格帶來了誠實、同情和正直的不朽特質。

青金石是強大的思想放大器，刺激更高的心靈能力，帶來客觀和清晰。它透過與源頭協調來鼓勵創造力。青金石幫助你面對真理（無論你在哪裡發現），並接受它所教導的事物。它有助於表達自己的意見並協調衝突；傳授積極傾聽的價值。

青金石將愛情及友誼的關係連結，幫助表達感受和情緒。它消除犧牲、殘忍和痛苦。水晶能量水的形式可以消除情感束縛。

療癒

青金石可減輕疼痛，尤其是偏頭痛。它克服抑鬱症，有益於呼吸和神經系統以及喉嚨、喉嚨和甲狀腺，清潔器官、骨髓、胸腺和免疫系統。青金石克服聽力損傷，淨化血液，增強免疫系統。它可以緩解失眠和眩暈，並降低血壓。

位置

佩戴或放置在喉嚨或第三隻眼＊處。青金石應放在橫膈膜以上，胸骨和頭頂之間的任何位置。

LARIMAR 拉利瑪

又稱為海豚石、藍色針鈉鈣石

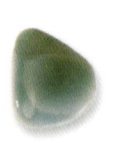

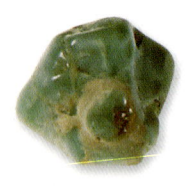

經滾磨

顏色	藍色、藍綠色、灰色,或帶白色的紅色
外觀	半透明、光滑, 透過底色顯現出彩色螺紋或白色紋理。 尺寸通常是小到中等,經滾磨
稀有度	容易取得
來源	多明尼加、巴哈馬

屬性

近期才被發現的拉利瑪是一種「靈性之石」,能開啟了新的維度,促進地球的進化。它散發著愛與和平,促進安寧。拉利瑪能輕鬆引導人進入深度冥想狀態,提升意識,使身體和靈魂與新的振動和諧。精神上,它賦予力量,消除束縛靈性自我的虛假界限,並引導靈魂走上真正的人生道路。拉利瑪促進與天使的聯繫及與其他領域的交流。對於那些尋找靈魂伴侶的人來說,它是絕佳的寶石,並有助於療癒前世生命中的關係或心靈的創傷。

在心理上,拉利瑪消除自我施加的障礙和限制。溶解自我破壞的行為,尤其是自我犧牲的傾向,並幫助人們控制自己的生活。它對於減輕內疚感和

消除恐懼特別有用。當經歷壓力和不可避免的變化時，它能夠平靜地應對挑戰。

在精神上，拉利瑪帶來寧靜、清晰，以及建設性思考。它激發創造力，鼓勵「順其自然」的生活態度。

在情感上，拉利瑪能帶來內心的平靜和平衡。它是極端情緒的解毒劑，可改善躁鬱症（雙相情緒障礙）。它可以療癒心靈創傷，重新連接到自然的快樂和天真無邪的童心。

拉利瑪是一種大地療癒石，與大地女神的能量相連，幫助女性重新調整與生俱來的女性氣質，並恢復與自然的連結。放地上可以抵消地球能量失衡和地場壓力*。

療癒
放在心臟、第三隻眼*或太陽神經叢上，或輕輕撫摸身體，拉利瑪可去除可以附著在活人氣場上的靈體形態*。它刺激第三隻眼、心輪、頂輪和喉輪*，促進自我修復。它對軟骨和喉嚨疾病特別有幫助，可溶解胸部、頭部和頸部的能量阻塞；也能放置在緊繃的關節或阻塞的動脈上；放在疼痛處會把疼痛默默引出來。作為反射療法工具時，拉利瑪可精確定位不適*部位並淨化身體經絡*。

位置
長時間持有或佩戴；在腳部使用。

LEPIDOLITE 鋰雲母

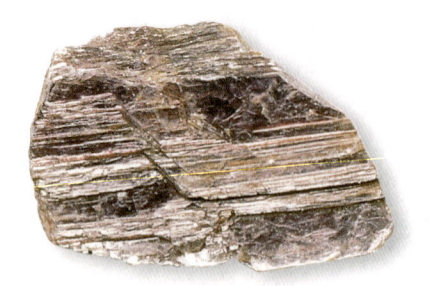

顏色	紫色、粉紅色
外觀	如片狀的層次，微微發光，或顆粒狀聚集，各種尺寸
稀有度	容易取得
來源	美國、捷克、巴西、馬達加斯加、多明尼加

原石（雲母形式）　　　拋光

屬性

鋰雲母可以清除電磁污染，放在電腦上，可以吸收發射物。當鋰雲母呈雲母狀時，特性會大幅增強，這是最有效的「清理」工具。鋰雲母堅持用於最高利益，消除負面事物。它啟動並打開喉輪、心輪、第三隻眼*和頂輪*，清除阻塞並帶來宇宙意識。這顆寶石有助於薩滿或靈性之旅，以及存取阿卡西記錄*。它讓你明白來自其他世、現在正在你的生活中造成障礙的想法和感受，帶你走向未來。

鋰雲母在減輕壓力和抑鬱方面非常有用。它可以停止強迫性的想法，緩解沮喪，克服失眠。鋰雲母含有鋰，有助於穩定情緒波動和躁鬱症（雙相情緒障礙）。它非常適合克服任何形式的情感或精神依賴，幫助從成癮和各種抱怨中解脫出來（包括厭食症）。作為「轉化之石」，它釋放和重組舊的心理和行為模式，引發變革。鋰雲母鼓勵獨立，並在沒有外界幫助的情況下實現目標。

在精神上，鋰雲母激發理智和分析能力。它憑藉客觀和專注的力量，加快決策速度。鋰雲母專注於重要的事情，過濾掉無關的干擾。

在情感上，鋰雲母增強了你在自己的空間中獨立存在的能力，不受他人影響。它是一種鎮靜石，可以舒緩睡眠障礙，和情緒壓力，帶來深層的情緒療癒。

療癒
鋰雲母具有定位出不適 * 部位的能力，放在身體不適的區域時，會輕輕振動。鋰雲母可以緩解過敏，增強免疫系統，重組 DNA，並促進負離子的生成。它可以緩解疲憊、癲癇和阿茲海默病；可以減輕坐骨神經痛和神經痛，並改善關節問題。它是皮膚和結締組織的解毒劑。鋰雲母作為水晶能量水形式使用時，對於更年期尤其有效。它會治療由「病態建築症候群（sick-building syndrome）」* 或電腦壓力引起的疾病。

位置
放置或佩戴在適當的位置。放在枕頭下可緩解睡眠障礙。

MAGNESITE 菱鎂礦

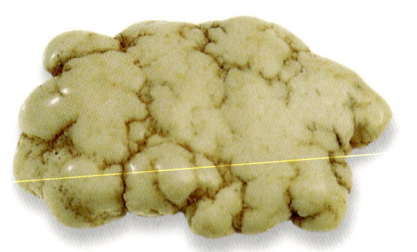

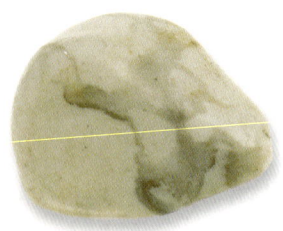

如大腦的形式（原石）　　　　　　大理石形式（滾磨）

顏色	白色、灰色、棕色、黃色
外觀	尺寸和形式差異極大，外表可能「如大腦」、狀似粉筆的大理石樣貌，或晶體
稀有度	方便取得，晶體較罕見
來源	巴西、美國

屬性

菱鎂礦有助於冥想和放鬆，帶來深層的平靜。將這顆寶石放置在第三隻眼*上可增強視覺化和想像力。它開啟心輪*，激發來真摯的愛，包括對自己的愛。這是你在擁抱他人之愛前必須有的前提。

在人際關係中，在面對他人的行為或成癮問題時，菱鎂礦有助於持續實踐無條件的愛。它可以幫助你保持內心的穩定，平靜地不受他人困難的影響，讓對方完全做自己，無需要求他們改變。

在心理上，菱鎂礦使所有形式的自欺欺人浮出水面。它有助於識別無意識的想法和感受，並探索其背後原因，必要時帶你回到過去。它促進對生活的積極態度。菱鎂礦幫助自我中心的人退居其次，並教他們如何專心傾聽他人的意見。

樣式如大腦般的菱鎂礦對心靈有強大的影響，能使大腦的左右半球和諧相處，激發創意並促進其應用。

菱鎂礦對情緒具鎮靜作用，可提升對情緒壓力的耐受性。它支持那些神經緊張和恐懼的人，幫助他們克服煩躁和不寬容。

療癒
菱鎂礦含有高量的鎂，有助於身體吸收鎂。它能排毒且可以中和體味，可當做解痙藥和肌肉鬆弛劑，治療月經、胃、腸和血管痙攣以及膽囊和腎結石引起的疼痛。菱鎂礦可治療骨骼和牙齒疾病，並有助於預防癲癇。它可以緩解頭痛，尤其是偏頭痛，並減緩血液凝固。菱鎂礦可加速脂肪代謝，消除膽固醇，預防動脈硬化和心絞痛。它是心臟病的有效預防劑，可以平衡體溫，減輕發燒和寒顫。

位置
放在適當並與皮膚接觸的地方。水晶能量水可內服或外用。

MAGNETITE 磁鐵礦

也被稱為磁石

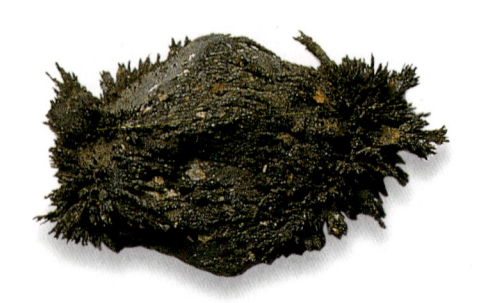

原石

顏色	黑色、帶棕色系的灰色
外觀	深色且顆粒狀,有磁性(鐵礦石),各種尺寸
稀有度	容易取得
來源	美國、加拿大、印度、墨西哥、羅馬尼亞、義大利、芬蘭、奧地利

屬性

磁鐵礦具有磁性,有強大的正負極性。它可以用作磁療,與人體自身的生物磁場 * 和經絡 * 一起工作,並與地球的生物磁場 * 一起療癒地球。它可以作為接地石。當有經驗的治療師使用時,它會重新調整身體或地球中倒轉和逆轉的能量流。

磁鐵礦具有吸引和排斥作用，既充滿活力又具鎮靜作用。有時當身體過於努力自癒時，經絡可能會過度活躍。如果一個器官或經絡過度活躍，磁鐵礦會用負電荷使它平靜下來；如果它過於遲鈍，磁鐵礦會用正電荷啟動它。它對運動傷害非常有用，可以緩解肌肉酸痛。

磁鐵礦可暫時對齊脈輪*、精微體*和乙太體*的經絡。它將基礎脈輪和地球脈輪*與地球的滋養能量連接，進而維持身體的生命力和活力。

磁鐵礦有助於心靈感應、冥想和可視化。它提供了一個平衡的觀點和對自己直覺的信任。

由於磁鐵礦具有磁性，它吸引了愛、承諾和忠誠。

在心理上，磁鐵礦可用於緩解恐懼、憤怒、悲傷和過度依戀等負面情緒，並帶來堅韌和耐力等正面特質。它指出如何將自己從不利的情況中解脫出來並提升客觀性。這顆寶石平衡理智與情感，帶來內心的穩定。

療癒
磁鐵礦提供恢復所需的治療能量。它對哮喘、血液和循環系統、皮膚和頭髮有益。它刺激遲鈍的器官並鎮靜過度活躍的器官。它具抗炎作用，可以治療肌肉拉傷和痙攣。它對止住鼻血有幫助。

位置
放在頸部後面和脊椎底部，或疼痛的關節上。放在床尾以終止夜間抽筋。

MALACHITE 孔雀石

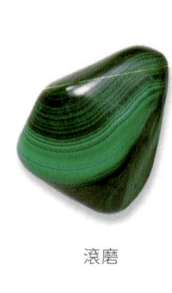

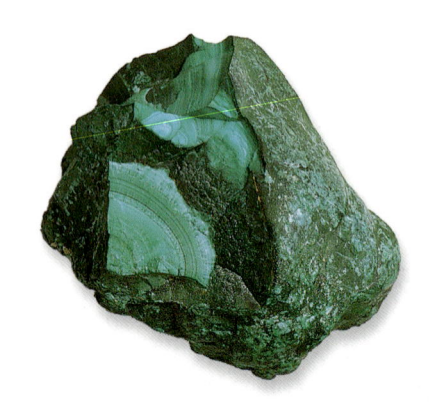

滾磨

原石

顏色	綠色
外觀	呈現同心圓的亮綠色帶狀花紋和晶簇狀結構。各種尺寸,通常經滾磨或拋光
稀有度	容易取得
來源	羅馬尼亞、尚比亞、剛果、俄羅斯、中東

屬性

孔雀石是一種強大的寶石,但需謹慎處理,最好在合格的水晶治療師的監督下使用。它有毒,只能以拋光形式使用。請避免吸入粉末。如果要製作

水晶能量水,則僅限外用或透過間接方法製作,也就是將寶石放入玻璃容器中、然後把玻璃容器放在泉水中,讓寶石不會接觸到水。

孔雀石放大正能量和負能量。它將精神能量錨定在地球上。有些人認為孔雀石仍在進化,將成為下一個千禧年最重要的治療石之一。

孔雀石已是一種重要的保護石,很容易吸收負能量和污染物,將它們從大氣和身體中吸取出來。使用前後應將其放在陽光下的石英簇上進行淨化（不要使用鹽,因為會損壞表面）。

孔雀石能吸收鈽污染,並防止各種輻射。它應該放在居住在核輻射源或天然輻射源附近者的家中;它還可以清除電磁污染並治癒地球能量。它與自然和神聖（devic）之力有著很強的親近性。

這顆寶石可以淨化和啟動脈輪,並與高靈協調。放在第三隻眼 * 上可以使可視化和心理視覺更活躍。它在內心帶來平衡與和諧,讓心對於無條件的愛敞開。

孔雀石可用於占卜 * 或進入其他世界,無論是內在還是外在 *。穿越其錯綜複雜的圖案可以釋放思想並刺激圖象。它可以幫助接收來自潛意識的見解或來自未來的資訊。

心理上,孔雀石是一顆轉化之石。受這種充滿冒險性格的寶石的影響下,生活會更為激烈,它鼓勵冒險和改變。它無情地展現出阻礙你靈性成長的因素。孔雀石引出深層的感情和心因性的根源,斷絕不必要的羈絆和過往的桎梏,並教導如何對自己的行為、思想和感受負責。它釋放壓抑並鼓勵表達感受。這顆寶石發展出與他人的同理心,展現設身處地的感覺。它減

少羞愧並支持友誼。孔雀石對性心理發展很有幫助，特別是當這些問題是由創傷性的前世性經驗引起的。它有助於重生的過程。

精神上，孔雀石觸及問題核心，強化直覺和洞察力。它有助於緩解精神障礙（包括精神疾病），並對抗閱讀障礙。它增強吸收和處理資訊的能力，使你更加善於觀察，並有助於理解困難的概念。

孔雀石放在太陽神經叢上有助於深層情緒療癒。它釋放負面的經歷和舊的創傷，將壓抑的感覺帶到表面，並恢復深呼吸的能力。此時，它平衡心輪和臍輪*，展現見解。在情感層面，它可能會使情緒更加強烈，但很快就會改變。孔雀石可用於內在探索。它刺激夢境，使記憶栩栩如生；然而，孔雀石在療癒和轉化過程中可能需要其他寶石的支援。

療癒
孔雀石是一種用途極其廣泛的治療石，對痙攣（包括經痛）特別有用，並有助於分娩——被稱為助產士之石。它與女性性器官產生共鳴，治療任何性方面的不適*。這種寶石可以降低血壓，治療哮喘、關節炎、癲癇、骨折、關節腫脹、生長、暈車、眩暈、腫瘤、視神經、胰臟、脾臟和副甲狀腺。它使 DNA 和細胞構造保持一致，並增強免疫系統。孔雀石刺激肝臟釋放毒素，減少體內酸性物質的積聚。將它戴在腰間時，可以治療糖尿病。

位置
戴在左手或放在第三隻眼上。放在適當的地方進行療癒。放在太陽神經叢上以吸收負面情緒。使用拋光孔雀石和間接方法製備水晶能量水。僅能外用。

注意：孔雀石可能會引起輕微的心悸，在這種情況下，請立即移除並用玫

水晶辭典

瑰石英或薔薇輝石代替。

組合石

孔雀石鳳凰石共生外表可能是一種透明的寶石晶體，具非常高的療癒振動。這種組合象徵完整與和平。放置在不平衡的區域會溫和地恢復平衡。如果將一顆石寶石放在第三隻眼上、另一塊放在太陽神經叢上，思想、身體和情緒就會平衡。

（另見含孔雀石的藍銅礦，第 78 頁。）

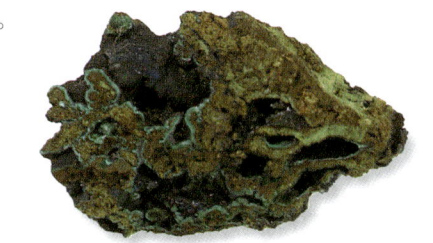

孔雀石鳳凰石共生
（原石）

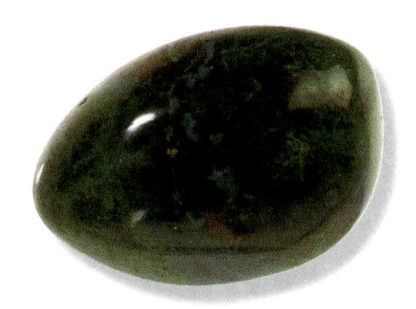

含孔雀石的藍銅礦
（拋光）

MERLINITE 梅林石

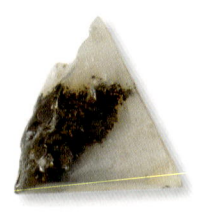

成形且拋光

顏色	黑色和白色
外觀	兩種不同的不透明顏色,通常較小
稀有度	逐漸變得更方便取得
來源	新墨西哥

屬性

梅林石是持有結合薩滿、煉金術師、魔術師—牧師和其他魔法工作者的綜合知識印記的寶石。它的雙重顏色將靈性與俗世振動融合,進而能夠進入靈性和薩滿領域。這顆寶石會協助薩滿習俗或魔法儀式。它幫助閱讀阿卡西記錄*,引導你穿越至前世或來世,以獲得如何在未來生活的洞見。梅林石可以將魔法帶進你的人生。

療癒

梅林石可以用作前世療癒,並為現世帶來和諧。它平衡陰陽、男女能量、意識與潛意識、理智與直覺。

位置

配戴在脖子上,或放在耳朵後面以接觸前世。

MOLDAVITE 捷克隕石

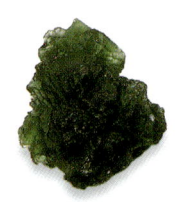

晶體

顏色	深綠色
外觀	小型，透明，層疊的團狀物質，通常狀似玻璃
稀有度	稀有但容易取得，因為來源用罄而逐漸變得更昂貴
來源	捷克、德國、摩爾多瓦

屬性

捷克隕石是新時代的寶石之一。它是一種隕石玻璃，據說起源於外星，是在一顆巨大隕石撞擊地球時形成的。撞擊的熱量改變了周圍的岩石結構，將產生的晶體散佈在廣闊區域，形成一個「散落的場域」。因此，捷克隕石是外星能量與地球母親的融合。這是一種罕見的寶石，現在僅在摩爾多瓦河沿岸被找到，不太可能在世界其他地方被發現。此種水晶即將滅絕。

自石器時代以來，捷克隕石一直被當做好運和生育的護身符和幸運物。許多人認為它有助於地球的過渡和療癒，而現在就是明智使用捷克隕石能量的時候。它可以大幅增強其他水晶的效果，使它們達到最高的振動。

捷克隕石帶你與更高自我及外星人交流。捷克隕石擁有自己的宇宙超靈（oversoul）*，可以讓你與揚升大師（Ascended Masters）*和宇宙使者取

得連結。將寶石舉到光下並凝視它會改變你的意識。這顆寶石將你帶入最高的靈性維度，並促進揚升過程。它需要接地，否則它會讓你精神恍惚、飄然。在與捷克隕石的進行靈性體驗後，請用一對堪薩斯神石溫柔地接地，透明石英的能量可穩定它的效果。

捷克隕石具極高的振動，可以開啟、清除堵塞物並對齊脈輪 *。它整合神聖藍圖，加速靈性成長。捷克隕石與頂輪產生共鳴，開啟頂輪以接受最高的靈性指導。捷克隕石放置在喉嚨上可傳達星際訊息，特別是關於地球生態狀況及其療癒需求的資訊。

這是一顆超越時空的寶石。將捷克隕石放在第三隻眼睛 * 上可以讓你前進到未來或回到過去。並有助於前往其他生命的輪迴世。捷克隕石回到過去不是為了再次體驗一次生命、重新獲得靈性智慧、或前往化成肉身之前的狀態以取得目標，而是向你展示未來的潛力。在捷克隕石的影響下，你可以進入來世，看看今生所採取的行動帶來的結果；或者瞭解今世需要什麼，以防止未來的破壞。

捷克隕石對於那些敏感人士非常有幫助，尤其是那些感到無法適應痛苦和深刻情感的人。許多這樣的人是星際小孩（star children）*，他們來地球是為了幫助地球過渡到新的振動頻率。他們不習慣地球的沉重能量，覺得很難將靈性體融入身體，因此需要接地。捷克隕石與赤鐵礦、煙晶等接地石結合使用能夠幫助於這樣的過程。將捷克隕石放在心臟上，緩解那些起源於地球以外的人的「鄉愁」。捷克隕石沒有晶體結構，因此它會帶你超越自己的極限和界限。從心理上，它有助於從世俗、塵世的安全問題中解脫，例如對金錢和未來的擔憂。捷克隕石概述了道成肉身的原因，並連結了你的靈性目的，將其融入俗世生活。

它支持同理心和同情心等特質。

在精神層面上,捷克隕石是非常規且鼓舞人心的,帶來意想不到的解決方案。它可以喚醒潛在的記憶,並透過理智獲取靈性資訊。它釋放固有的觀念和古老的信仰體系,並可以使催眠命令(hypnotic commands)* 失效。從生理上,握住捷克隕石可能會引發一股巨大的能量流過身體,具強大的形而上學效果。它從阿卡西記錄 * 和光體 * 中「下載」資訊,接著必須對其進行處理並使其有意識。這個過程可能需要一些時間,但加速了靈性成長並提升個人振動。

療癒

捷克隕石並非療癒個別疾病,而是讓人們意識到不適 * 的原因和來源,然後支持釋放和療癒過程。它還會引起你去注意病痛帶來的贈禮。捷克隕石可以用作診斷工具。不喜歡其深綠色的人往往厭惡情感,需要體驗無條件的愛和完整;他們也可能有隱藏的情感創傷,需要讓它浮出水面以進行療癒,對此會需要其他水晶。

位置

放在前額、喉嚨或頭頂上。注意:捷克隕石易碎,不應用鹽清潔,因為會劃傷表面。

MOONSTONE 月光石

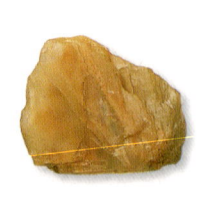

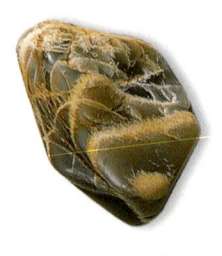

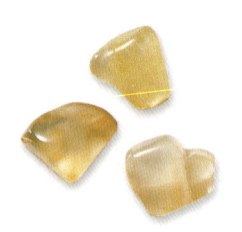

奶油色（自然狀態）　　　　　白色　　　　　透明（拋光）

顏色	白色、奶油色、黃色、藍色、綠色
外觀	如牛奶狀，半透明，各種尺寸
稀有度	容易取得
來源	印度、斯里蘭卡、澳大利亞

屬性

月光石是「新開始之石」，顧名思義，它與月亮及直覺密切相關。這顆寶石如月亮一般有反射性，提醒著我們：隨著月亮的盈虧，一切都是變化循環的一部分。它最強大的效果是平靜情緒。

月光石使無意識的事物變得有意識，促進直覺和同理心。它促進清醒夢，尤其是在滿月的時候。

月光石在傳統上被用來增強通靈能力和發展靈視力*。可以作為吊墜佩

戴，以鼓勵接受你的心靈贈禮。

心理上，月光石可以平息對情勢和情緒觸發的過度反應。月光石充滿承接、被動、女性化的能量。它平衡男性和女性能量，幫助那些想要與陰柔氣質取得連結的男性。對於過於男子氣概的男性或咄咄逼人的女性來說，它是完美的解方。

精神上，月光石讓人對於突發及非理性衝動、偶然性和同步性敞開心胸。必須注意的是，它不會因一廂情願的想法而產生幻覺。

情感上，月光石可以舒緩情緒不穩定和壓力，並穩定情緒。它可以提高情商。放在太陽神經叢上可以抽出舊的情感模式，以便在理解後然後消化。月光石提供深層情緒治療，療癒與情緒壓力有關的上消化道疾病。

生理上，月光石強烈影響女性的生殖週期，並緩解與月經相關的不適*和緊張。它與松果體相連，平衡荷爾蒙系統，穩定體液失衡，並調和生物節律時鐘。對驚嚇狀態很有幫助，可用於安撫過動症兒童。

療癒
月光石有助於消化和生殖系統，促進營養吸收、消除毒素和體液滯留，並緩解皮膚、頭髮、眼睛和肝臟和胰臟等肉質器官的退化性疾病。它非常適合幫助經前症候症、受孕、懷孕、分娩和母乳餵養。月光石水晶能量水傳統上用於治療失眠，而且這種寶石可以防止夢遊。

位置
以戒指形式佩戴或放在適當的身體部位——放在前額用於靈性體驗、太陽神經叢或心臟用於情感。女性可能需要在滿月時移除月光石。

MUSCOVITE 鉀雲母

也被稱為白雲母

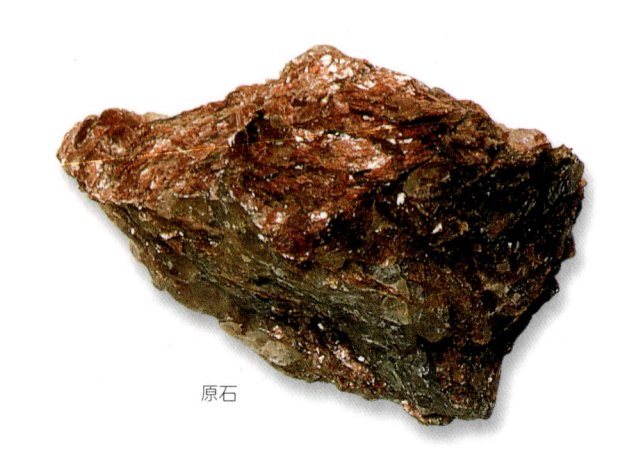

原石

顏色	粉紅色、灰色、棕色、綠色、紫羅蘭色、黃色、紅色、白色
外觀	有層次且如珍珠般的雲母，各種尺寸
稀有度	容易取得
來源	瑞士、俄羅斯、奧地利、捷克、巴西、新墨西哥、美國

屬性

鉀雲母是最常見的雲母形式。它是一顆神秘的寶石，具有強烈的天使聯繫，激發高我意識。這顆有遠見的寶石可用於占卜*，與最高靈性領域相連。白雲母刺激心輪*，幫助靈魂投射*，並開啟直覺和靈視。

鉀雲母能理解人性缺陷，同時激發無條件的愛與接受。它是一顆反射之石，透過鏡射讓你發現自己的投射——那個因為不認識自己而從「外部」看到的部分。它幫助你發現在他人身上不喜歡的東西，其實是你自己無法接受的特質；接著，鉀雲母有助於這些特質的整合和轉化。

鉀雲母可用於在地震區域建立保護水晶陣*，因為它溫和而安全地緩解地球內部的緊張局勢。它還釋放身體內部的緊張感，並使精微體*和經絡*與身體保持一致，進而帶來平衡。

心理上，鉀雲母驅散不安全感、自我懷疑和笨拙。它對那些患有運動障礙*和左右混亂的人很有用。鉀雲母消除憤怒和神經壓力，為各個層級的人們帶來靈活性。它幫助我們帶著歡樂展望未來、回顧過去，欣賞所學到的所有教訓。透過讓你像別人看待你一樣看待自己，鉀雲母有助於改變呈現給外界的形象。它在探索痛苦感覺時提供支援。

精神上，鉀雲母有助於解決問題並激發機智。它幫忙清晰地表達思想和感受。生理上，鉀雲母可以改善你的外表，給予頭髮光澤、為眼睛帶來光彩。它有助於身體達到最合適的體重。

療癒

鉀雲母控制血糖，平衡胰臟分泌物，緩解脫水，並在禁食時防止饑餓。它調節腎臟。鉀雲母可緩解失眠和過敏，並療癒因不適*或痛苦而引起的任何疾病。

位置

攜帶或手持。在皮膚上輕撫。

特殊顏色

除了一般屬性外,以下顏色有額外特性:

粉紅鉀雲母是進行天使接觸時最有效的顏色。

紫羅蘭鉀雲母開啟更高頂輪 *,並協助提高意識至非常高等的振動。

(請參考鉻雲母 [綠雲母],第 132 頁。)

NEBULA STONE 星雲石

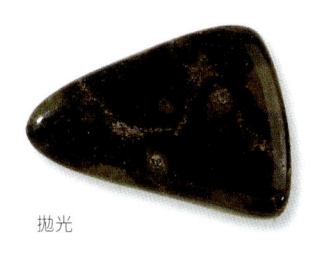

拋光

顏色	帶著綠點的黑色
外觀	有明顯斑塊的緻密石頭,通常體型小且經滾磨
稀有度	近期出現在市場的新款寶石
來源	美國西南部、墨西哥

屬性

星雲石由四種礦物組成,據說具有獨特的形而上學特性,目前仍在探索階段。眾所皆知的是,它可以將石英成分中攜帶的光振動融合進身體,進而啟發細胞並啟動它們的意識。這提高了整體意識,帶來對靈魂靈性根源的記憶。

凝視星雲石將你帶向外部進入無垠、向內部進入最小的存在粒子。最終,兩者合二為一。這是一顆非二元性和一體性的寶石。

療癒

星雲石可以在生命的細胞層級帶來深層療癒。

位置

握在雙手或放在第三隻眼*上。

OBSIDIAN 黑曜石

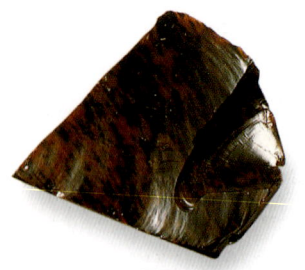

原石

顏色	棕色、黑色、藍色、綠色、虹彩、紅至黑、銀色、金色光澤
外觀	閃亮，不透明，如玻璃般，各種尺寸，有時經滾磨
稀有度	有些顏色很容易取得，其他則罕見，而且有些藍綠色標本是人工玻璃
來源	墨西哥及世界各地

屬性

黑曜石是融化的岩漿，冷卻速度快到來不及結晶。黑曜石是一種無邊界、無限制的寶石，因此運作速度非常快，功能強大。它強化真相、提升反思的品質，在揭露缺陷、弱點和障礙方面毫不留情。黑曜石沒什麼好隱藏的，會指出如何改善所有破壞性和削弱自主能量的情況，促使我們成長，並在我們如此做的時候提供堅強的支援。它需要被小心處理，最好在合格治療師的指導下使用，因為它會使負面情緒和不愉快的真相浮出水面。在

熟練的指導下，它的宣洩品質十分有價值。黑曜石提供深層的靈魂療癒，可以幫助人們回到前世，療癒已延續到現世的惡化情緒或創傷。

黑曜石是一種具強烈保護作用的寶石，可抵禦負面情緒。它提供從海底輪*到地心的接地線*，吸收環境中的負能量，並在需要時強化。它對高度敏感的人很有幫助，可以阻止心靈攻擊*並消除負面的靈性影響。

大型黑曜石用於阻擋地場壓力*或吸收環境污染時非常有效，但必須考量它有公開傳播真相的傾向。許多人對於它的龐大效果令人無法招架，偏好選擇更溫和的寶石來完成這項任務；但它對治療師和諮詢師非常有幫助，不僅有助於解決問題的核心，還可以消除因而釋放出來的能量。黑色黑曜石或紅曜石是最適合此目標的類型，紅曜石更為溫和。

同樣地，將黑曜石放在床邊或枕頭下可以消除精神壓力和緊張，並可能有鎮靜作用，但也會帶出造成這種壓力的原因；因此，在恢復平靜之前必須面對這些原因。這將徹底解決問題，而不是姑息。較溫和的黑曜石形式（例如阿帕契淚石或雪花黑曜石）最適合此目的。黑曜石吸收負能量非常有效，因此每次以這種方式使用後都必須在流水下淨化寶石。

在靈性上，黑曜石賦予靈魂的目的。它消除能量阻塞，緩解緊張，將心理陰影融入整體，帶來靈性完整。它將靈魂定錨在身體中。這顆寶石刺激各層面成長，它驅促探索未知，開闢新的視野。

在精神上，黑曜石使頭腦清晰，清除混亂和束縛的信念；然而，它很可能會透過讓你明確了解導致造成精神困擾或不適*的原因以根除病灶。一旦清除了原因，黑曜石就會擴展意識，讓你自信而輕鬆地進入未知領域。

從心理上,黑曜石可以幫助你瞭解自己的真實身份。它讓你與自己的陰影面,面對面,並教你如何整合它。這顆寶石還可以幫助你辨識出對當下已經過時的行為模式。黑曜石化解情感障礙和古老創傷,為情感帶來深度和清晰。它提升同情心和力量的品質。

療癒

黑曜石最大的贈禮是洞察不適的原因,有助於消化任何難以接受的事物,並促進生理消化。它可以排毒,消除身體和精微體*中的阻塞(包括硬化的動脈)和緊張;減輕關節炎、關節問題、抽筋和受傷的疼痛。水晶能量水對中風有幫助。它可以減輕疼痛和止血,有益血液循環。這顆寶石能溫暖四肢。它可用於縮小肥大的前列腺。

位置

放在適當的位置。用作占卜*的球或鏡子。

特定顏色

除了一般屬性外,以下顏色還具有其他特性:

黑色黑曜石是一種非常強大且有創意的寶石。它將靈魂和靈性力量安置於物質層面,讓它們受到意識意志的指引,並使靈性能量在地球上顯化成為可能。使用這種寶石可提高自我控制力。

黑色黑曜石迫使人們面對真實的自我,在這個過程中帶你深入潛意識。它將不平衡和陰影特質帶到表面進行釋放,凸顯隱藏因素。它放大所有的負能量,使它們被充分體驗,然後釋放出來。這樣的治療效果可以追溯到前世,作用於祖先和家族血脈*。黑色黑曜石將過去孕育為肥料,為靈魂的成長提供豐盛能量。它扭轉過往對權力的濫用,解決各個層面的權力問

題，教導人們被賦予權力並非行使個人權力，而是為所有人的利益引導權力。

黑色黑曜石具有保護作用。它袪除負面情緒並驅散缺乏愛的想法，有助於釋放舊愛，並在轉變期間提供支持。

黑色黑曜石
（原石）

黑色黑曜石在薩滿儀式中用於移除身體疾病，還具有預言的天賦。黑色黑曜石球是強大的冥想和占卜輔助工具，但只有那些能夠有意識地處理他們所看到的事物、並將其用於最高利益的人才能使用。透明石英有助於接地和闡明所揭示的內容。

在療癒過程中，放在肚臍上的黑色黑曜石會將靈性能量注入體內。短暫地維持在第三隻眼＊上方可以突破心理障礙，解除精神制約。若悉心使用，可以將分散的能量匯聚，促使情緒釋放。

藍色黑曜石有助於靈魂投射，協助占卜，增強心靈感應。它啟動喉輪＊並支援溝通技巧。在治療中，藍色黑曜石會開啟氣場＊以接收治療能量。它治療言語障礙、眼部疾病、阿茲海默症、精神分裂症和多重人格障礙。放在特定的點上可以減輕疼痛。

藍綠色黑曜石開啟心輪和喉輪，敦促說出自己的真話和發自內心的理解。它有助於靈氣療癒＊；平衡心思、身體和靈魂。藍綠色黑曜石可改善維生素 A 和 E 的吸收並增強夜視能力。

電光藍黑曜石是一種直覺之石，有助於占卜、出神狀態（trance state）、薩滿之旅、心靈交流和前世回溯。這顆寶石開啟第三隻眼睛，協助內在旅

程。它與所有黑曜石一樣，可以觸及困難的根源，平衡能量場。這顆寶石增強量子放射 * 治療，並可作為有效的探測靈擺。它使患者更容易接受。它能治療脊柱錯位和椎骨阻塞、循環系統疾病、生長和痙攣性疾病。水晶能量水形式可以治療眼睛。

金沙黑曜石對占卜特別有效，帶你進入未來和過去，以深入問題核心。它展現療癒所需的事物，但需要其他水晶來進行療癒。在心理上，金沙黑曜石消除任何徒勞感或小我衝突。它釋放小我干涉，傳授靈性方向的知識。金沙黑曜石用於療癒可以平衡能量場。

綠色黑曜石開啟並淨化心輪和喉輪，可以消除其他人的陷阱和束縛，並避免重複。用於療癒會針對膽囊和心臟。請確認你擁有的水晶確實是黑曜石而不是玻璃。

紅曜石比黑色黑曜石具有更溫和的能量。它與地球產生共鳴，接地並保護，在需要的時候給予力量，重新給目標活力，消除能量阻塞，並刺激所有層面的成長。它是一種穩定石，可以增強微弱的氣場並恢復臍輪和太陽神經叢脈輪的正確旋轉。戴在身上的紅曜石可以緩解疼痛並改善血液循環。

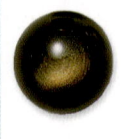

彩虹黑曜石是其中一款較溫和的黑曜石，但具很強的保護性能。它教導你關於你的靈性本質。這顆寶石斬斷了舊愛的結，輕輕釋放別人留在心中的鉤子，補充心的能量。彩虹黑曜石作為吊墜佩戴可吸收光環中的負能量，並排出身體的壓力。

金沙黑曜石

紅黑黑曜石提升昆達里尼 * 能量，促進活力、陽剛之氣和兄弟情誼。在療癒面，紅黑黑曜石可以治療發燒和冷顫。

水晶辭典

銀沙黑曜石可增強冥想，是完美的凝視水晶。它與所有黑曜石一樣，為內在存在提供一面鏡子。它帶來畢生好處，並在需要時賦予耐心和毅力。在出體旅程時很有幫助，因為它將星光體與肉體連結，進而將靈魂帶回肉體化身。

紅曜石

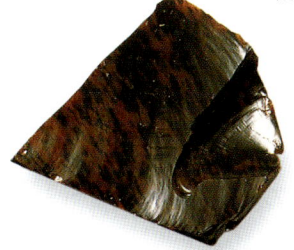

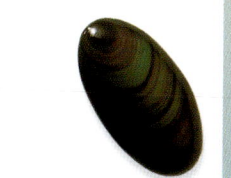

彩虹黑曜石

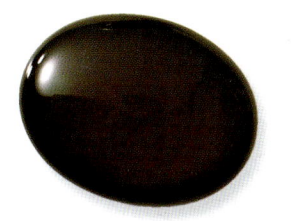

紅黑黑曜石

OBSIDIAN: APACHE TEAR
黑曜石：阿帕契淚石

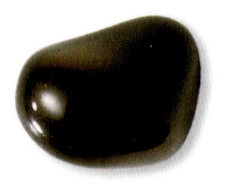

自然成形

顏色	黑色
外觀	小型，通常平滑經水磨。透光時呈半透明
稀有度	常見
來源	美國

額外特性

阿帕契淚石是一種黑曜石的形式，但其效果更為溫和。它還是能揭示負能量，但以較慢的方式進行，方便將其轉化。阿帕契淚石是吸收負能量和保護氣場的絕佳選擇。阿帕契淚石的命名據說來自悲傷時所留下的淚珠。它可安撫悲傷，提供對於悲痛源由的洞察，並緩解長期委屈。這顆寶石能刺激分析能力並促進寬恕。阿帕契淚石將移除自我限制並增加自發性。

療癒

它強化維他命 C 和 D 的吸收，從身體移除毒素，並緩和肌肉痙攣。

位置

男性可放在下腹部；女性可放在胸部。

OBSIDIAN: SNOWFLAKE OBSIDIAN
黑曜石：雪花黑曜石

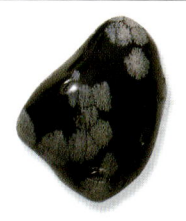

滾磨

顏色	黑色和白色
外觀	黑白斑駁，表面好像有雪花，通常尺寸小且經滾磨
稀有度	容易取得
來源	世界各地

額外特性

雪花黑曜石放在太陽神經叢脈輪可以鎮靜和紓緩，讓你處於正確的心態，能在根深蒂固的行為模式出現前接受。它教導你同樣珍惜成功及失敗。

這是一顆純淨之石，給予身體、心思和靈魂平衡。雪花黑曜石幫助你辨識並釋放「錯誤思維」和充滿壓力的心理模式。它促進沉著並回到內在中心。有了雪花黑曜石的幫助，孤立和孤獨被賦予力量，幫助在冥想中交出自己。

療癒

雪花黑曜石治療靜脈和骨骼，增進循環。水晶能量水對皮膚和雙眼有益。

位置

放在適合的地方，或以水晶能量水形式使用。

OKENITE 纖水矽鈣石

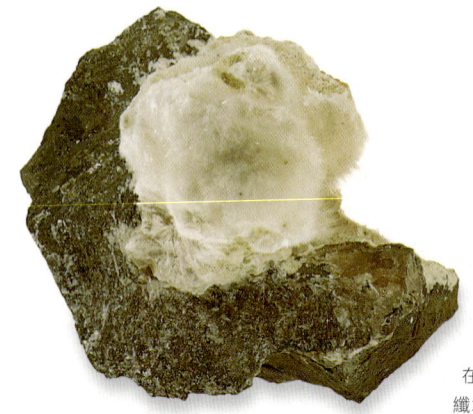

在基質上的
纖水矽鈣石球

顏色	白色
外觀	長且纖維狀,看起來像毛茸茸的小雪球
稀有度	容易從專門店取得
來源	印度

屬性

纖水矽鈣石具柔軟且毛茸茸的能量,是新時代的寶石之一。人們常常會想撫摸它,但這會使它結塊或破損。纖水矽鈣石與高我相連,並支援其能量在地球層面上的有意識顯化。纖水矽鈣石清除你道路上的障礙並增強耐力,以完成你的人生任務。

這顆水晶可以幫助你接受肉身,並讓你注意到當前經歷的緣由。它精確地

指出因果 * 報應和機會，幫助你成長。纖水矽鈣石有助於理解過去的業力如何造就現在，以及現在將如何創造未來，促使各個層面的深度業力療癒。

纖水矽鈣石可用於準備通靈 *，淨化脈輪 * 以及身體及微妙體 *，將它們的能量結合。

這顆水晶有雙重作用。它是一塊真理之石，向自己和他人灌輸誠實，並保護自己免受他人說出真相時可能出現的苛刻攻擊。它幫助你用愛來接受別人的冷嘲熱諷，呈現出是否有任何真理應被接納。

在心理上，纖水矽鈣石帶來深深的自我寬恕。它促進完成業力輪迴，回到前世原諒自己的錯誤並減輕業力愧咎。這是業力恩典的寶石。它教導：一切都是學習靈魂課題輪迴的一部分，並且要從知識中成長，沒有什麼是必須永遠忍受的。當你盡你所能時，就可以走出困境，不會產生進一步的業力債務。

在精神上，纖水矽鈣石有助於改變你的心態。它釋放舊的模式，並帶來了新的、更合適的信念。它對任何困於過分拘謹的人都有幫助，尤其是當這與前世的純真誓言有關的時候。

療癒
纖水矽鈣石促進血液和乳汁的流動，這對哺乳中的母親來說是一個福音，並刺激上半身的血液循環。它可以降低發燒並緩解神經紊亂。水晶能量水可以治療皮膚出疹。

位置
視需要放置在合適的位置。

ONYX 縞瑪瑙

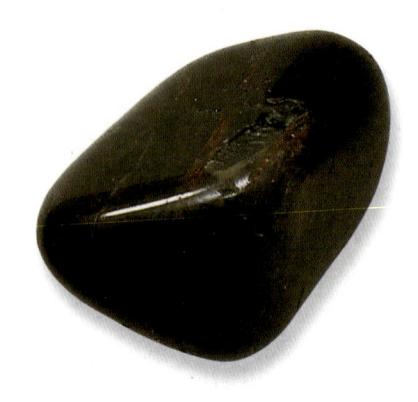

拋光

顏色	黑色、灰色、白色、藍色、棕色、黃色、紅色
外觀	帶狀，類似大理石，經常經拋光。各種尺寸
稀有度	易於取得
來源	義大利、墨西哥、美國、俄羅斯、巴西、南非

屬性

縞瑪瑙賦予力量，在困難或混亂的情況、以及巨大的精神或生理壓力下提供支援。縞瑪瑙協助與整體連結，集中你的能量並將其與更高力量對齊，獲得更高指導。它可以帶你展望未來，藉著賦予個人力量的能力，促使你成為自己命運的主人。這顆寶石可以提升活力、堅定和耐力。它有助於學習課題、教導自信並幫助你在環境中放鬆。

縞瑪瑙是一種神秘的寶石，幫助你守住自己的建議。不過，據說縞瑪瑙可以保存佩戴者所發生事件的記憶。它可以用於接觸感應，向那些對該振動敏感的人講述故事。

這種保留身體記憶的特性使縞瑪瑙在針對前世的工作中很有用，可以療癒影響現世生活的舊傷和身體創傷。拿著一顆縞瑪瑙會把你的注意力轉移到之前受傷的部位，然後藉由身體鍛煉、重構 * 或水晶療法釋放。縞瑪瑙也可以用來治療舊的悲傷和憂愁。

在心理上，縞瑪瑙認知並整合自我的二元性，將不穩定的情緒轉變成更穩定的生活方式，並賦予自我控制能力。縞瑪瑙是一種精神補品，可以減輕壓倒性的恐懼和擔憂，幫助能做出明智決策，這種特性是它無價的贈禮。生理上，縞瑪瑙幫助吸收宇宙中對身體有益的能量，用於療癒或其他目的，平衡體內的陰陽能量。

療癒
縞瑪瑙對牙齒、骨骼、骨髓、血液疾病和腳部有益。

位置
穿戴在身體左側。依據需要放置或持有。傳統上，戴在脖子上的縞瑪瑙據說可以冷卻情慾並支持貞節。

OPAL 蛋白石

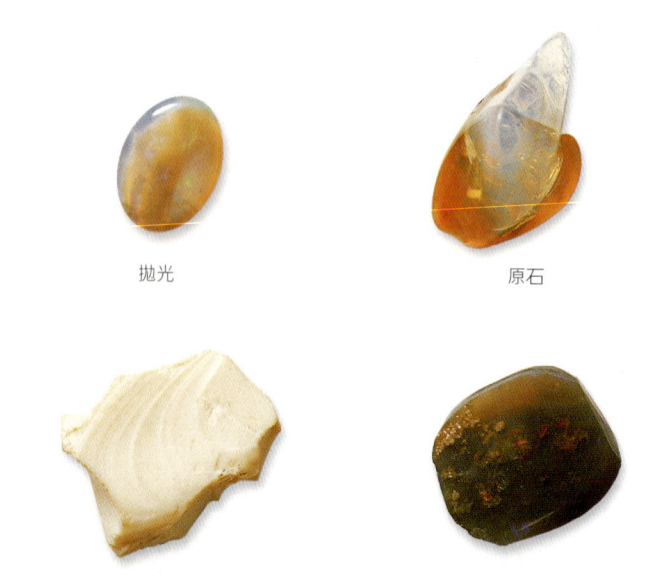

拋光

原石

普通蛋白石

深色蛋白石

顏色	白色、粉紅色、黑色、米色、藍色、黃色、棕色、橙色、紅色、綠色、紫色
外觀	透明或乳白色，有虹彩或火焰般、或無火的玻璃質，時常是小型且經拋光
稀有度	容易取得，雖然寶石等級蛋白石很昂貴
來源	澳大利亞、墨西哥、祕魯、南美洲、英國、加拿大、美國、宏都拉斯、斯洛伐克

屬性

蛋白石是一種精緻的寶石,具有精微的振動。它能增強宇宙意識,引發靈視和神視。它激發獨創性和動態創造力,有助於接觸和表達真實的自我。蛋白石具吸收力和反射性,它擷取想法和感受、放大它們,並將它們返回源頭。這是一顆業力*之石,教導你付出的東西會回來。蛋白石是一種保護石,經過適當輸入訊息的程序,它會使你不被注意或隱藏起來。它可以在採取冒險時使用,也可以在需要潛行的薩滿工作中使用。

在心理上,蛋白石放大特徵,並將特徵帶到表面進行轉化。它增強自我價值,可以幫助你瞭解自己的全數潛力。在精神上,蛋白石帶來輕盈和自發性,鼓勵對藝術的興趣。

在情感上,蛋白石一直與愛和激情、慾望和色情連結。它是一種引誘之石,可以增強情緒狀態並釋放壓抑。它可以擔任情緒穩定器,但可能會分散能量,使用者在使用蛋白石探索或誘發感情之前需要保持將自己穩定在中心,或讓其他寶石待命以幫助整合。蛋白石向你展示你過去的情緒狀態,尤其是在其他輪迴中,並教你如何對自己的感受負責。它鼓勵釋放正面情感,據說佩戴蛋白石會帶來忠誠、忠貞和自發性,但可能會放大已存在的善變傾向。蛋白石可用於向地球的能量場傳遞療癒、修復耗盡並重新通電和穩定保護水晶陣。

療癒

蛋白石增強生存意志。它可以治療帕金森氏症、感染和發燒,並增強記憶力。蛋白石可淨化血液和腎臟、調節胰島素,緩解分娩,紓緩經前綜合症(使用深色種類)。這種寶石對眼睛有益,尤其是水晶能量水形式。

位置

放在適當位置,尤其是心臟和太陽神經叢。戴在小指上。

特定類型和顏色

除了一般屬性外,以下顏色還具有其他特質:

黑—棕—灰蛋白石與臍輪*和生殖器官產生共鳴,對於釋放由情緒原因引起的性緊張、以及處理和整合新釋放的情感特別有用。

藍蛋白石是一種情感安撫劑,可重新調整至靈性目的。它與喉輪產生共鳴,可以增強溝通,尤其是那些因缺乏信心而受到壓抑的溝通。當前世的經歷或傷害影響到現世時,它很有幫助,因為這些可以藉由乙太藍圖*進行治癒。

櫻桃蛋白石有助於清潔和啟動海底輪和臍輪。它促進了一種回到中心的感覺。在精神層面,這顆寶石可以啟動透視*和超感應力*。它對治療因第三隻眼被阻塞和未睜開而引起的頭痛特別有幫助。它促進組織再生,治療血液疾病、肌肉緊張和脊椎疾病,並改善更年期症狀。

藍綠蛋白石對於新的印象抱持開放,並鼓勵對他人敞開。它可以幫助用新的眼光觀察世界。它是一種增強情緒的寶石,通常藉由哭泣來減輕情緒負擔、釋放感情。它能排毒和再生肝臟,緩解心臟和胸部的緊縮感。

櫻桃蛋白石

火蛋白石(橙紅色)是個人力量的增強劑,喚醒內心的火焰,並保護自己免於危險。它是希望的象徵,非常適合用於商業,也是一種能量放大器。這顆寶石促進變化和進步。在不公正和虐待的情況下使用火蛋白石可在產生情緒動盪期間提供支援。據說火蛋白石可以放大思想和感受,使它們三

倍奉還，並且能釋放根深蒂固的悲傷情緒，即使這些悲傷情緒來自其他世。這是一個放下過去的絕佳選擇，儘管當被壓抑的情緒突然釋放時，其行動可能會具爆炸性。

火蛋白石與腹部、下背部以及三焦經絡產生共鳴。它可以治療腸道和腎臟，平衡腎上腺、防止倦怠，並刺激性器官。這是一種用於重新煥發活力和溫暖的絕佳選擇。

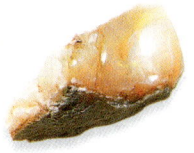

拋光

綠蛋白石是一種清潔和恢復活力的寶石，可促進情緒恢復並幫助人際關係。它透過資訊過濾和重新定位思維的能力，賦予日常生活意義並帶來靈性視角。在療癒方面，綠蛋白石可以增強免疫系統，緩解感冒和流感。

透明蛋白石（水蛋白石）是一種出色的占卜石，它的虹光促進了與靈性領域的連結。它是一個情緒穩定劑，將海底輪與頂輪連結，強化冥想體驗。透明蛋白石幫助那些正在經歷肉身轉化的人。它教導我們：身體只是靈魂的臨時載體。

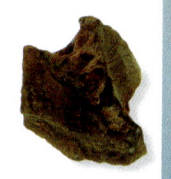

拋光

水晶辭典

PERIDOT 橄欖石

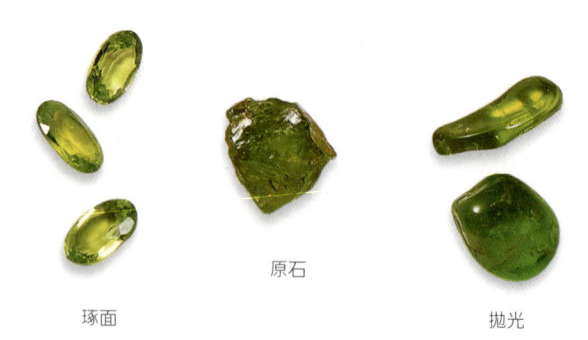

琢面　　　　　原石　　　　　拋光

顏色	橄欖綠、帶黃的綠色、蜂蜜色、紅色、棕色系
外觀	半透明。琢面和拋光後是透明水晶。尺寸通常很小
稀有度	容易取得,但好的水晶很罕見
來源	美國、巴西、埃及、愛爾蘭、俄羅斯、斯里蘭卡、加納利群島

屬性

在古代,橄欖石被認為可以驅邪,同時仍是氣場*的保護石。

這種寶石是一種強大的清潔劑,可在各方各面釋放並中和毒素,淨化精微體、身體和心靈。它開啟、清潔和刺激心輪及太陽神經叢*,釋放「舊包袱」,清除負擔、內疚或強迫症。橄欖石教導人們:執著於「某個人」或「過去」會適得其反。橄欖石向你展現如何將自己從外界影響中解脫,並尋求自己更高能量的指導。

這顆寶石會釋放負面模式和陳舊的振動,以便可以接觸新的頻率。如果你已完成一份心理課題,橄欖石可以幫助你快速向前行。這顆有遠見的水晶可以幫助你瞭解自己的命運和靈魂目的,對治療師特別有益。

心理上,橄欖石可以減輕嫉妒、怨恨、惡意和憤怒,並減輕壓力。它增強自信和肯定,但不帶侵略性。橄欖石激勵成長,幫助帶來必要的改變。它有助於回顧過去,在經歷中找到贈禮,並展現如何原諒自己。這顆寶石可以促進心理清晰和福祉。它與靈性真理的實現相協調,並調節生命的循環。

精神上,橄欖石使頭腦更加敏銳,並提升到新的意識層級。它趕走昏沉,讓你注意到所有你有意識或無意識忽視的事物。在橄欖石的協助下,你可以承認錯誤並繼續前進。它可以幫助你對自己的生活負責,尤其是當你認為這「都是別人的錯」時。橄欖石的影響可以大大改善困難的人際關係。

療癒

橄欖石具滋補作用,可以治癒和再生組織;能增強新陳代謝,有益皮膚。橄欖石有助於心臟、胸腺、肺、膽囊、脾臟、腸道和潰瘍,並強化眼睛。放在腹部可透過加強肌肉收縮、同時減輕疼痛來幫助分娩。它的能量平衡躁鬱症(雙相情緒障礙)並克服疑病症。

位置

戴在喉嚨處。放在適當位置,特別是在與皮膚接觸的肝臟上方。

PETALITE 透鋰長石

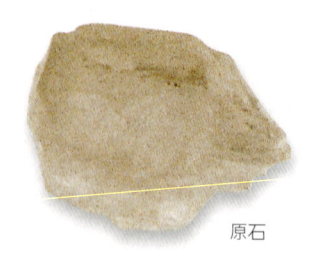

原石

顏色	透明、白色、粉紅色、灰色、帶紅的白色、帶綠的白色
外觀	如石英，有條紋，略有虹彩，通常尺寸較小
稀有度	稀有且昂貴
來源	巴西、馬達加斯加

屬性

透鋰長石是另一個新時代的寶石，它能增強與天使的聯繫，有時被稱為天使石。透鋰長石隨著高頻而純淨的振動向宇宙意識敞開。有助於靈魂淨化。這是一種保護石，可以增強冥想和協調。它把你帶到一個非常平靜和清晰的靈性層面，從中可以確認和轉化起因。它對祖先和家族療癒特別有幫助，可以追溯到功能障礙出現之前的時間點。

透鋰長石是一種薩滿石，為靈性接觸或靈境追尋（vision quest）* 提供了一個安全的環境。它啟動和激勵這個過程，同時在靈性活動期間紮根接地。

這顆寶石可以平息氣場 *，開啟喉嚨和更高的頂輪 *，與高等靈性振動相

連。它使你超越當前形而上學的能力，將你與最高層次的靈性知識連結，並有助於說出你在靈性異象中看到的事物。

即使是一小塊透鋰長石，其水晶能量水也非常有效。它可以用來釋放惡業，並從氣場或精神體中清除靈體。它用於切斷關係非常有幫助，會將每個人的更高自我帶入這個過程，並抵消了任何層級的操縱。

隨身攜帶透鋰長石可不斷激發並使身體各個層級的所有能量中心活躍。它增強和激發其所處的環境。

療癒
透鋰長石協調內分泌系統，啟動三焦經。這種寶石可用於治療愛滋病和癌症。它有益於細胞、眼睛、肺部、肌肉痙攣和腸道。

位置
作為吊墜或耳環佩戴，或視情況放置，尤其是第三隻眼。

特定顏色
除了一般屬性外，以下顏色還具有其他特性：

粉紅透鋰長石清除心臟經絡和情感包袱。它加強了情緒的身體，釋放了恐懼和擔憂。它是一塊慈悲之石，在保持柔和力量的同時促進靈活性。

透明透鋰長石可以使負能量變得無能為力。它可以清除任何層級的植入物、瘴氣 * 和負面業力。

PHENACITE 矽鈹石

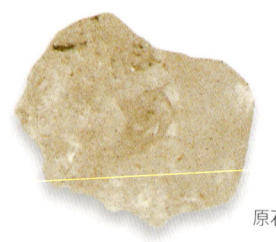

原石

顏色	無色、可能有一點黃色、黃紅色、紅色、粉紅色、棕色
外觀	玻璃狀、如石英,有小型水晶體
稀有度	頗為稀有且通常很昂貴
來源	馬達加斯加、俄羅斯、辛巴威、科羅拉多、巴西

屬性

矽鈹石擁有迄今為止發現的最高水晶振動之一。它將個人意識連接到高頻,使來自該空間的資訊能夠被轉譯至地球。它連結天使領域*和揚升大師*。

矽鈹石正在淨化和整合,將靈性振動帶到地球。它與乙太體產生共鳴,啟動光體*,並幫助揚升過程。這種水晶可以治療靈魂,淨化精微體*和肉體*,為其提供合適的載體。只有那些藉著將個人振動轉移到更高層次而做好準備的人,才能獲得它的能量。

矽鈹石與所有脈輪*有密切的連結,傳授有關如何療癒和啟動它們的知

識。它刺激第三隻眼 * 並啟動更高頂輪，強化內在認知。

各個開採地點的矽鈹石似乎具有不同的特性：馬達加斯加的矽鈹石跨維度，可用於星際體驗；來自巴西的矽鈹石通常有自己的「水晶守護者」。

療癒

矽鈹石在精微層級作用，淨化身體並清除能量通路。它透過乙太藍圖 * 從阿卡西記錄 * 下載資訊，以識別和釋放來自任何來源的不適 *。矽鈹石啟動從乙太體 * 到身體的治療，在必要時治療乙太藍圖以作為物理療癒的先決條件。矽鈹石具放大其他療癒水晶能量的能力。

位置

佩戴琢面寶石或放置在適當位置，尤其是在頭頂上方。

特定顏色

除了一般屬性外，以下顏色還具有其他特性：

透明矽鈹石有助於跨維度旅行。它有助於在通常無法從地球進入的振動精神狀態中移動；啟動對早期靈性啟蒙的記憶，並教導「物以類聚」，敦促你提高你的振動、淨化思想，只釋放正能量。

黃色矽鈹石具有與外星人接觸的特殊能力。這是一塊顯化之石，只要它是為了所有人的最高利益，就會將想要的東西帶到物質層面。

PIETERSITE 彼得石

也被稱為風暴石

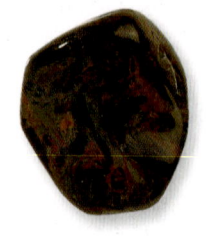

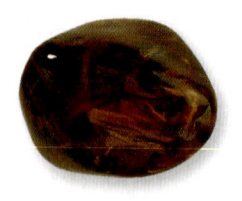

滾磨

顏色	金棕色到灰藍色
外觀	斑駁、虹彩，通常很小，經滾磨
稀有度	容易取得
來源	納米比亞

屬性

彼得石因其與風暴元素的連結而被稱為暴風石，近期才被發現。據說它掌握著「天國的鑰匙」，將日常意識與靈性連結，提醒著你：你是人類旅程中的靈性存在。以靈性存在為中心，彼得石有能力讓你紮根於乙太體，而非只是接地。這促進靈性之旅，特別是閱讀阿卡西記錄 * 以及在那裡可以找到的關於你化成肉身的洞見。

彼得石是一塊視覺之石，可用於靈境追尋（vision quest）* 或薩滿之旅。在移動冥想期間，它與身體有很強的配合作用，可迅速進入一種非常高的意識改變狀態。它刺激第三隻眼 * 和松果體，促進直覺並促進深刻的靈性

願景和預知。它連結到一個非常有愛的指導層級。

據說彼得石可以消除分離的幻覺,並移除他人強加的信念和制約。它將你與你自己內在指導來源連結起來,並幫助你識別他人言語的真假。它化解頑固的障礙並清除混亂。彼得石可用於前世療癒,消除因不遵循自己的真理而引起的不適 *。它釋放心理和語言條件作用(父母和規則制定者等權威人物過去強加的信念),並消除靈性幻想。它可以將你從在其他世所做出、已延續到今生的誓言和承諾釋放出來,並支持你自己的意志力。

在心理上,彼得石提倡走自己的真理。它是一種支持和強化的寶石,有助於表達自己和探索任何阻礙你獲得真相的事物。它有助於處理古老的衝突和被壓抑的感情。

療癒
彼得石刺激腦下垂體,平衡內分泌系統和控制新陳代謝、血壓、生長、性和體溫的荷爾蒙產生。它有助於肺、肝、腸、腳和腿,並促進食物中營養的吸收。在精微層面上,它清除和啟動身體的經絡 * 通路。這顆寶石可以清除那些沒有時間休息的人因疲憊而引起的不適 *。

位置
放置或手持在適當的位置。

PREHNITE 葡萄石

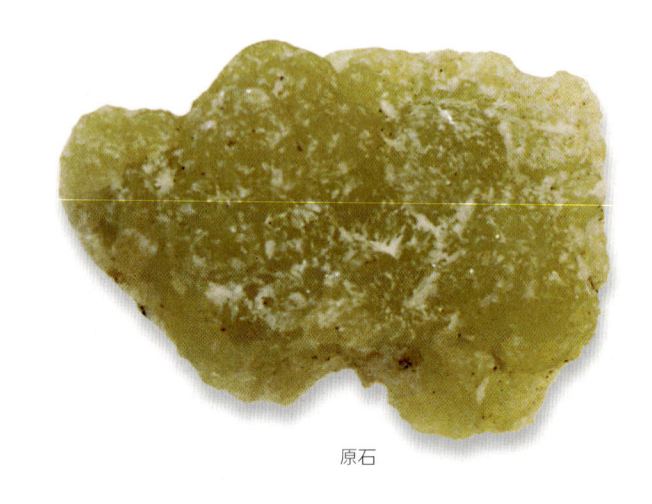

原石

顏色	綠色、黃色、白色、棕色
外觀	基質上的泡泡，尺寸從小到中等
稀有度	容易從專門店中取得
來源	南非

屬性

穩重的葡萄石是無條件愛的寶石，也是療癒治療師的水晶。它增強可視化過程，引發深度冥想，高我得以聯繫。使用這顆水晶冥想時，你會接觸到宇宙的能量水晶陣。據說它與大天使拉斐爾以及其他靈性和星際生物有

關。葡萄石增強預知和內在認知。它是一顆讓你無論如何都能做好準備的寶石。葡萄石與神聖能量相協調，強化預言，並向你展示靈性成長的前進方向。

這顆水晶將光環場封印在神聖能量的保護罩中。因為可以平靜環境並帶來和平與保護，是一種有用的水晶陣用石*。它是放在花園的絕佳選擇，幫助你將家變成自己的療癒避難所。這顆寶石教你如何與自然和元素力量和諧相處，振興並更新你的周圍環境。

葡萄石是一種很好的風水石，有助於「清理」，協助你放下不再需要的事物，並以適當的方式整理你所保留的物品。它幫助那些因為內心匱乏而囤積資產或愛的人，這很可能來自前世經歷了匱乏、貧窮或缺乏愛。在葡萄石的幫助下，可以恢復對宇宙的信任，靈魂再次相信神聖顯化。

在心理上，葡萄石可以緩解噩夢、恐懼症和深層恐懼，發現並治療造成它們的不適*。它對過動症兒童和導致這種情況的業力*緣由有益。

療癒

葡萄石有助於診斷，找到根本原因。
它對腎臟和膀胱、胸腺、肩膀、胸部和肺都有治療作用；可以療癒痛風和血液疾病，修復體內的結締組織，並能穩定惡性腫瘤。

位置

放置或手持在適當的位置。針對預言、觀想和指導，請放在第三隻眼*上。

PYROLUSITE 軟錳礦

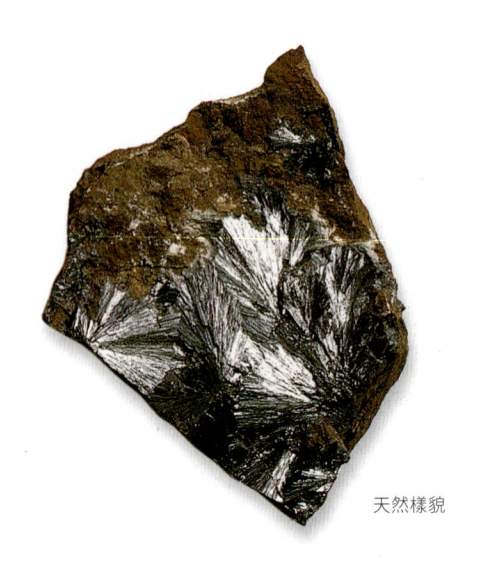

天然樣貌

顏色	銀色、黑色、藍色、深灰色
外觀	大型、閃亮、在棕色基質上的扇狀或顆粒聚集
稀有度	方便從專門店中取得
來源	美國、英國、巴西、印度

屬性

軟錳礦具有轉換和重組能量的能力，在最高利益下，經有意識地引導可以重組生活。這顆寶石可以治療精力紊亂，並轉化身體、情感體和精神體的不適*。

軟錳礦是一種極度有用的寶石，可以放置在你的當下環境或冥想空間中。它抵制負能量，消除來自任何來源的心靈干擾，並在此過程中增強氣場*。它能防止來自具強大意志者的不當精神影響，消除情緒操縱，並為居住在較低星體世界的人們的注意力提供屏障。

如果你必須與權威人士一起面對你不同意的特定規劃，請在身邊放一塊軟錳礦，它將使你能夠忠於自己的信念。有些軟錳礦因其精緻的結構不適合佩戴或隨身攜帶，但可以在需要其保護能量時握住它。

在心理上，軟錳礦能夠提升信心、樂觀和決心。這種強韌的寶石可以解決問題的根源，提供一種轉變的方式。它可以在深層情緒治療期間提供支援（包括前世或身體工作），以釋放情緒不適*和情緒體的阻塞。

在情感上，軟錳礦具改變和穩定關係的力量。它能幫助將負面的消極想法轉化為正面的期望。

療癒

軟錳礦治療支氣管炎，調節新陳代謝，加強血管，並刺激性慾。它對增強視力也很有用。

位置

放置或手持在適當的地方。由於將軟錳礦放在身上會過於脆弱且沉重，可以透過間接方法製成水晶能量水，以局部使用或內服。

水晶辭典

QUARTZ 石英

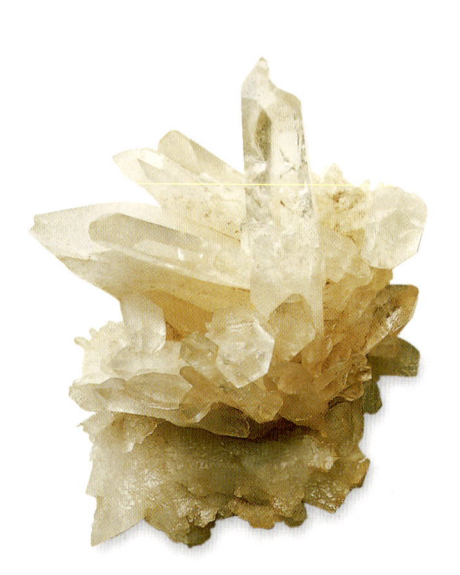

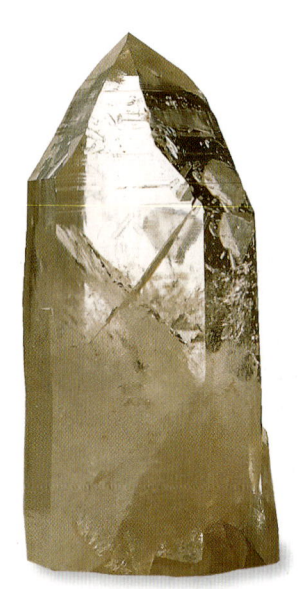

有晶尖的晶簇　　　　　　　晶柱（經成形）

顏色	透明
外觀	長且有尖點的晶體，透明，乳白色或條紋，通常是晶簇，各種尺寸
稀有度	大部分種類的石英都容易取得
來源	世界各地

屬性

石英是地球上最強大的療癒和能量放大器,因為它具有獨特的螺旋晶體形式。它遍佈全球,可吸收、儲存、釋放和調節能量,非常適合疏通能量。當針灸針包覆石英時,效果會增加百分之十。正如克里安相機(Kirlian camera)*所呈現的那樣,將石英水晶握在手中會使你的生物磁場加倍。它增強肌力測試並防止輻射影響。石英會產生電磁並驅散靜電。

這種水晶在振動層級上運作,與需要進行療癒或從事靈性工作者的特定能量需求相協調。它將能量帶到最完美的狀態,回到出現不適之前。它淨化和增強器官和精微體,並作為深層靈魂清潔劑,將身體維度與心靈連結。

在靈性層面上,這種水晶將能量提升到盡可能高的水準。透明石英包含所有可能的顏色,適用於所有層次的存在。這些水晶像一台天然電腦那樣儲存資訊,是一座等待被訪問的靈性圖書館。石英具溶解業力種子*(karmic seed)的能力。它增強通靈能力並將你調整至你的靈性目的。將石英用於冥想可以過濾干擾。石英是最能有效承載輸入訊息的受體。

在精神層面上,石英有助於集中注意力並解鎖記憶。

石英是一種很好的節能工具。將石英晶柱連接到汽車的燃油管路上可降低油耗。

石英晶柱依據形成速度具有不同的琢面形狀,這些形狀具有深層意義。(請參考第 324 頁開始的「水晶形狀」章節。)

療癒

石英是一位大師級療癒物,可用於任何疾病。它刺激免疫系統並使身體達

到平衡。它非常適合舒緩燒傷。石英協調所有脈輪 * 並對齊精微體 *。

位置

放在適當位置。

石英的特定顏色和類型

除了一般屬性外，石英的特定顏色和類型還具有其他特性：

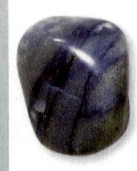

藍石英有助於與他人接觸並緩解恐懼。它使心靈平靜，有助於理解你的靈性本質並激發希望。在療癒中，它對上半身的器官有益。藍石英可淨化血液並增強免疫系統。

藍石英

黃金療癒者（天然塗層，透明黃色）促進遠距離（包含世界與世界之間）的靈性交流，並增強各個層面的療癒能力。

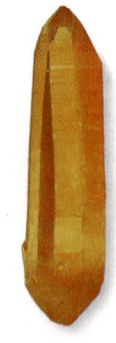

綠石英開啟並穩定心輪。它可以轉化負能量，激發創造力，平衡內分泌系統。

草莓石英內部有多串紅點在裡面跳舞。它將海底輪和心輪與頂輪連接，將生理和精神的活力引入身體中。這種水晶能平衡體內的極性和經絡，將它們錨定在乙太上，協調精微和物理的神經系統。草莓石英有助於表達宇宙之愛，並作為靈性世界和物質世界間的橋樑。在療癒中，草莓石英可以增強靜脈、記憶力和甲狀腺，並克服甲狀腺缺陷。它激發從疾病和不適 * 中恢復過來的意志，並有助於緩解沮喪。

黃金療癒者
（雙晶尖）

鋰石英（Lithium Quartz）（天然塗層，斑點丁香紅紫色）是一種天然抗抑鬱藥。它強大的療癒能量，輕輕地將抑鬱症的潛在緣由浮現表面，中和

水晶辭典

古老的憤怒和悲傷。它可以回到前世，消除瀰漫在現世的情緒不適根源。鋰石英是極好的脈輪清潔劑，可以淨化水。它對於植物和動物治療師非常有用。

天然鈦（Natural Titanium）以斑點形式被「沾染」到石英水晶上，這些水晶具與彩虹水光水晶相同的力量（參閱第 230 頁），而且通常包覆於石英之中成為髮晶（參閱第 237 頁）。

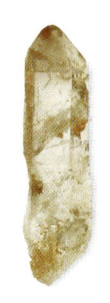

鋰石英

天然彩虹常見於許多石英晶體中，能激發對宇宙之愛，消除負能量，並將治癒能量傳送至身體和環境。

橘石英（天然塗層透明橘色）是一種在休克或創傷後使用的絕佳寶石，尤其是在靈魂層面。它可用於靈魂復原（soul retrieval）*和整合，以及遭受心靈攻擊後的治療。橘石英可用於前世療癒，在靈魂覺得自己犯了一個必須付出代價的錯誤時有幫助，靈魂學會從經驗中獲得贈禮。

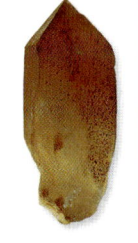

鈦石英

橘石英啟動和協調臍輪*，刺激創造力流動。橘石英可以帶你超越你有限的信念體系，進入一個更正面的振動。它展現物以類聚。

西藏石英以單頭和雙頭形式存在，其中可能有「黑點」包覆。它承載著西藏的共鳴和在那裡存在

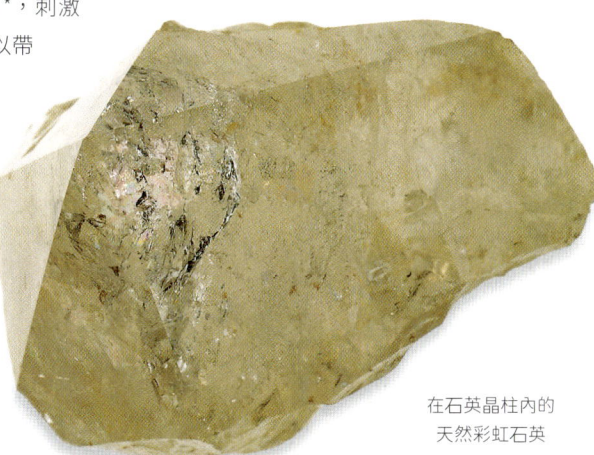

在石英晶柱內的天然彩虹石英

227

水晶辭典

已久的深奧知識,可以在使用西藏石英進行冥想時得到調整,然後,這些知識可以本能地用於療癒和靈性實踐。它可接觸阿卡西記錄*。這種稀有而又接地的石英具強烈的中心能量,可進入身體和個人自我,為精微體*帶來深層的療癒和活力。用於身體可淨化和激發所有經絡。

(另可參閱第 229 到 243 頁瞭解更多類型的石英、第 336 到 337 頁了解形狀獨特的教堂石英。)

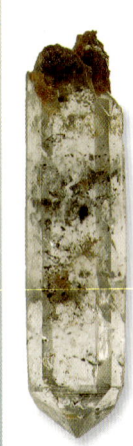

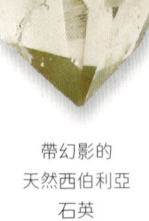

有黑點內包的
西藏石英

帶幻影的
天然西伯利亞
石英

QUARTZ: AQUA AURA AND LABORATORY-MADE SPECIALIST QUARTZES
石英：水光水晶和人工合成特殊石英

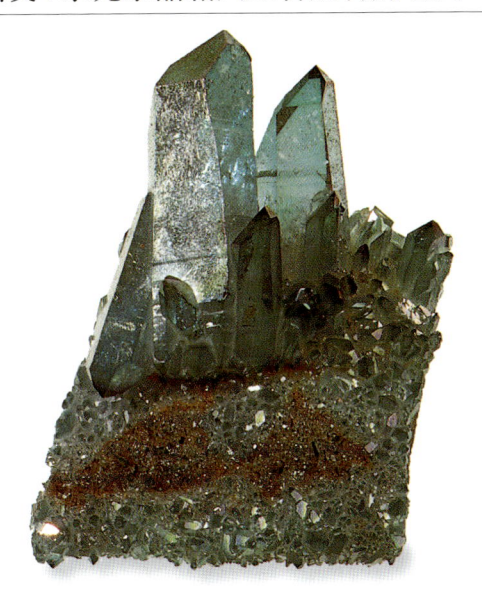

水光水晶

顏色	藍色（西伯利亞）、紅色（玫瑰石英或紅寶石光環）黃色（陽光光環）彩虹色
外觀	石英與黃金經人工結合的晶體，產生強烈的顏色，小晶柱或晶簇
稀有度	方便取得
來源	在石英水晶上製造塗層

額外特性

雖然是人工合成的,但水光水晶具強烈的能量,反映出將黃金結合到純石英上的煉金術過程。水光水晶將你從限制中解放出來,並為新事物創造空間。這種水晶可以療癒、淨化和鎮靜氣場*,釋放任何壓力並治療「孔洞」;接著,它會啟動脈輪,特別是喉輪,促進來自心靈的交流。水光水晶從精微能量體*釋放負面事物,並從其與靈性體建立的連結中產生宇宙能量。接著,靈魂能量的表達被激活,施展你的最大潛力。

水光水晶刺激通靈*和自我表達,並強化靈性調和及溝通。它是一種保護石,可以防止心靈或心理攻擊*。它在冥想期間給予深刻的平靜。與其他水晶結合使用可增強該水晶的治療特性。

療癒

水光水晶可強化胸腺和免疫系統。

位置

根據需要持有、佩戴或放置。

特定的水光石英

每個水光石英都有與其顏色相關的特定屬性,但因為表面被煉上黃金,持有許多共同特性。

彩虹水光水晶是透過將黃金和鈦結合到純石英上而形成的。這顆水晶啟動了體內所有能量中心,為生命力在各種本體中開闢一條道路以顯化,帶來充滿活力的能量和對生命的熱情。彩虹水光水晶對處於困境中的人際關係非常有益,因為能顯示出問題癥結,並有助於釋放負面情緒,例如過去的怨恨或舊悲傷,進而對各個層面的關係帶來深刻的洞察。它有助於釋放阻

水晶辭典

礙現世關係的業力＊束縛。使轉變後的人際關係變得非常重要且和諧。

蛋白水光水晶有鉑金產生的更淺彩虹色，就像天空中的彩虹激發希望和樂觀一樣，蛋白水光水晶是快樂的水晶，淨化和平衡所有的脈輪，並將光體整合到物理維度中。蛋白水光水晶開啟冥想意識的深層狀態，將接收到的資訊接地在身體中。它透過宇宙意識帶來與神完全結合的狀態。

水光粉晶是藉由石英和鉑金的結合而形成，會產生一種動態的能量，作用於松果體和心輪，轉化對自我價值的深層懷疑。它賜予對自我無條件的愛和與宇宙之愛的贈禮。這種形式的水光石英為整個身體注入愛，使細胞恢復到完美的平衡。

紅寶石水光水晶也是由石英和鉑金組成，但顏色更深。紅寶石水光清除海底輪＊舊有的生存問題和虐待，帶來激情和活力，並啟動心靈的智慧。在靈性上令人振奮，向基督意識（Christ consciousness）＊敞開。這是抵禦侵略和暴力的保護水晶。在療癒方面，紅寶石水光有益內分泌系統，是治療真菌感染和寄生蟲的天然抗生素。

陽光光環水晶是一種由黃金和鉑金形成的豔麗黃色水晶。它的能量強大且非常活躍。它啟動和清潔太陽神經叢，釋放舊的情感創傷和傷害。在精神層面上，陽光光環水晶具有擴展性和保護性，可以緩解各種阻塞並釋放毒素。

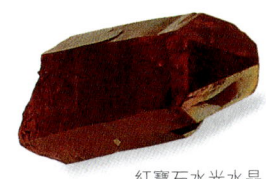

紅寶石水光水晶

西伯利亞藍石英是一種明亮的藍色人工再生水晶，由石英和鈷製成。它是一種強大的抗抑鬱劑，可以振奮精神並帶來深度平靜。西伯利亞藍石英可啟動喉輪和眉心輪＊，刺激心靈視覺和心靈感應，並增強溝通。它帶來強

烈的幻覺體驗,並向宇宙意識敞開大門。這顆寶石可以幫助你說出你的真相,並促進被聆聽。其水晶能量水可以治療喉嚨感染、胃潰瘍和壓力。外用可緩解炎症、曬傷和頸部或肌肉僵硬。

QUARTZ: PHANTOM QUARTZ
石英：幽靈水晶

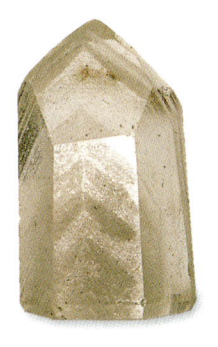

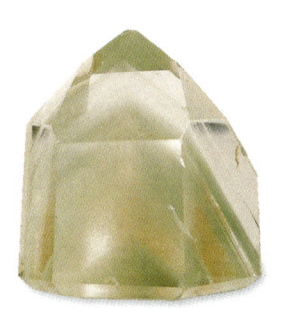

紫水晶　　　　　　　　　綠泥石

顏色	根據礦物而不同
外觀	在主要的晶體中如幽靈般的水晶
稀有度	容易取得
來源	世界各地

屬性

小小的白色或彩色「幽靈」晶體內包在主要的透明石英水晶中。

附加特性

幽靈水晶象徵著普遍意識。它的目的是刺激地球的療癒，並激發個人的療癒能力。為此，它與指導靈（spiritual guide）*相連結，增強冥想。幽靈水晶有助於存取阿卡西記錄*，讀取前世並恢復被壓抑的記憶，以將過去置於脈絡中。它還可以帶你進入介於每一世之間的狀態（between-lives state）*。在療癒方面，幽靈水晶可以治療聽力障礙並開啟靈視力*。

紫幽靈可觸及出生前狀態（prebirth state）*和今世計劃，有助於評估在當前化身期間透過靈性課題取得的進展。

綠幽靈（綠色）有助於自我實現和去除能量植入物，但應在合格的水晶治療師的指導下用於此目的。（另見綠泥石，第 108 頁。）

幽靈煙水晶將你帶回到離開靈魂團體（soul group）*之前的時光，並將你與團體化身的目的相連節。它還可以幫助你識別和吸引你的靈魂團體的成員。如果負能量干預了群體目的，幻影煙水晶會消除這些能量，將群體帶回原先純粹的意圖。

QUARTZ: ROSE QUARTZ　石英：玫瑰石英

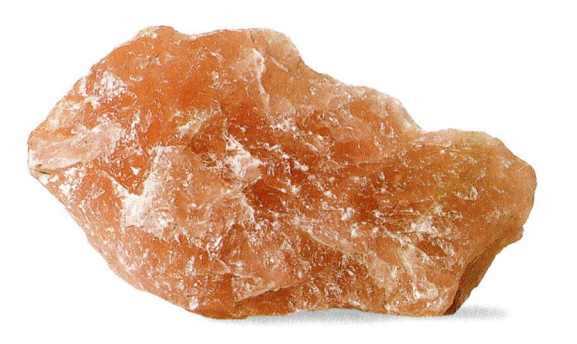

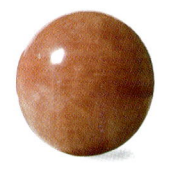

原石

拋光

顏色	粉紅色
外觀	通常是半透明的，可能是透明的，各種尺寸，有時經滾磨
稀有度	容易取得
來源	南非、美國、巴西、日本、印度、馬達加斯加

額外特性

玫瑰石英是無條件的愛和無限和平的寶石。它是心靈和心輪 * 最重要的水晶，教導愛的真正本質。它可以淨化和開啟心靈的各個層面，並帶來深刻的內在療癒和自愛。它具有鎮靜作用、令人放心，非常適合在創傷或危機中使用。

如果你想吸引愛情，浪漫的玫瑰石英就是你的不二之選。放在床邊或你家的關係角落裡，就能非常有效地將愛和關係吸引到你身邊，多到你經常會需要紫水晶來讓一切和緩下來。在現有的關係中，它將恢復信任與和諧，並鼓勵無條件的愛。

玫瑰石英溫柔地吸走負能量，以愛的氛圍取而代之。它增強同理心和敏感性，有助於接受必要的變化。它是中年危機的絕佳寶石。握著玫瑰石英可以增強積極的肯定；並提醒你自己的意圖為何。這種美麗的寶石促進了對各種美的接受。

在情感上，玫瑰石英是最好的治療師，它釋放未表達的情緒和心痛，轉化不再有幫助的情緒條件，舒緩內在的痛苦並療癒剝奪的感覺。如果你從未得到過愛，玫瑰石英會打開你的心扉，讓你變得樂於接受；如果你愛過又失去，它會安慰你的悲傷。玫瑰石英教你如何愛自己，如果你認為自己不可愛，那麼這一點就極為重要。除非你愛自己，否則你無法接受別人的愛、也無法愛他們。這顆寶石鼓勵自我寬恕和接受，並喚起自我信任和自我價值。

療癒
玫瑰石英可增強身體心臟和循環系統，釋放體液中的雜質。將玫瑰石英放在胸腺上有助於解決胸部和肺部問題。它可以治療腎臟和腎上腺，緩解眩暈。據說可以提高生育能力。玫瑰石英或其水晶能量水可以舒緩燒傷和水泡，並提升氣色。它有助於治療阿茲海默症、帕金森氏症和老年失智。

位置
佩戴，尤其是在心臟上。放在心臟、胸腺或房間的關係角落。

QUARTZ: RUTILATED QUARTZ 石英：髮晶

又稱天使羽毛

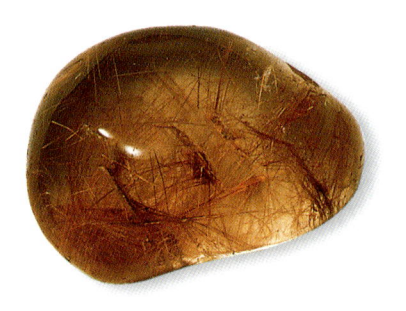

滾磨

顏色	無色或煙燻狀， 帶金棕色、微紅色或黑色的絲狀物
外觀	透明水晶中有細長「絲線」，各種尺寸
稀有度	方便取得
來源	世界各地

額外特性

髮晶是所有層面的有效能量整合器。它增強石英的能量衝擊波，是一種非常有效的振動治療劑。

在靈性上，據說髮晶具宇宙光的完美平衡，是靈魂的照明器，促進靈性成長。它淨化和啟動光環*。這塊寶石有助於星體投射*、占卜*和通靈*。它促進與最高靈性指導的接觸。它汲取負能量，打破靈性進步的障礙，放下過去。

髮晶對治療師和諮詢師很有幫助，可以過濾來自顧客的負能量，同時在情緒釋放和對抗心理陰暗面時支援他們的能量場。它可以防止心靈攻擊*。

髮晶可用於前世治療，以消除來自過去的不適*，並提升對影響現在的前世事件的洞察力。它有助於進入核心人生，以探訪原因並瞭解先前行動的結果。它與靈魂課程和現世計劃有關。

心理上，髮晶觸及問題根源，並敦促過渡和方向改變。在情感上，髮晶舒緩黑暗情緒並有抗抑鬱的作用。它能緩解恐懼、恐懼症和焦慮，釋放束縛並對抗自我厭惡。這顆寶石促進所有面向的寬恕。

髮晶開啟氣場，使療癒得以進行。在物理層面，它吸收神經、肌肉、血液和腸道中的汞中毒。

療癒

髮晶蘊藏生命力，有助於慢性病、陽痿和不孕症，非常適合疲憊和能量消耗的狀態。這種水晶可以治療呼吸道和支氣管炎，刺激並平衡甲狀腺，排出寄生蟲。它刺激細胞的生長和再生，並修復撕裂的組織。據說它可以促進正確的姿勢。

位置

針對甲狀腺則放在頸部；針對胸腺則放在心臟上方；針對提升能量則放在太陽神經叢；針對平衡和對齊則放在耳朵；掃過光環以消除消極情緒。

水晶辭典

QUARTZ: SMOKY QUARTZ 石英：煙晶

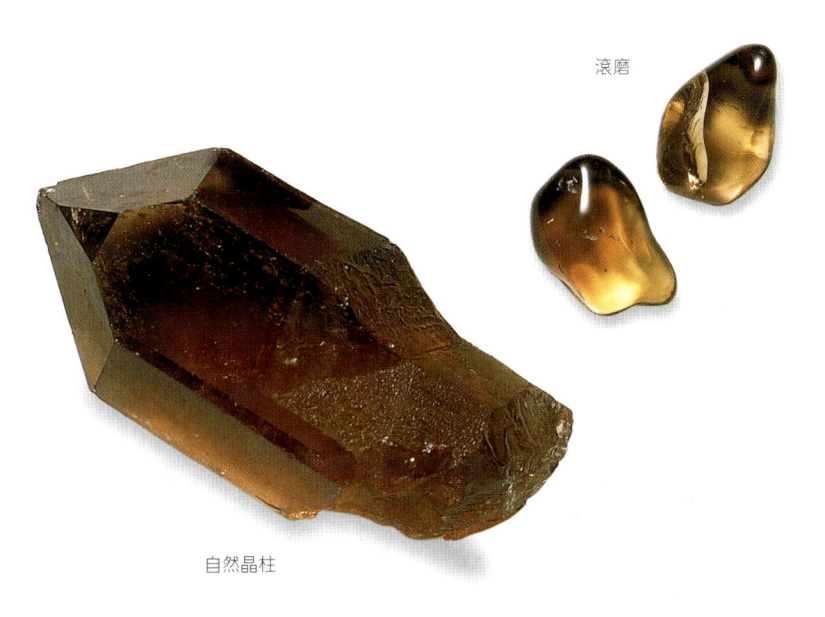

滾磨

自然晶柱

顏色	棕色系至黑色系色調，有時帶黃色系
外觀	半透明、長而尖的晶體，末端顏色較深。各種尺寸。（註：顏色很深的石英可能是經人工照射，而且不透明。）
稀有度	容易取得，但要確保這是天然煙晶
來源	世界各地

額外特性

煙晶是最有效的接地和定錨石之一,在冥想過程提高振動。這種保護石與地球和基礎脈輪*有著密切的連結,促進對環境和生態解決方案的關注。這顆寶石是緩解壓力的極好解毒劑,有助於平靜地忍受困難時期,堅定決心。

煙晶將靈性能量接地,溫和地中和負面振動,阻擋地場壓力*,吸收電磁煙霧*,並有助於各方面的解除和解毒,帶來積極的振動以填滿空間。煙晶教你如何放掉任何不再為你服務的東西。當處於地球能量受到干擾的區域時,它可用於保護腳下的地球脈輪及其接地線*。

在心理上,煙晶可以緩解恐懼、解除抑鬱,並帶來情緒平靜。它減輕自殺傾向和對化為肉身的矛盾心理。煙晶有助於接受身體和性向本質,增強陽剛之氣並淨化海底輪,使熱情自然流動。這種水晶可以緩和噩夢並實現你的夢想。當它接觸到負面情緒時,會輕輕地溶解它們。

在精神上,煙晶提倡積極、務實的思想,可用於占卜,以提供清晰的洞察力並消除對失敗的恐懼,化解矛盾、促進專注、緩解溝通困難。煙晶有助於在阿法和貝塔的心理狀態間移動,並幫助淨化心思以利冥想。

在生理上,由於煙晶經常受到自然照射,因此非常適合治療與輻射相關的疾病或化療。不過,請注意要選擇微量輻射自然形成的結晶,而不是經人工輻射處理的結晶(這些結晶通常非常黑且不透明)。煙晶能幫助提高對壓力的耐受性。這種寶石可以緩解疼痛。在治療中,能以緩慢釋放的方式,用晶尖指向身體外的煙晶排列方式,可以預防療癒危機。

療癒

煙晶對腹部、臀部和腿部的疾病特別有效。它可以緩解疼痛（包括頭痛），並有益於生殖系統、肌肉和神經組織以及心臟。煙晶可緩解痙攣，增強背部力量，強化神經。這種寶石有助於礦物質吸收並調節體內的液體。

位置

任何地方，尤其是海底輪。放在枕頭下、電話旁或地場應力線上。可作為吊墜長時間佩戴。如要消除壓力，每隻手都放一塊寶石，靜靜地坐著、稍等片刻。放在痛點上以消除疼痛。將寶石的晶尖端朝外放置以排出負能量，朝內放置以增強能量。

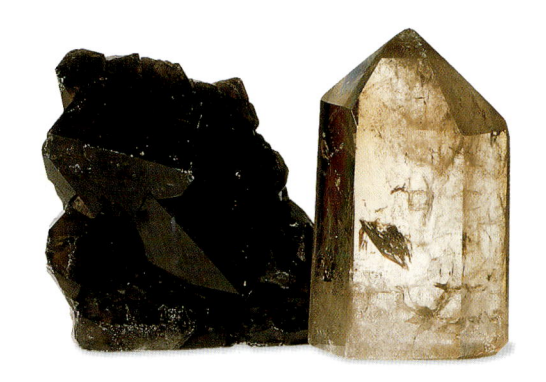

煙晶：左方晶體
經人工輻射照射

QUARTZ: SNOW QUARTZ 石英：雪白石英

又稱為牛奶石英、石英岩

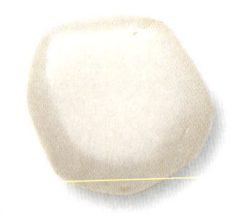

滾磨

顏色	白色
外觀	緻密壓實、乳白色、經常是被水磨蝕的卵石或大石塊
稀有度	容易取得
來源	世界各地

額外特性

雪白石英在吸取教訓的同時為你提供支援，並幫助你擺脫不堪負荷的責任和限制。它非常適合那些有這種感受、但其實是因為他們需要「被需要」而創造出這些情境的人。它可以克服犧牲者和受害者傾向。

在精神上，這顆寶石強化機智和合作，幫助你說話前，三思而後行。當用於冥想時，它與以前在你自己和社會中被否定的深層內在智慧有關。

療癒

雪白石英適用於任何使用透明石英的地方。它的效果較慢、較溫和，但仍然有效。

位置

可在任何適當的地方使用。

QUARTZ: TOURMALINATED QUARTZ
石英：黑髮晶

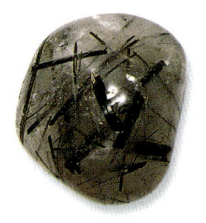

滾磨

顏色	透明帶深色線
外觀	長、粗、深色的「髮絲」在透明水晶中，各種尺寸
稀有度	容易取得
來源	世界各地

額外特性

黑髮晶融合了石英和碧璽的特性，是有效的接地石，可增強身體的能量場，抵禦外部入侵並轉移有害的環境影響。它能溶解僵化的模式並釋放各方面的張力。這顆寶石協調不同和對立的元素和極性，並將消極的想法和能量轉化為積極。在心理上，它有助於整合和療癒陰影能量，減緩自我破壞。這是一個有效的問題解決者。

療癒

黑髮晶可調和經絡*、精微體*和脈輪*。

位置

放在適當放置。

RHODOCHROSITE 紅紋石

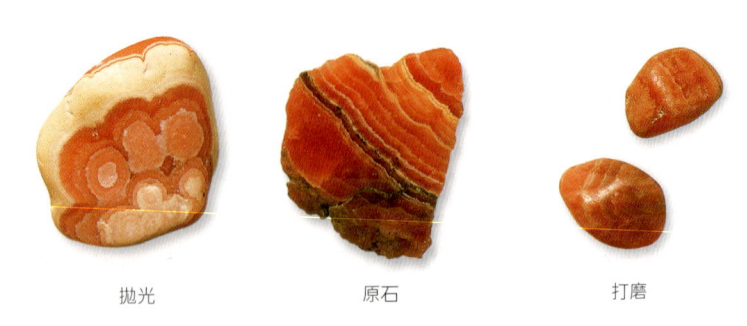

拋光　　　　　　原石　　　　　　打磨

顏色	粉紅色至橙色
外觀	帶狀，各種尺寸，通常經拋光或滾磨
稀有度	容易取得
來源	美國、南非、俄羅斯、阿根廷、烏拉圭

屬性

紅紋石代表無私的愛和同情心。能擴展意識，並將靈性與物質能量融為一體。這顆寶石賦予一種充滿活力和積極的態度。

紅紋石是心和人際關係的絕佳寶石，尤其是對於那些感到不被愛的人。它是療癒性虐待的首選。紅紋石能吸引靈魂伴侶，但可能不是你所希望的幸福體驗。靈魂伴侶是幫助我們在人生習得課題的人，儘管過程並不總是愉快，但對我們的靈性成長視有益的。紅紋石教導心輪如何吸收痛苦而不是封閉自己，並幫助消除否認和逃避。

這顆寶石可以淨化太陽神經叢和基礎脈輪＊。它輕輕地讓痛苦和壓抑的感覺浮出水面，使它們得到認可，然後透過情緒釋放而消散；接著，紅紋石幫助辨識出持續的模式並展現體驗背後的目的。這是一顆堅持要你面對真相的寶石，關於你自己和他人，沒有藉口或逃避、只有充滿愛的覺察。

紅紋石可用於心理層面的診斷。對這顆寶石感到厭惡的人，正在壓抑某些自己不想看到的事物。這顆寶石敦促他們面對非理性的恐懼和偏執，並展現他們被教導「相信那是無法被接受」的情緒是自然的，這樣他們就不會那麼負面地看待這一切。在心理上，紅紋石可以提高自我價值並緩解情緒壓力。

紅紋石在精神上十分活躍，鼓勵積極的態度，強化夢的狀態和創造力。這顆寶石將你連接到更高思想，並幫助你整合新資訊。

在情感上，紅紋石鼓勵自發性地表達感情，包括激情和性愛衝動。它提升沮喪的情緒，為生活帶來輕鬆。

療癒

紅紋石可當做刺激的濾網，緩解哮喘和呼吸系統問題；淨化循環系統和腎臟，恢復視力不佳，使血壓正常化，穩定心跳，使性器官活化。當它擴張血管時可以緩解偏頭痛。使用水晶能量水能緩解感染，改善皮膚，平衡甲狀腺。

位置

戴在手腕上或放在心或太陽神經叢上。針對偏頭痛，請放在脊椎的頂部。

RHODONITE 薔薇輝石

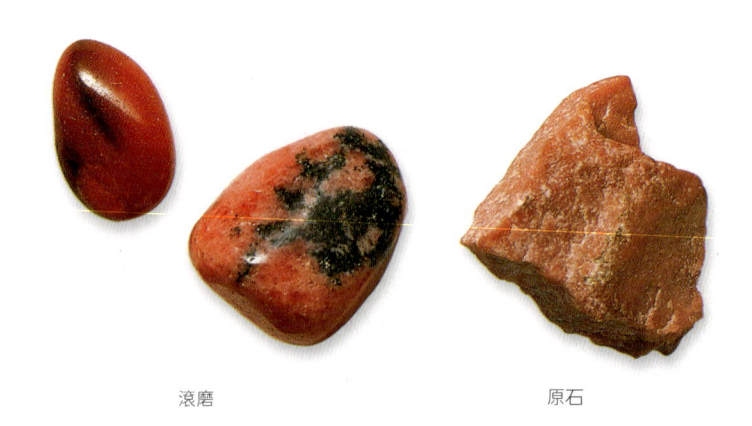

滾磨　　　　　　　原石

顏色	紅色或粉紅色
外觀	斑駁，通常帶黑色斑點，通常尺寸小且經滾磨
稀有度	容易取得
來源	西班牙、俄羅斯、瑞典、德國、墨西哥、巴西

屬性

薔薇輝石是一種情感平衡器，可以培養愛並鼓勵人類的兄弟情誼。它能展現問題的兩面。這顆寶石刺激、清除和啟動心靈與心輪*。它能讓能量接地，平衡陰陽，並有助於實現一個人的最大潛力。據說它可以增強以咒語為基礎的冥想，使靈魂更接近振動。

薔薇輝石是一種有用的「急救石」，可以治療情緒衝擊和恐慌，並在此過程中為靈魂提供支援能量。在情感自我毀滅、相互依賴和虐待的情況下，它非常有幫助。薔薇輝石可以清除過去無論何時造成的情感創傷和傷疤，並帶出痛苦的情緒（如情感怨恨或憤怒）以進行蛻變。這顆寶石與寬恕有強烈的共鳴，有助於長期痛苦和虐待後的和解。它可以用於前世療癒，以處理背叛和遺棄。藉著薔薇輝石促進無私自愛和寬恕的能力，它有助於省思自身問題，避免將自我內心的負面投射，歸咎給伴侶。

薔薇輝石是一種在回擊侮辱和防止報復時有用的寶石。它認清復仇是自我毀滅，並協助你在危險或令人不安的情況下保持冷靜。

薔薇輝石平衡和整合身體和精神能量，建立信心並緩解困惑。

療癒
薔薇輝石是傑出的傷口癒合劑，還可以緩解昆蟲叮咬。它可以減少疤痕；對骨骼生長和聽覺器官有正面影響，可微調聽覺振動，刺激生育能力。這顆寶石可以治療肺氣腫、關節炎症和關節炎、自身免疫性疾病、胃潰瘍和多發性硬化症。水晶能量水可作為休克或創傷的救援藥物。

位置
視情況使用。針對情感傷口可放在心臟上；放在皮膚上以治療外部或內部傷口。

薔薇輝石寶石會啟動松果體，帶來直覺指導。它對齊脈輪並化解阻塞，淨化脈輪能量流。其柔和的粉紅色光特別適合幫助情緒療癒。

RHYOLITE 流紋岩

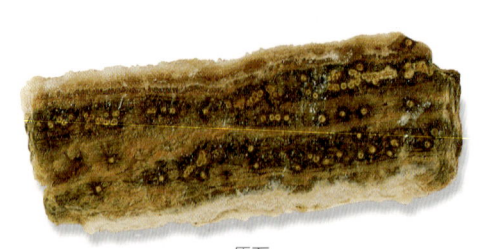

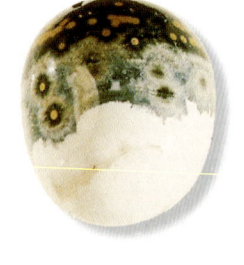

原石

拋光且成形

顏色	白色、綠色、淺灰色、紅色
外觀	有帶狀或點狀、帶有水晶內含物，各種尺寸，通常經滾磨
稀有度	可從專門店取得，通常經成形且拋光
來源	澳洲、墨西哥、美國

屬性

流紋岩點燃靈魂的潛力和創造力。它促進變革，但不會強制執行，幫助完成任務，並協助從靈魂層面去認識。它可以獲得業力 * 智慧。流紋岩可以增強靈魂、身體和思想，在全面探索自我時非常有幫助。

這顆寶石協助深層冥想狀態，在此狀態下可以進行內在和外在的旅程。

流紋石是一種用於療癒前世很有用的寶石，它處理過去並將其與現在融為一體。無論困難的根源在哪裡，它都能解決問題，並主動鼓勵向前邁進。這是一顆可以讓你錨定在當下的好選擇，而不是回到過去。

心理上，流紋岩強化自尊和自我價值，它給人自我尊重和接受真實自我的感受。

在精神上，流紋岩給予冷靜應對生活挑戰的力量，並帶來對自己力量的覺察。

在情感上，流紋岩具平衡作用，溫和地促使在適當情況下釋放情緒。

療癒

流紋岩可增強身體的天然抵抗力。它可以治療靜脈、皮疹、皮膚病和感染，並改善維生素 B 群吸收；它能溶解腎結石和硬化組織。水晶能量水形式的流紋石可賦予力量並改善肌肉張力。

位置

視情況佩戴或放置。放在前額上進行前世回歸（在熟練治療師的指引下），以及放在太陽神經叢上進行情緒釋放。

RUBY 紅寶石

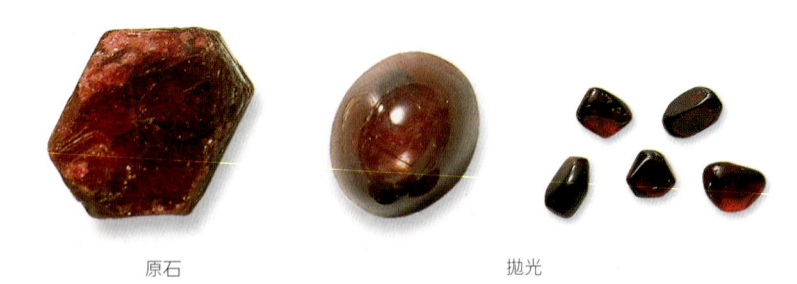

原石　　　　　　　　拋光

顏色	紅色
外觀	拋光後明亮、透明；未拋光時不透明。小型琢面晶體或較大的雲狀晶體
稀有度	未切割紅寶石很方便取得，經拋光的寶石很昂貴
來源	印度、馬達加斯加、俄羅斯、斯里蘭卡、柬埔寨、肯亞、墨西哥

屬性

紅寶石是一種絕佳的能量石，賦予生命活力，使人充滿活力和平衡，但有時可能會過度刺激脆弱或易怒的人。紅寶石鼓勵對人生充滿熱情，但不會是以自我毀滅的方式。它增添動機和設定現實目標。

紅寶石刺激心輪＊，平衡心。它鼓勵「追隨你的幸福」。這顆寶石是抵禦心靈攻擊＊和心能量吸血鬼的強大盾牌。它促進積極的夢想和清晰的視覺化，並刺激松果體。紅寶石是富足寶石之一，有助於維持財富和增添激情。

心理上，紅寶石會將憤怒或負能量帶出以進行蛻變，並鼓勵從你的道路上移除任何負面的事物。它促進具動態的領導力。

精神上，紅寶石帶來積極和勇敢的心態。在紅寶石的影響下會變得頭腦敏銳、意識增強、注意力集中。有鑑於這顆寶石的保護作用，它會讓你在爭執或爭論中變得更強大。情感上，紅寶石是動態的。它賦予激情、點燃熱情。紅寶石是一種吸引性活動的社交之石。

生理上，紅寶石克服疲憊和嗜睡，賦予了效能和活力。相對地，它也可以鎮靜過動症。

療癒

紅寶石可為身體、血液和淋巴排毒，並治療發燒、傳染病和血流阻斷。它對心臟和循環系統極為有幫助；刺激腎上腺、腎臟、生殖器官和脾臟。

位置

心臟、手指、腳踝。

組合石

黝簾石中的紅寶石（紅寶黝簾石 Anyolite）可啟動頂輪，產生改變的意識狀態並促使進入靈魂記憶和靈性學習，對靈魂治療和前世工作非常有幫助。這顆寶石具有提升個性的特殊性質，同時保持與人性其他部分的相互連結。它強力放大身體周圍的生物磁場＊。

在黝簾石中的紅寶石

SAPPHIRE 藍寶石

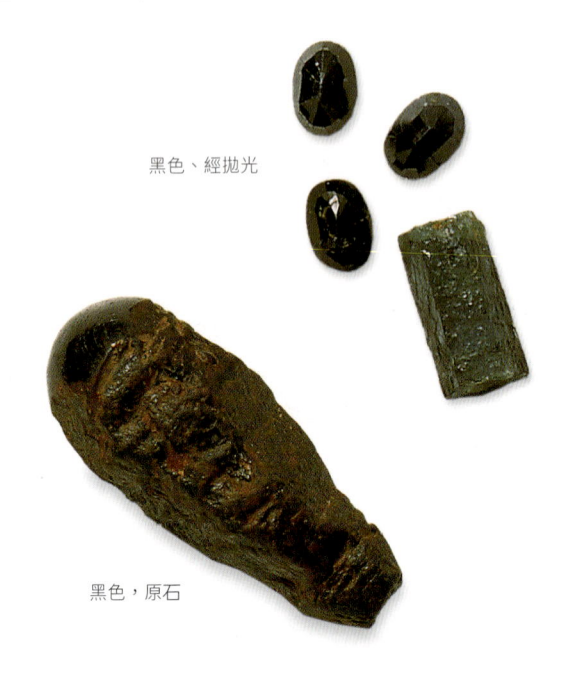

黑色、經拋光

黑色，原石

顏色	藍色、黃色、綠色、黑色、紫色
外觀	拋光後明亮、透明；未拋光時不透明。小型琢面晶體或較大的雲狀晶體
稀有度	有些藍寶石顏色很罕見，但通常容易取得的是未切割石頭
來源	緬甸、捷克、巴西、肯亞、印度、澳大利亞、斯里蘭卡

屬性

藍寶石被稱為智慧石，每種顏色都有自己獨特的智慧。它集中注意力並平靜心靈，釋放不必要的想法和精神緊張。藍寶石帶來內心的平靜和寧靜，調整身體、心理和精神層面，恢復身體內部的平衡。

這顆寶石可以釋放抑鬱和精神混亂並刺激注意力。它帶來繁榮，吸引各種贈禮。將藍寶石放在喉嚨上，可以釋放挫敗感並促進自我表達。

療癒

藍寶石可鎮靜過度活躍的身體系統並調節腺體。它可以治療雙眼，去除雜質和壓力。它可以治療血液疾病，緩和出血過多，強化靜脈並改善靜脈彈性。

位置

觸碰身體。依據需要放置或戴在手指上。

特定顏色

除了一般特質外，每種顏色的藍寶石都有其獨特的屬性：

黑色藍寶石具有保護性和集中性，賦予對自己直覺的信心。這顆寶石提升就業前景，並有助於保持工作穩定。

藍色藍寶石是追求精神真理的人，傳統上與愛和純潔有關。對地球和脈輪＊的治療非常有效。這顆寧靜的寶石可以幫助你維持在靈性道路上，並在薩滿儀式中用於轉化負能量。它開啟並療癒喉輪和甲狀腺，促進自我表達並說出你的真相。

藍色
藍寶石

水晶辭典

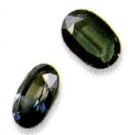

綠藍寶石可改善內在和外在的視力,並促進夢境回憶。它刺激心輪,帶來忠誠、忠貞和正直。這顆寶石強化同情心,理解他人的弱點和特質。它尊重對他人信仰體系的信任和尊重。

綠藍寶石

粉紅色藍寶石就像一塊磁鐵,可以吸引你進化所需的能量或資源。它是一顆反應快速的寶石,教你如何掌握情緒、清除情緒障礙並整合轉化的能量。

紫色藍寶石有喚醒靈性力量的能力,有助於冥想、刺激昆達里尼*揚升及頂輪和開放靈性。這顆寶石藉其與通靈能力的連結,啟動松果體,並刺激顯靈品質。對於情緒不穩定的人來說有極大的冷靜效果。

皇家藍寶石可消除脈輪中的負能量,刺激第三隻眼*,助於獲取成長所需的資訊。這顆寶石教導你對自己的想法和感受負責。它療癒腦部疾病,包括閱讀障礙。

藍寶星石的深處有一個五角星形的陣型。這顆稀有的寶石將你吸引到其深處並開啟直覺。它使你的思想集中,有助於預測他人的意圖。據說它與外星存在有連結。

白色藍寶石具極純淨的能量。它開啟頂輪,將靈性意識帶到一個非常高的空間,打開宇宙意識*。這是一顆極具保護性的寶石,可以移除靈性道路上的障礙。它有助於瞭解你的潛力和人生目標。

黃色藍寶石為家庭吸引財富,可以放在現金箱中,以增加繁榮和收入。如果要佩戴,應該接觸到身體。黃色藍寶石可以激發理智並提高整體注意力,進而看見更廣的大局。水晶能量水可以清除體內毒素。

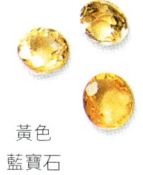

水晶辭典

黃色
藍寶石

SARDONYX 纏絲瑪瑙

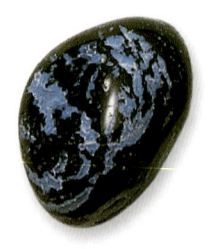

黑色，經滾磨

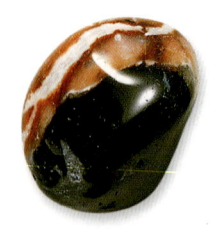

黑色和帶紅色的棕色，
經滾磨

顏色	黑色、紅色、棕色、透明
外觀	帶狀，不透明，尺寸可能大或小，通常經滾磨
稀有度	容易從專門店取得
來源	巴西、印度、俄羅斯、小亞細亞

屬性

纏絲瑪瑙是力量和保護的寶石。它喚起對有意義存在的追求，並推動正直和道德行為。

纏絲瑪瑙為婚姻和夥伴關係帶來持久的幸福與穩定，吸引朋友和好運。它可以在房屋和花園周圍，建構保護水晶陣以預防犯罪。（可以在每個角落、門窗上放置一塊寶石，但找到精準的正確位置會更有效（參閱第374頁）。）

心理上，纏絲瑪瑙增添意志力，並強化性格。它增加耐力、活力和自制力。這顆寶石可以緩解抑鬱並克服猶豫。精神上，纏絲瑪瑙改善感知，有助於潛意識和資訊處理的過程。

療癒

纏絲瑪瑙可以治療肺部和骨骼，使感官重新變得敏銳。它調節體液和細胞新陳代謝，增強免疫系統，並幫助吸收營養和移除廢物。

位置

任何地方，尤其是放在肚子上。

特定顏色

除了一般特性外，特定顏色還具有其他屬性：

黑色纏絲瑪瑙吸收消極情緒。

棕色纏絲瑪瑙將能量接地。

透明纏絲瑪瑙能淨化。

紅色纏絲瑪瑙能進行刺激。

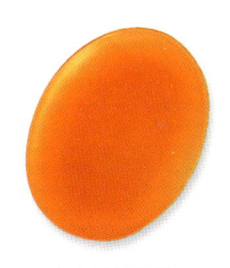

紅色纏絲瑪瑙

SELENITE 透石膏

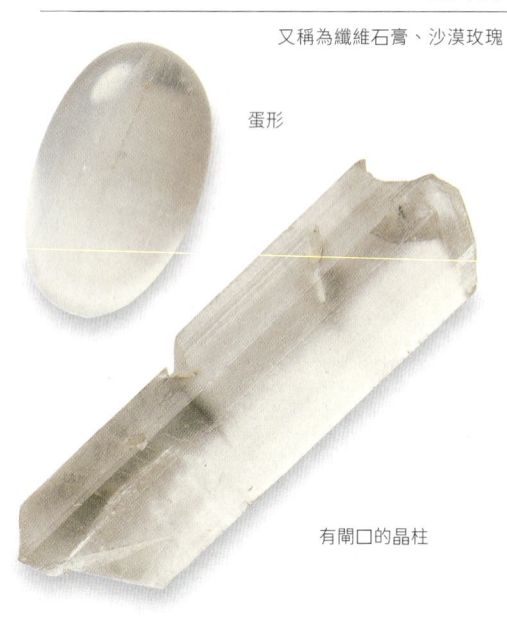

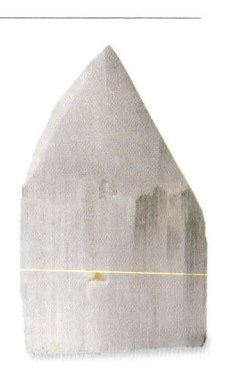

又稱為纖維石膏、沙漠玫瑰

蛋形

有閘口的晶柱

白色纖維石膏

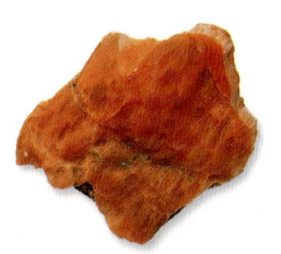

橙棕色

顏色	純白、橙色、藍色、棕色、綠色
外觀	半透明,帶有細羅紋(纖維石膏)或較粗羅紋、魚尾狀或花瓣狀(沙漠玫瑰)。各種尺寸
稀有度	容易取得
來源	美國、墨西哥、俄羅斯、奧地利、希臘、波蘭、德國、法國、英格蘭

屬性

半透明的透石膏,有非常細緻的振動,帶來清晰的心思,開啟頂輪和更高頂輪 *,接觸天使意識和更高指導。純透石膏與光體 * 的連結,有助於將其錨定在地球振動中。

透石膏是一種平靜的寶石,可以提供深層的平靜,非常適合冥想或靈性工作。每個人都各拿一塊純振動的透石膏可以增強彼此的心靈感應。最純淨的半透明白色透石膏具超凡特質,據說棲息在光與物質間。它是一顆古老的寶石,但也是地球上新振動最強大的水晶之一。

透石膏可用於在房屋周圍形成保護水晶陣 *,創造一個安全且安靜的空間,不允許外界影響介入——請在房屋內部的角落使用。在房子裡放置一大塊透石膏,可確保寧靜的氛圍。透石膏魔杖可用於將實體從光環 * 中分離出來,或防止任何外部因素影響心靈。

透石膏帶有這個世界古今往來的印記,可以到達其他生命,對於檢視所取得的進展和從生命是與世之間狀態 * 訪問來生的計劃非常有用。它指出仍在努力的經驗課題和問題,並展示這些問題的最好解方。它可用於占卜 *,看見未來或確定過去曾發生了什麼。

在心理上,透石膏幫助判斷和洞察。在精神上,它消除困惑,有助於看到更深層次的畫面。它帶來對潛意識層面發生事物的有意識理解。這是不穩定情緒的強大分散劑和穩定劑。

療癒

透石膏可對齊脊椎並提升柔韌性,能防止癲癇發作。這顆寶石可以中和牙科汞合金引起的汞中毒,並逆轉「自由基」的影響。它是母乳餵養和養育

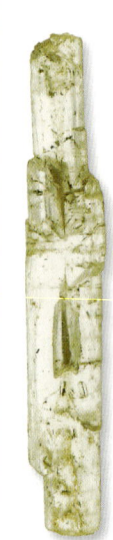

孩子的極好水晶。它最好的療癒發生在能量層次上。

位置

持有或放置在房屋內或周圍。（注意：透石膏在潮濕時可能會溶解。）

特定顏色和形式

除了一般特性外，不同顏色的透石膏還具有特定的特性：

橙棕色透石膏為地球提供天使能量，有助於地球療癒。

放置在第三隻眼上的**藍色透石膏**，可以使理智冷靜下來，有助於在冥想期間，關閉心靈的喋喋不休，並迅速揭露問題的核心。

綠色透石膏有助於實現最高利益。它讓你對自己感覺良好，並有助於克服衰老對皮膚和骨骼的影響。

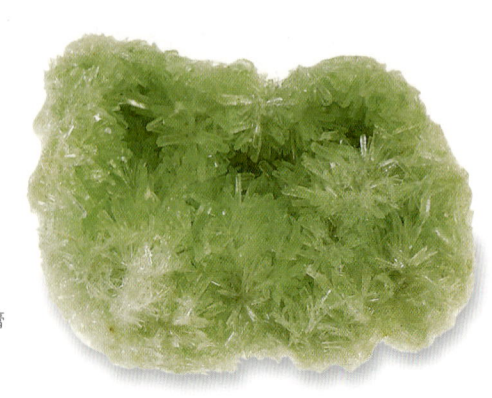

藍色透石膏

綠色透石膏

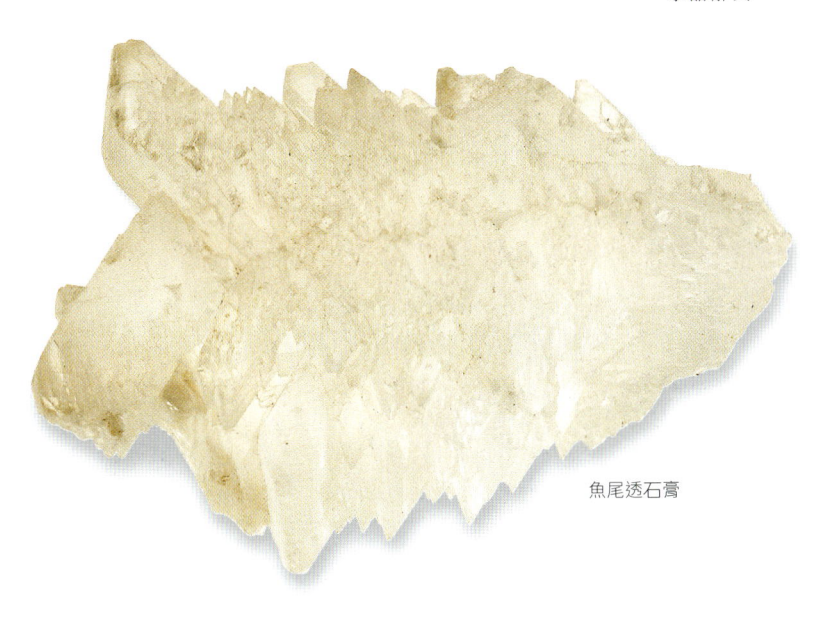

魚尾透石膏

魚尾透石膏為神經提供深層治療。它非常平靜,能穩定情緒並化解緊張。這種形式的透石膏通常被稱為天使之翼透石膏,因為它有助於天使接觸。沙漠玫瑰透石膏有助於化解已經運作超時的自我強加訊息,釋放過去輸入訊息,並協助找到合適的替代品,可用來加強對目的的肯定。

沙漠玫瑰透石膏

SERAPHINITE 綠龍晶

又稱天使之石

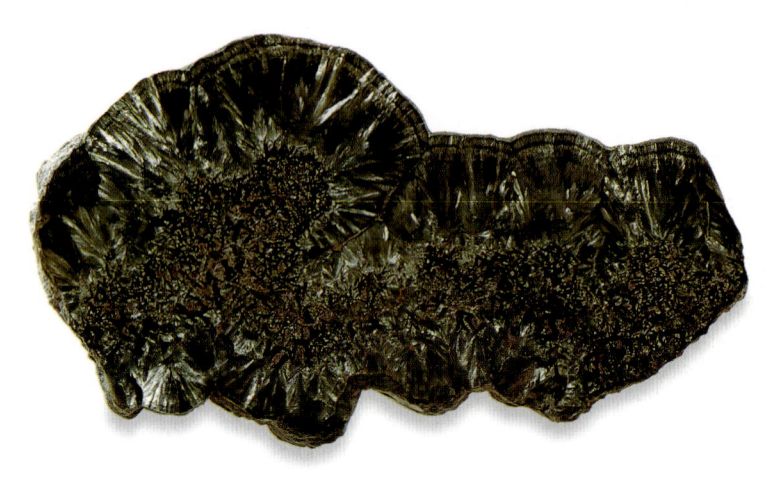

拋光片狀

顏色	綠色
外觀	深色石頭內有銀色羽毛，通常較小且經拋光
稀有度	可從專門店取得
來源	西伯利亞

屬性

放置在第三隻眼*或冥想時，綠龍晶是一種靈性啟蒙的寶石，非常適合自我療癒。它是用於建立天使連接和開啟頂輪和更高頂輪*的水晶之一。這

顆寶石促進發自內心的生活，對心輪有溫和的淨化作用，向愛敞開心扉。它羽毛般的翅膀，將你帶到一個高度靈性振動的狀態，它非常適合出體旅程，在你離開時保護身體。它可以幫助回顧生命的進展，並辨識出使你走上和平與滿足之路所需的改變。

療癒

綠龍晶在精微層面上效果最好。它啟動脊髓及其與乙太體 * 的連結，尤其是在心臟後方，能緩解頸部肌肉緊繃。它有助於克服冷顫和促進減重。

位置

放在第三隻眼或心臟上，或枕頭下，或戴在脖子上。

（另可參閱綠泥石，第 108 頁。）

水晶辭典

SERPENTINE 蛇紋石

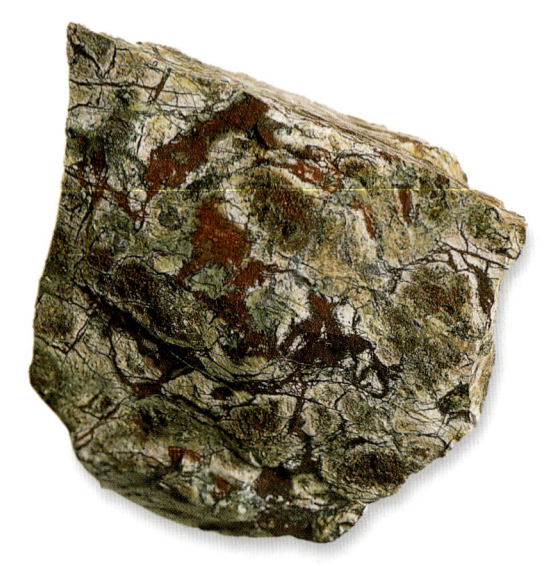

原石

顏色	紅色、綠色、棕紅色、棕黃色、黑綠色、白色
外觀	斑駁，雙重外觀，可能受到水磨並通常經拋光。各種尺寸
稀有度	容易從專門店取得
來源	英國（康瓦耳）、挪威、俄羅斯、辛巴威、義大利、美國

屬性

蛇紋石是一種有助於冥想和靈性探索的接地石。它淨化脈輪*並刺激頂輪，開啟通靈能力，幫助你瞭解生命的靈性基礎。這顆寶石為昆達里尼*能量揚升開闢新的途徑。它有助於恢復智慧，並重新取得前世的記憶。

從心理上，蛇紋石可以幫助你更好地控制自己的生活。它可以導正心理和情緒失衡，並有助於有意識地將療癒能量導向有問題的區域。

在生理方面，蛇紋石對身體和血液具有極強的清潔和解毒作用，據說可以確保長壽。

療癒

蛇紋石去除寄生蟲，幫助鈣和鎂的吸收，並治療低血糖和糖尿病。

位置

持有或放置在適當的位置。

無限石（淺綠色蛇紋石）是一種柔和、性情溫柔的寶石，讓你接觸到天使指引。它觸及並整合過去、現在和未來，非常適合前世探索，因為它促進了對自己和所經歷事物的同情和寬恕。拿著這顆寶石，你就會進入存在於世與世之間狀態*的療癒領域，以完成前世結束後未能進行的療癒。

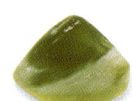

無限石

這顆寶石可以療癒前世的不平衡，清除過往關係中的情感包袱。放在喉嚨上有助於談論過去並解決延續至今的問題。如果你想面對過去的任何人，請使用無限石，它會讓會面帶來溫柔的觸感。

淺綠色蛇紋石非常適合緩解疼痛，尤其是經痛和肌肉酸痛。

SHATTUCKITE 藍矽銅礦

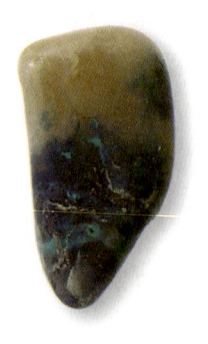

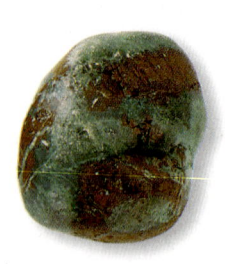

滾磨

顏色	深和淺的藍色，土耳其綠
外觀	斑駁，通常較小且經滾磨
稀有度	可從專門店取得
來源	美國

屬性

藍矽銅礦是一種高度靈性的寶石，可以增強振動。它刺激第三隻眼 * 和喉輪 *，使它們和諧一致。它帶來清晰的心靈視覺，有助於理解和交流所見事物。在前世經驗封閉形而上學能力的情況下特別有用，藍矽銅礦移除催眠指令和禁止使用通靈視覺的命令；它可以清除前世的詛咒和秘密命令。

藍矽銅礦在通靈 * 過程中很有幫助，因為它具有很強的保護作用，讓肉身不會被靈體接管。它達到高頻振動，確保接觸最純淨的源頭。可以用來發展心靈能力，如自動書寫 * 和心靈感應，並促進與外星存在的清晰溝通。

療癒

藍矽銅礦對所有輕微的健康問題都有幫助，使身體溫和地恢復平衡。水晶能量水是有用的通用滋補品，尤其是在春天。寶石本身可治療扁桃體炎，強化血液的凝結特性，並清除細胞間結構的阻塞。

位置

放在適當的位置。

SMITHSONITE 菱鋅礦

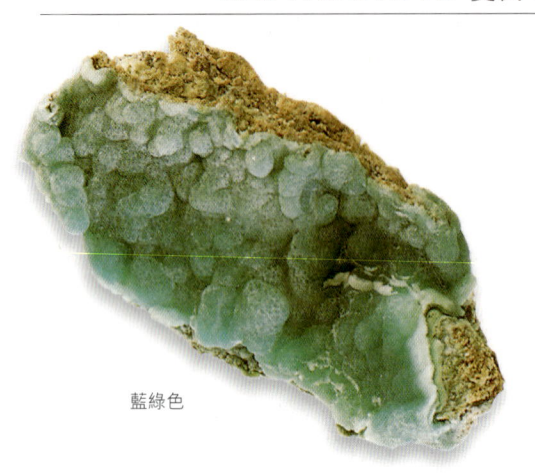

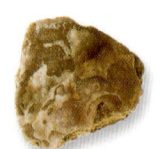

粉紅色

藍綠色

顏色	粉紅色、薰衣草紫、綠色、藍綠色、紫色、棕色、黃色、白灰色、藍色
外觀	珍珠般的光澤，如層層絲質泡泡，各種尺寸
稀有度	容易取得
來源	美國、澳大利亞、希臘、義大利、墨西哥、納米比亞

屬性

菱鋅礦是一塊寧靜、迷人、善良和並帶來有益結果的寶石。它是極溫和的存在，能成為生活問題的緩衝。它可以釋放瀕臨臨界點的壓力和緩解精神崩潰的完美寶石。

這顆寶石非常適合任何童年困苦、感到不被愛或不受歡迎的人。菱鋅礦可以療癒內在小孩*，減輕情感虐待的影響。它以溫和的方式化解情感傷害。它的影響展現在讓感覺好轉，而不是釋放創傷性情緒。它可能需要其他水晶的協助才能將事物帶入有意識的覺察。這是一種絕佳的分娩及重生水晶，可以治療不孕症。

菱鋅礦能調整脈輪*並增強通靈能力。在心靈交流中握住菱鋅礦，會讓你直觀地覺察到它的效用並增強對周遭的感應。放在頂輪上，可連接到天使領域*。

在心理上，菱鋅礦支援領導特質，尤其是在需要圓融技巧的情況下。在情感上，菱鋅礦能幫助處理困難的人際關係。這是顆實現安全和平衡生活的極佳寶石，賦予和諧和外交能力，並化解不愉快的局面。在生理上，由於菱鋅礦對免疫系統非常有好處，因此可以在床四角的周圍、枕頭下或床頭櫃上放置一塊。與貼在胸腺上的雞血石或綠色碧璽結合使用時特別有效。

療癒
菱鋅礦可治療功能失調的免疫系統、鼻竇和消化系統疾病、骨質疏鬆和酗酒。它可以恢復靜脈和肌肉的彈性。

位置
放在適當的地方或隨身攜帶。放在頭頂以對齊脈輪。將粉紅色菱鋅礦放在心臟或胸腺上。在床或身體周圍的打造保護水晶陣*。

特定顏色
除了一般屬性外，菱鋅礦特定顏色還具有其他特性：

藍綠色菱鋅礦透過導入宇宙之愛，來療癒情感和其他創傷。它溫柔地釋放憤怒、恐懼和痛苦，平衡乙太體和情緒體之間的能量場，緩解恐慌發作，幫助實現內心願望，促進友誼，在助產和養育嬰孩時帶來幸運。

薰衣草紫羅蘭色菱鋅礦有非常溫和的振動。它會清除負能量，鼓勵快樂的靈性服務和更高的意識狀態，提供指導和保護。它是冥想和靈魂復原*的絕佳寶石，有助於回到前世，重新獲得沒有從前世死亡過渡的靈魂能量。在這方面，它可以療癒前世的死亡創傷，並點出靈魂療癒的道路。在生理上，它可以舒緩神經痛和炎症。

薰衣草粉色菱鋅礦擁有非常溫柔的振動。它能療癒心靈，治療被遺棄和虐待的經歷，重建信任和安全。它有助於感受到宇宙的愛和支持，幫助康復和緩解疼痛。薰衣草粉色菱鋅礦，有助於改善毒品和酒精問題，及其背後的情緒。

黃色菱鋅礦平衡太陽神經叢脈輪*和精神體。它釋放舊的傷害和過時的情感模式。在療癒過程中，這種寶石有助於營養物質的消化和吸收，緩解皮膚問題。

SODALITE 蘇打石

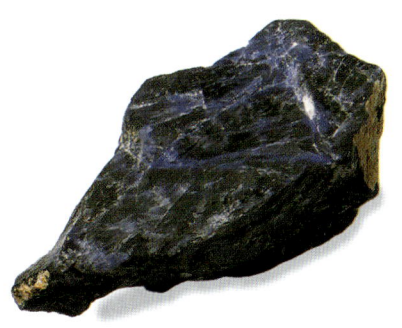

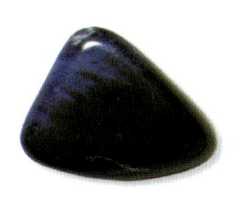

原石

經滾磨

顏色	藍色
外觀	呈現深、淺藍白色斑駁，通常經滾磨。各種尺寸
稀有度	容易取得
來源	北美、法國、巴西、格林蘭、俄羅斯、緬甸、羅馬尼亞

屬性

蘇打石將邏輯與直覺結合，開啟靈性感知，將資訊從更高思想帶到物理層面。這顆寶石會刺激松果體和第三隻眼，加深冥想。在蘇打石強化的冥想中，心思可以用來理解你所處的環境。這顆寶石灌輸了對真理的追求和對理想主義的渴望，使你有可能忠於自己並堅持自己的信念。

蘇打石可以清除電磁污染，可以放在電腦上阻止輻射影響。它對「病態建築症候群」*或電磁煙霧*敏感的人很有幫助。

這對小組工作特別有用，帶來目標的和諧及團結，激發小組成員之間的信任和陪伴，鼓勵相互依存。

蘇打石是一種絕佳的心靈之石，可消除精神混亂和理智束縛。它鼓勵理性思考、客觀、真理和直覺感知，以及將情感語言化。當使用它平靜心思時，就會容許接收新資訊。蘇打石消除固有的心理條件和僵化的思維方式，創造空間，讓新見解付諸實踐。

從心理上，這顆寶石可以帶來情緒平衡，並平息恐慌發作。它可以改變防禦性或過度敏感的性格，釋放核心害怕、恐懼症、內疚等阻礙你成為真正自己的控制機制。它增強自我尊重、自我接納和自信心。蘇打石是一種能將你壓抑或忽視的特質顯現出來的寶石，並在不被評判的情況下得到接受。

療癒

蘇打石平衡新陳代謝，克服鈣缺乏，淨化淋巴系統和器官，增強免疫系統。這顆寶石可以抵抗輻射損傷和失眠。它治療咽喉和聲帶，有助於治療聲音沙啞和消化系統疾病。它可以冷卻發燒，降低血壓，並刺激體內液體的吸收。

位置

放在適當位置或長時間佩戴。

SPINEL 尖晶石

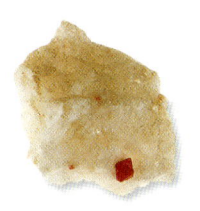

在基質上的紅色尖晶石

顏色	無色、白色、紅色、藍色、紫羅蘭色、黑色、綠色、黃色、橙色、棕色
外觀	尺寸小,有尖端的結晶體或經滾磨的卵石
稀有度	方便取得
來源	印度、加拿大、斯里蘭卡、緬甸

屬性

尖晶石是一種美麗的水晶,能帶動能量更新、在困難環境中提供鼓勵、以及恢復活力相關。它開啟脈輪*,促進了昆達里尼*能量在脊椎上的移動。不同顏色的尖晶石對應了整個脈輪光譜。

在心理上,尖晶石增強了人格的好的面向,有助於以謙遜的態度實現目標和接受成功的喜悅。

位置

可放在脈輪上,或視情況佩戴。

特定顏色

除了一般屬性外，特定顏色的尖晶石還具有其他特性：

黑色尖晶石提供對物質問題的洞察，並為你提供繼續前進的動力。這種顏色是有保護性的，使能量接地以平衡昆達里尼的揚升。

藍色尖晶石可促進溝通和通靈。它可以降低欲望，開啟並調整喉輪*。

棕色尖晶石淨化光環*，打開與身體的連接。它開啟地球脈輪，讓你接地。

無色尖晶石刺激神秘主義和更高溝通，將肉體上的脈輪與乙太體的頂輪連結，促進遠見和覺悟。

綠色尖晶石激發愛、同情和善良。它能開啟並調整心輪。

橙色尖晶石可激發創造力和直覺，平衡情緒，並治療不孕症。它開啟並對齊臍輪。

紅色尖晶石可激發身體的活力和力量。它喚醒坤達里尼*並開啟和對齊海底輪。

紫羅蘭尖晶石刺激靈性發展和靈魂投射。它能開啟並對齊頂輪。

黃色尖晶石激發理智和個人力量。它開啟並對齊太陽神經叢脈輪。

STAUROLITE 十字石

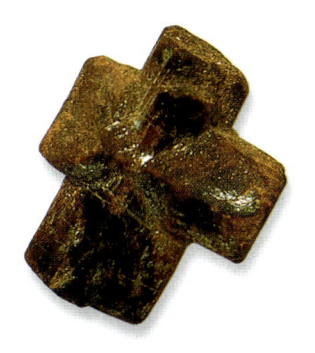

從基質取下的天然十字

顏色	棕色、黃棕色、帶紅的棕色
外觀	類似空晶石，可從專門店獲得
稀有度	可從專門店取得
來源	美國、俄羅斯、中東

屬性

十字石被稱為仙女十字，被認為是仙女們聽到基督死亡的消息時流下的眼淚所形成的。傳統上，這種保護石是增加好運的護身符。

十字石強化並加強儀式，被用於白魔法儀式。據說可以獲取中東的古老智慧。這塊寶石連接物質層面、乙太層面和靈性層面，促進它們之間的交流。

從心理上，十字石對於緩解壓力非常有用。它可以緩解抑鬱和成癮，並消除過度勞累和過度投入精力的傾向。

從物理上，十字石對於那些希望戒煙、並且減輕和治療其影響的人來說，是一種絕佳的寶石，有助於瞭解尼古丁成癮背後的隱藏原因，並為尼古丁成癮的空虛人們提供接地的能量。

療癒
十字石治療細胞疾病和生長，增加碳水化合物的吸收，減少抑鬱症。它傳統上用於治療發燒。

位置
視情況握住或放置。

STILLBITE 輝沸石

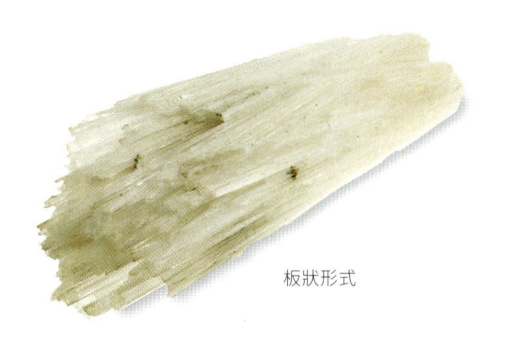

板狀形式

顏色	白色、黃色、粉紅色、橙色、紅色、棕色
外觀	小型晶體板，或金字塔狀晶簇
稀有度	容易從專門店取得
來源	美國

屬性

輝沸石是一種非常有創意的寶石，它開啟直覺，並使任何努力都帶有愛和支援性的振動。它對形而上學的各面向工作都非常有幫助，奠定靈性能量基礎，並有助於在物理層面將直覺思維轉為行動。

輝沸石幫助靈性之旅，並在旅行時保護和維持身體連結。無論目的地在哪裡，這顆寶石都會在整個旅程中提供指導和方向。在其最高振動下使用將

助於進入更高靈性領域,並帶回一個人在該處經歷的有意識記憶。輝沸石晶簇可作為占卜*工具。

療癒

輝沸石治療腦部疾病,強化韌帶,治療喉炎和味覺喪失。它會增加皮膚的色素沈澱。在傳統上它被用於抵消中毒,是一種非常有效的解毒劑。

位置

視情況握住或放置。放在第三隻眼*上,以幫助旅行或直覺。

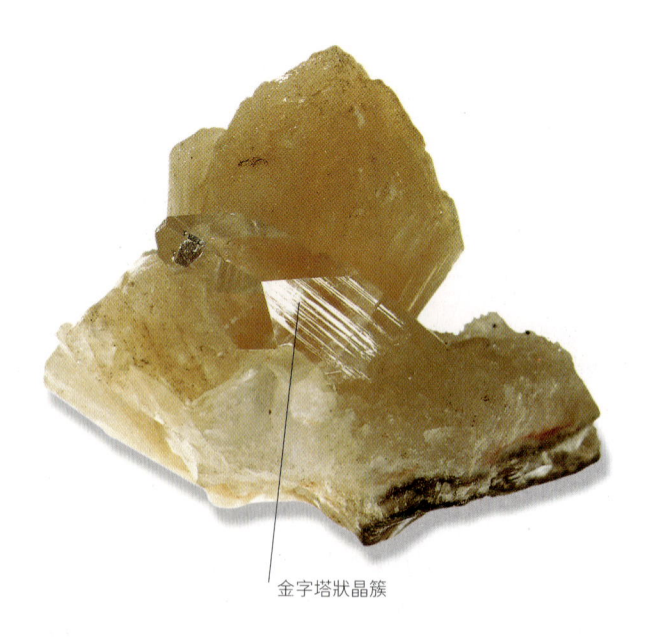

金字塔狀晶簇

SUGILITE 舒俱徠石

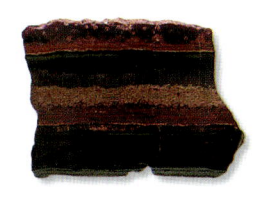

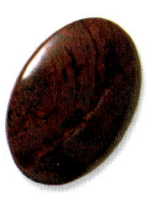

拋光　　　　　滾磨

顏色	紫色、紫羅蘭粉色
外觀	不透明，微帶狀或罕見為透明，各種尺寸，通常經滾磨
稀有度	可從專門店取得
來源	日本、南非

屬性

舒俱徠石是重要的「愛情石」之一，將紫色光芒能量帶到地球。它代表靈性之愛和智慧，讓所有脈輪*對齊讓愛的流動開放，使它們對齊。舒俱徠石激發靈性覺察並提升通靈*能力。

舒俱徠石教你如何按照自己的真理生活，並提醒靈魂化為肉身的原因。它伴隨著進入前世及世與世之間的狀態*，協助找到不適*的原因。這顆寶石找到生命中所有重大問題的答案，例如「我為什麼在這裡？」、「我從哪裡來？」、「我是誰？」以及「我還需要了解什麼？」它是各種靈性追尋的有用夥伴。這種充滿愛的寶石可以保護靈魂免受衝擊、創傷和失望，

緩解靈性緊張。它可以幫助敏感的人和光的工作者適應地球振動，不會陷入困境或沮喪。舒俱徠石可以協助在最黑暗的情況下帶來光明和愛。

舒俱徠石有助於寬恕和消除敵意，是對團隊合作有幫助的寶石，可以解決團體困難並鼓勵充滿愛意的溝通。

從心理上，舒俱徠石對任何不適應環境、不覺得地球是家、以及患有偏執狂和精神分裂症的人都有幫助。它對於自閉症非常有效，有助於讓靈魂更貼近當下的現實，並克服學習困難。舒俱徠石促進人們了解心思對身體的影響，及其在不適*中的扮演的角色。在情感上，舒俱徠石賦予人面對不愉快事物的能力。它可以減輕悲傷、哀愁和恐懼，並促進自我寬恕。

在精神上，舒俱徠石鼓勵正面的想法，並重組導致閱讀障礙等學習困難的大腦模式。它協助不妥協地克服衝突。

生理上，舒俱徠石對癌症患者有益，可以溫和地釋放情緒混亂並減輕絕望。它可以消除負能量並提供愛的支持，將治療能量引導到身體、思想和靈魂中。

療癒

舒俱徠石中的錳是一種非常好的止痛藥，可消除各種的頭痛和不舒適。它可以治療癲癇和運動障礙，使神經和大腦保持一致。淺色舒俱徠石可淨化淋巴液和血液。

位置

視情況，特別是在心臟和淋巴腺上。頭痛時可按在額頭。放在第三隻眼*上可以減輕絕望。

SULPHUR 硫磺

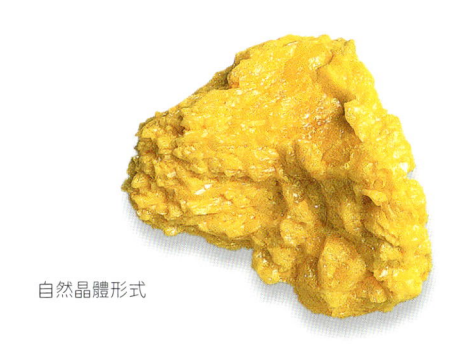

自然晶體形式

顏色	黃色
外觀	基質上粉狀 或細小的半透明晶體
稀有度	可從專門店取得
來源	義大利、希臘、南美、有火山的區域

屬性

硫磺帶有負電荷,對於吸收負能量、發射物和情緒非常有用。放置在環境中可以吸收任何形式的負面情緒,並抿除進步的障礙。

這是由火山產出的寶石,對於任何爆發的事物都是極好的輔助:感情、暴力、皮膚狀況和發燒。還能助益自己帶出潛在的心靈能力。

心理上,硫磺可以改善任性,有助於辨識性格中的負面特徵。它觸及個性中叛逆、固執或不服管束的部分,它們故意不服從指示,傾向於自發地做

與建議相反的事情，尤其當那是「為了你自己的利益」的事。硫磺讓這個部分軟化，幫助與它人協調溝通，為有意識的改變開闢道路。

精神上，硫磺可以阻止重複和分散注意力的思維模式。它激發想像力，有助推理，並將思考過程紮根於當下的實踐。

生理上，硫磺能幫助在疲憊或重病後恢復活力，並可以強化創造力。

硫磺有毒，不宜內服。最好是透過間接方法，以晶體形式製成水晶能量水，並且僅限外用。

療癒

硫對於治療感染和發燒等突發性疾病非常有用。放在腫脹的部位，可以減少纖維和組織生長。將硫磺放入洗澡水，或作為香精使用，可以緩解腫脹疼痛和關節問題。它可以外用以治療皮膚狀況。硫磺粉可作為天然殺蟲劑，但它對人體有毒，應戴上口罩，以避免吸入粉塵，並在使用後，讓該區域徹底通風。

位置

適當放置或持有（晶體形式會更適合，因為粉末形式比較凌亂，最好保留用於洗澡水或環境用途。）傳統上會將硫磺放置在腫塊上然後將其掩埋；如果無法掩埋，請在重新使用前徹底淨化。燃燒硫磺粉以煙燻（請戴口罩）。透過間接方法（請參考第 371 頁）配製水晶能量水，僅限外用。

SUNSTONE 太陽石

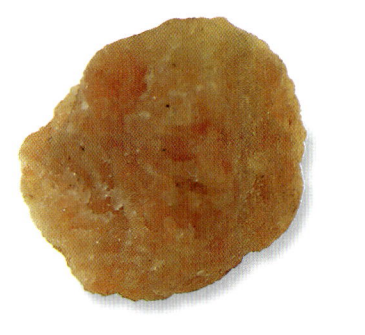

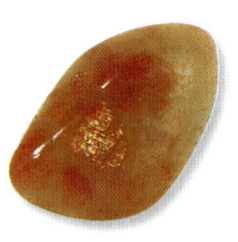

原石 　　　　　　　　　 拋光

顏色	黃色、橘色、紅棕色
外觀	清澈透明或不透明的晶體,有虹彩反射,通常很小,經滾磨
稀有度	容易從專門店取得
來源	加拿大、美國、挪威、希臘、印度

屬性

太陽石是一種令人愉悅、鼓舞人心的寶石,注入生活樂趣和善良本性,增強直覺。如果生活失去甜蜜,太陽石會恢復它並幫助你滋養自己。這顆寶石淨化所有脈輪 * 並帶來光明和能量,可以讓真實的自我快樂綻放光芒。傳統上與仁慈的神靈以及幸運和好運連結。這是一種煉金石,在冥想和日常生活期間與光與太陽的再生力量產生深層連結。

太陽石對於消除他人的「鉤子」(影響他人情感和心理因素)非常有用,

無論是位於脈輪還是光環*。這些鉤子可能是精神或情緒層面的，可能來自佔有欲強的父母、孩子或情人，他們會消耗你的能量。太陽石充滿愛意地將連結還給對方，對於切斷關係極為有利。如果你很難說出「不」而且不斷為他人做出犧牲，請隨時隨身攜帶太陽石。它消除相互依賴，有幫助自我賦權、獨立和活力。太陽石還能幫你克服拖延症。

在情感上，太陽石可以作為抗憂鬱藥物並解除黑暗情緒。它對季節性情感障礙特別有效，可以點亮冬天的黑暗。它擺脫被歧視、處於不利地位和被遺棄的感覺。太陽石可以消除壓抑和困擾，扭轉失敗感，增強自我價值和自信。太陽石鼓勵樂觀和熱情，轉而以積極的態度對待事件。即使是最頑固的悲觀主義者也會對太陽石做出回應。將太陽石放在太陽神經叢上可以解除沉重或壓抑的情緒，並進行轉化。

療癒
太陽石可激發自癒能力，調節自主神經系統並協調所有器官。它可以治療慢性喉嚨痛並緩解胃潰瘍。太陽石對季節性情感障礙特別有效，可以緩解任何憂鬱症。太陽石可以在身體周圍形成保護水晶陣，緩解軟骨問題、風濕病和全身酸痛。

位置
放置、配戴或手持在適當位置。在陽光下使用太陽石特別有好處。

（另見黃色拉長石，第 171 頁。）

TEKTITE 似曜岩

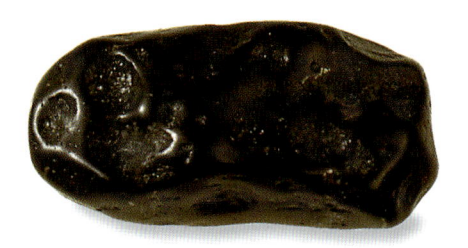

原石

顏色	黑色或深棕色,綠色(捷克隕石)
外觀	小型,玻璃狀,細緻地半透明
稀有度	似曜岩因為是一種隕石而頗為稀有,但可以從專門店取得
來源	中東和遠東,菲律賓、玻里尼西亞,可能出現於世界各地

屬性

由於似曜岩源自於外星,被認為可以增強與其他世界的溝通,並透過吸收和保留更高知識以鼓勵靈性成長。它在創造性能量和物質之間形成連結。似曜岩可以幫助你釋放不想要的經歷,記住你學到的教訓並專注於那些有利於靈性成長的事物。它帶你深入問題核心,促進對真正原因和必要行動的洞察。

將似曜岩放在脈輪*上可以平衡能量流,並可能得以扭轉以錯誤方式旋轉的脈輪。它有助於心靈感應和靈視力*,如果將似曜岩放在第三隻眼*上,它會開啟與其他維度的溝通。這顆寶石可以增強身體周圍的生物磁鞘*。

傳統上，似曜岩被當做各個層面的生育護身符。另外，這顆寶石還能平衡陰陽能量。

療癒

似曜岩可以退燒，幫助微血管和循環。它能防止疾病傳播。某些類型的似曜岩已被用於心靈手術。

位置

適當放置或手持。

（另參閱捷克隕石，第 187 頁。）

THULITE 錳黝簾石

又被稱為粉紅黝簾石

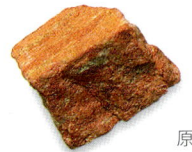

原石

顏色	粉紅色、玫瑰色、白色、紅色、灰色
外觀	粒狀集合,通常很大
稀有度	從專門店取得
來源	挪威

屬性

錳黝簾石是一種與生命力有強大連結、充滿戲劇性的寶石,可刺激療癒和再生,在任何需要克服阻礙的地方都會有很幫助。它有助於激發外向、促進口才和表演技巧。在精神上,它提升解決問題的好奇心和創造力,探索人類條件的二元性,結合愛與邏輯。

在情感上,錳黝簾石鼓勵表達激情和性感受。它教導我們:慾望、肉慾和性是生活的正常組成部分,並鼓勵它們的建設性和正面表達。

療癒

錳黝簾石可治療鈣缺乏和胃部不適;強化生育能力並治療生殖器官疾病。這是一種強健和再生的寶石,對於極度虛弱和神經衰弱的狀況很有幫助。

位置

視需要放置在皮膚或恥骨上。

水晶辭典

TIGER'S EYE 虎眼石

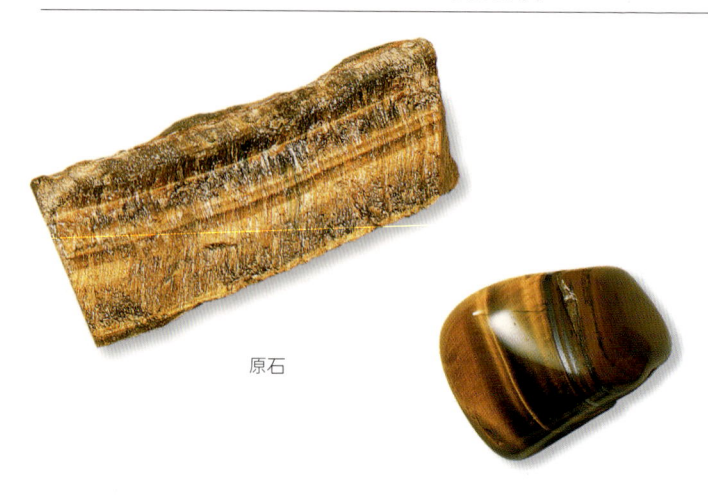

原石

滾磨

顏色	棕至黃色、粉紅色、藍色、紅色
外觀	帶狀，微亮，時常是小尺寸並經滾磨
稀有度	容易取得
來源	美國、墨西哥、印度、澳大利亞、南美

屬性

虎眼石將地球能量與太陽能量結合，創造出一種高振動狀態，但又能接地，將靈性能量引導到地球上。放在第三隻眼 * 上可以增強地面人的心靈能力並平衡較低脈輪 *，刺激昆達里尼 * 能量揚升。

虎眼石是一種保護石，傳統上被當作護身符攜帶，以防範不好的願望和詛咒。它展現正確使用權力的方式並帶出誠信，有助於實現目標、了解內在資源並促進意念清晰度。將虎眼石放在臍輪上對於精神恍惚或心不在焉的人非常適合，它奠定並促進意志顯化。虎眼石將轉變錨定至身體。

這顆寶石對於辨識你和其他人的需求很有用，分辨出你一廂情願的想望和真正需要的事物。

在精神上，虎眼石整合大腦半球並增強實際感知。它有助於收集分散的資訊以形成一個連貫的整體；它幫助解決困境和內部衝突，特別是那些因驕傲和任性帶來的困境和衝突。虎眼石對於治療精神疾病 * 和人格障礙特別有幫助。

在心理上，虎眼石可以療癒自我價值、自我批評和創造力受阻的問題。它有助於認識一個人的才能和能力，並了解需要克服的缺點。它能協助上癮性格並做出改變。

在情感上，虎眼石可以平衡陰陽，並讓情緒體充滿能量。它可以緩解抑鬱，並振奮情緒。

療癒
虎眼石可以治療眼睛，並增進夜間視力，治療喉嚨和生殖器官，並消除肌肉收縮。它有助於修復骨折。

位置
短時間佩戴在右臂上或作為吊墜。在療癒過程視需求放在身體上。放在臍輪上以獲得靈性接地。

特定顏色

除了一般屬性外,虎眼石的特定顏色還具有特定特性:

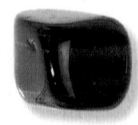

藍虎眼石具鎮靜和釋放壓力的功效,對過度焦慮、脾氣暴躁和恐懼的人有幫助。在療癒方面,藍虎眼石可減緩新陳代謝,冷卻過度活躍的性慾,並消除性挫折。

藍虎眼石

金虎眼石有助於注意細節,告誡不要自滿。它有協助從理性而非情感出發採取行動。金虎眼石是面對測試和重要會議的絕佳夥伴。

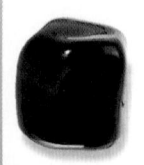

紅虎眼石是一種具刺激性的寶石,可以克服昏睡並提供動力。用於療癒會加速緩慢的新陳代謝並提升低下的性慾。

特定形式

除了一般屬性外,虎眼石其他形式還具有以下特性。

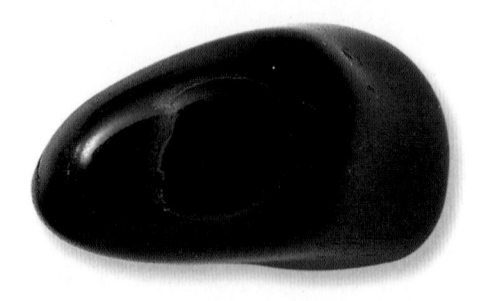

紅虎眼石

鷹眼石

鷹眼石（Hawk's Eye）
額外特性
鷹眼石是虎眼石的一種帶狀的「鷹」形式，是治療地球能量和接地能量的絕佳寶石，刺激並增強身體活力。鷹眼石翱翔在世界之上，對視力及洞察力有幫助，並能增強如靈視力*等心靈能力。鷹眼石淨化並激發海底輪*。在房間的財位放置鷹眼石可以吸引財富。

鷹眼石特別適合用於化解限制性、消極的思維模式以及根深蒂固的行為，它可以讓人們正確地看待問題，緩解悲觀情緒，以及將自己造成的問題歸咎於他人的慾望。這顆寶石也會讓在今生或前世鎖死的情緒和疾病浮出水面。將鷹眼石放在第三隻眼*上有助於回到情緒障礙的根源（無論發生在何時）。

療癒
鷹眼石可以改善循環系統、腸道和腿部。它可以帶出五十肩或頸部僵硬暗藏的心身原因。

位置
手持或放在適當的位置。

TOPAZ 拓帕石

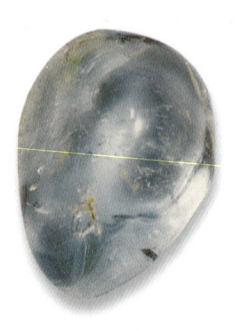

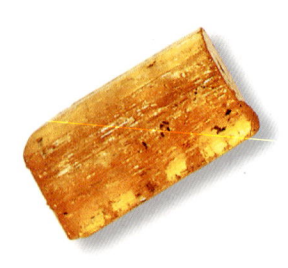

藍拓帕石（拋光）　　　　　金黃拓帕石（原石）

顏色	金黃色、棕色、藍色透明、紅至粉紅色、綠色
外觀	透明，水晶柱，通常尺寸小且琢面或大塊
稀有度	容易從專門店取得，紅至粉紅色的標本很罕見
來源	美國、墨西哥、印度、澳大利亞、南非、斯里蘭卡、巴基斯坦

屬性

托帕石是一種柔和、富同情心的寶石，可將能量引導至最需要的地方。它可以舒緩、療癒、刺激、充電、恢復活力並調整身體經絡系統。托帕石促進真理和寬恕，幫助照亮道路、凸顯目標並挖掘內在資源。這種水晶帶來

對宇宙的信任，使你能夠「成為」而不是「執行」。它消除懷疑和不確定性。

托帕石充滿活力的能量帶來歡樂、慷慨、富足和健康。傳統上被認為是愛情和好運之石，能成功實現目標。它非常支持肯定、顯化以及視覺化。據說，托帕石水晶的琢面和末端都具有正能量和負能量，可以透過它們集中對宇宙的請求，然後在地球層面上顯化。

托帕石非常適合淨化氣場＊和引導放鬆，可釋放任何程度的緊張並可以加速費力的靈性發展。

從心理上，托帕石可以幫助你發現內在的財富。它讓你感到自信和博愛，希望分享你的好運、向周遭散播陽光。快樂的托帕石周圍不會有負面情緒，這顆寶石促進開放和誠實、自我實現、自我控制以及發展內在智慧的衝動。

在精神上，托帕石有助於解決問題，對於從事藝術的人特別有用。它可以幫助你意識到自己的影響力，以及透過努力工作和生活經驗所獲得的知識。這顆寶石能夠看到更大的全局和微小的細節，並了解它們之間的相互關係。托帕石有助於表達想法並賦予伶俐。

托帕石是一種絕佳的情感支持，它可以穩定情緒，讓你接受來自各方的愛。

療癒

托帕石可以用來顯化健康狀況。它有助於消化、對抗厭食、恢復味覺、增強神經並刺激新陳代謝。聖賀德佳・馮賓根（Saint Hildegard of Bingen）推薦了一種托帕石水晶能量水來矯正視力模糊。

位置

無名指、太陽神經叢和眉心輪*。用於療癒,可視情況放置或擺放。可以將水晶能量水塗在皮膚上。

特定顏色

除了一般屬性之外,特定顏色還具有其他特性:

藍色托帕石放在喉輪或第三隻眼*上有助於這些脈輪和語言表達能力。它是冥想和調整更高自我的絕佳顏色,有助於按照自己的願望和觀點生活。這種顏色與真理和智慧的天使相協調,能幫助你看到自己一直遵循的生活腳本,並了解你在哪裡偏離了自己的真理。

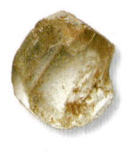

透明托帕石有助於了解思想和行為,以及它們所產生的業力*效果。它有助於淨化情緒和行為,啟動宇宙意識。在療癒過程中,透明托帕石可以消除停滯或卡住的能量。

透明拓帕石

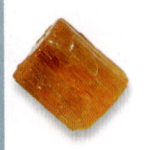

金色托帕石(帝王托帕石)就像一顆電池,可以為靈魂和身體充電,增強信心和樂觀情緒。它是一種非常好的寶石,可以有意識地協調宇宙中最高的力量,並且可用來儲存以這種方式收到的訊息。它能讓你想起你的神聖起源。

金色托帕石

帝王托帕石有助於了解自己的能力,注入得到認可的動力,並吸引有幫助的人。這顆寶石對於那些追求名譽的人來說是有益的,因為它賦予你魅力和自信,讓你對自己的能力感到自豪,同時保持慷慨和開放的心態。它有助於克服限制並訂定宏偉的計劃。用於療癒,它可以再生細胞結構並強化太陽神經叢,有利於神經衰弱和營養物質燃燒不足。它可以治療肝臟、膽囊和內分泌腺。

粉紅色托帕石是希望之石,溫和地緩解舊有的不適 * 模式並消除抵抗力,開啟通往容光煥發的健康之路。這顆寶石會向你展現神聖的面貌。

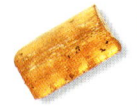

組合石

金紅石托帕石十分罕見,但對於視覺化和顯化極為有效。它是一顆絕佳的占卜 * 石,經過良好的訊息輸入程序可帶來深刻的洞察,並為人們的生活帶來愛和光明。

黃色托帕石

TOURMALINE 碧璽

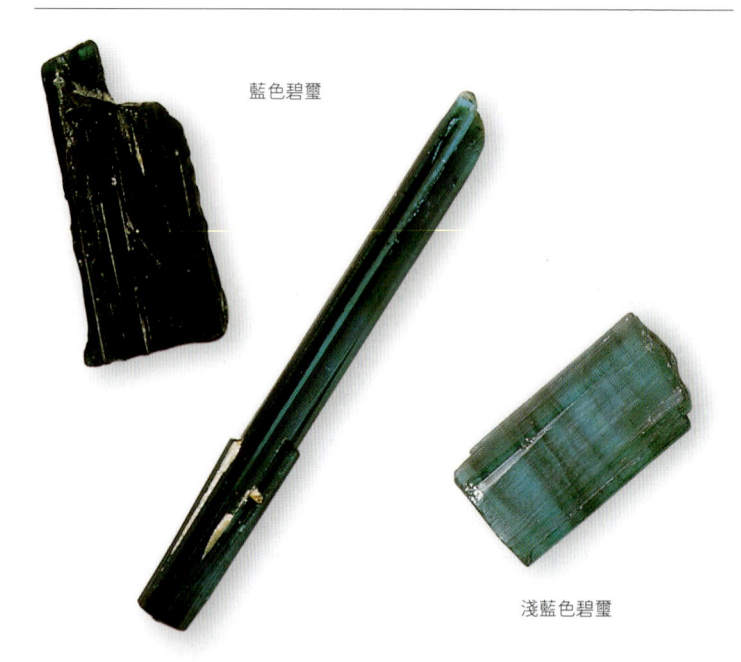

藍色碧璽

淺藍色碧璽

藍色碧璽魔杖

顏色	黑色、棕色、綠色、粉紅色、紅色、黃色、藍色、西瓜色、藍至綠色
外觀	有光澤、不透明或透明、長條紋或六角形結構,各種尺寸
稀有度	容易從專門店取得
來源	斯里蘭卡、巴西、非洲、美國、西澳大利亞、阿富汗、義大利

屬性

碧璽可以清掃、淨化沈重的能量，並將其轉化為更輕盈的振動。它讓靈性能量紮根，清理和平衡所有脈輪*，並在身體周圍形成保護罩。

碧璽是一種薩滿石，可以在儀式期間帶來保護。它可用於占卜*，傳統上用於在遇到麻煩時指出罪魁禍首或原因，並指示行動的「好」方向。

天然碧璽魔杖是有用的療癒工具，可以清除氣場、消除障礙、驅散負能量，並點出特定問題的解決方案。它們非常適合平衡和連接脈輪。在身體層面上，它們重新平衡經絡*。

碧璽對神力*能量有很強的親和力，對花園和植物極為有益。它可以作為天然殺蟲劑，防止害蟲；埋在土壤中可以促進所有作物的生長和健康。

在心理上，碧璽有助於了解自己和他人，讓你深入了解自己，增加自信並減少恐懼。它消除任何受害者的感覺，吸引靈感、同情心、寬容和繁盛。

碧璽是一種強大的精神治療劑，可以平衡大腦的左右半球，並將消極的思維模式轉化為積極。這顆寶石使心理歷程、脈輪和生物磁鞘*保持一致。它有助於治療偏執和克服閱讀障礙，因為它可以改善手眼協調以及輸入訊息的吸收和轉譯。

在情感上，紅色、黃色和棕色碧璽對性和性慾喪失背後的情緒功能障礙有益。生理上，碧璽可以釋放張力，這有助於脊椎調整。它能平衡體內的陰陽能量。

水晶辭典

療癒

碧璽側面的條紋強化了能量流動,使其成為療癒、增強能量和清除堵塞的絕佳寶石。每種不同顏色的碧璽都有其特定的療癒能力。

位置

放置或配戴在適當的地方。若要刺激經絡*,請將晶尖指向與經絡流動的方向相同的方向。非常適合製成水晶能量水,能夠快速且有效地發揮作用。

特定顏色和形狀

除了一般屬性外,有色碧璽還具有特定的附加特性:

黑碧璽(黑色電氣石)可以抵禦手機、電磁煙霧*、輻射、心靈攻擊*、咒語和惡意以及各種負能量。它與海底輪*連接,可以穩定能量並增加身體活力,分散緊張和壓力。

黑碧璽

黑碧璽清除消極思想,倡導一種悠閒和客觀中立的態度,並具備清晰、理性的思維過程。無論在什麼情況下,它都鼓勵正面的態度,並激發利他主義並實踐創造力。

用於療癒時,將黑碧璽晶尖向身體外放置可以

排出負能量。黑碧璽可以預防使人衰弱的疾病,增強免疫系統,治療閱讀障礙和關節炎,緩解疼痛,並重新調整脊椎。戴在脖子上或放在你和電磁源之間。

藍碧璽(靛青電氣石) 啟動喉輪和第三隻眼脈輪 *,並刺激對靈性自由和清晰的自我表達的渴望。這種顏色有助於心靈覺察、促進願景,並為服務他人開闢道路,鼓勵忠誠、道德、寬容和對真理的熱愛。它帶著平靜的光芒,化解悲傷和壓抑的感情,並得到療癒並消散,同時有助於培養內在責任感。這顆寶石促進與環境和諧相處。對於治療師來說,它可以防止消極情緒沾黏,是一種絕佳的寶石。

在療癒方面,明亮的藍碧璽是一種有用的診斷工具,有助於辨識疾病的根本原因 *。藍碧璽有益於肺部、免疫系統和大腦,可矯正體液失衡,治療腎臟和膀胱、胸腺和甲狀腺以及慢性喉嚨痛。對失眠、盜汗、鼻竇炎、細菌感染等有幫助。傳統上用於喉嚨、喉嚨、肺、食道和眼睛,可以舒緩燒傷並防止留下疤痕。深藍碧璽對眼睛和大腦特別有幫助,可以製成水晶能量水。藍碧璽可以放置在任何有疾病或阻塞的地方。它有助於克服言語障礙。

棕碧璽（棕色電氣石）是一種極好的接地石，可以清理和開啟地球脈輪以及在化為肉身期間支撐身體的接地線*。它清潔氣場，調整乙太體並保護它。棕碧璽鼓勵社區精神和社會承諾，讓人在大型群體中感到舒適。這顆寶石可以療癒不正常的家庭關係並增強同理心。棕碧璽講求實用，促進創造力。在療癒方面，棕碧璽可以治療腸道疾病和皮膚病，並刺激全身再生。

棕碧璽

無色碧璽（白碧璽） 綜合所有其他顏色並開啟頂輪*。在療癒過程中，它使身體*和乙太體*的經絡*對齊。

綠碧璽（綠色電氣石） 是一種傑出的治療劑，有助於可視化。它開啟心輪，促進同情心、溫柔、耐心和歸屬感。這顆滋養石帶來平衡和生活樂趣。綠碧璽將負面能量轉化為正面能量並消除恐懼，增進開放和耐心。它使人煥發活力並激發創造力。有了這顆寶石，人們就能夠看到所有可能的解決方案並選擇最具建設性的選項。它能吸引佩戴者朝向繁榮和富足。綠碧璽克服了父親形象的問題。它還協助草藥學的研究並加強療法的應用，並具有治療植物的能力。

多彩寶石
碧璽

在療癒方面，它與所有綠色寶石相同，有助於睡眠並平靜心靈。它強化神經系統並為振動轉變做好準備。綠碧璽可治療眼睛、心臟、胸腺、腦部和免疫系統；幫助減肥；緩解慢性疲勞症候群和精疲力竭。它有助於重新調整脊椎並幫助緊張的肌肉。綠碧璽是一種有

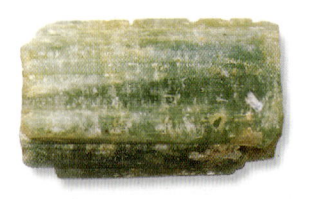

綠碧璽

用的解毒劑，可緩解便秘和腹瀉。它可以減少幽閉恐懼症和恐慌發作。綠碧璽對過動兒童有益。

多彩寶石碧璽（鋰電氣石）包含所有顏色，因此，它可以使思想、身體、精神和靈魂變得完整。它對於圖像和促進夢想、激發創造力和增強想像力是絕佳的寶石。這顆寶石提供通往內在自我和更高靈性領域的門戶。

在療癒過程中，多彩寶石碧璽可刺激免疫系統和新陳代謝。

粉紅碧璽是一種催情劑，可以在物質和靈性世界中吸引愛情。它保證了愛是安全的行動，激發對愛的信任，並確保在你希望被別人愛之前必須先愛自己。這顆寶石有助於分享身體上的快樂。它透過淨化心輪、驅散情感上的痛苦和舊有的破壞性感覺，並將愛與靈性結合。粉紅碧璽促進平靜與放鬆，將你與智慧及同情心連結在一起，並刺激對治療能量的接受能力。

在療癒方面，粉紅碧璽可以平衡功能失調的內分泌系統，並治療心臟、肺部和皮膚。請放在心臟上。

紫羅蘭碧璽可刺激心的療癒並產生充滿愛的意識。它連結海底輪和心輪*，增加奉獻和愛的渴望。這顆寶石可以激發創造力和直覺。它可以疏通第三隻眼*脈輪，刺激松果體，消除幻想。這是治療前世的影響，非常有用的寶石，能帶你直達問題的核心，然後驅散它。

在療癒方面，紫碧璽可以減輕憂鬱並釋放強迫思維。它可以治療對污染物的敏感、阿茲海默症、癲癇和慢性疲勞症候群*。

紫碧璽

紅碧璽（紅色電氣石） 增強理解愛情的能力，提升機智和靈活性、社交性和外向性，平衡過多的攻擊性或過度的被動性。它可以療癒臍輪並給予活力，增加各方面的創造力。這種顏色提供耐力和韌性。在療癒方面，紅碧璽為身體提供生命力並排毒。它可以療癒心、治療消化系統、血管和生殖系統、刺激血液循環和脾臟、肝功能；修復靜脈。它對於肌肉痙攣和冷顫很有用。

西瓜碧璽（粉紅色包裹在綠色中） 是心輪的「超級活化劑」，將其與更高自我連結，強化愛、溫柔和友誼。這顆寶石可以灌輸耐心，並教導機智和社交；減輕憂鬱和恐懼，促進內心的安全感。西瓜碧璽有助於理解情況並清楚表達意念，可以治療情緒障礙並釋放舊傷痛。西瓜碧璽對人際關係有益處，有助於在不同情境中找到快樂。

在療癒中，西瓜碧璽可以消除任何阻力，讓肉身再次變得完整。它能促進神經再生，尤其是在癱瘓或多發性硬化症中，並可以治療壓力。

紅碧璽

水晶辭典

黃碧璽可刺激太陽神經叢，增強個人力量。它開啟靈性道路，有益於理智追求和商業事務。

在療癒方面，黃碧璽可以治療胃、肝、脾、腎和膽囊。

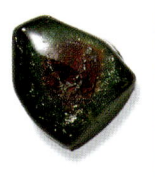

西瓜碧璽

組合石

帶有雲母的黑碧璽將惡意帶回其源頭，以讓肇事者從中得到教訓。這種組合對於消除電磁煙霧*特別有效。

與黑髮晶中線條的相比，**含根狀黑碧璽的石英**非常適合中和心靈攻擊或實際攻擊*，增強接收人的福祉，可用於防範恐怖攻擊並療癒此類攻擊的影響。這顆寶石具有超越二元性的能力，並將陰影整合進整體人格中。

碧璽鋰雲母共生非常適合戒除各種成癮、了解成癮背後的原因以及幫助你承認「否認」行為的存在；接著，它可以幫助你在沒有成癮物質或行為的虛假支持的情況下生活，取而代之的是宇宙能量的愛和保護，以及強大的自癒潛能。

（另參閱黑髮晶，第 243 頁。）

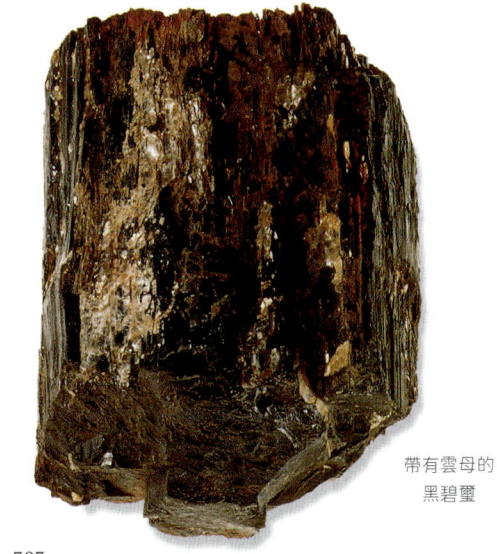

帶有雲母的
黑碧璽

水晶辭典

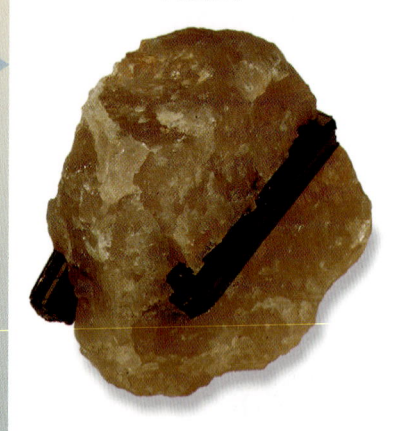

石英中的棍狀碧璽

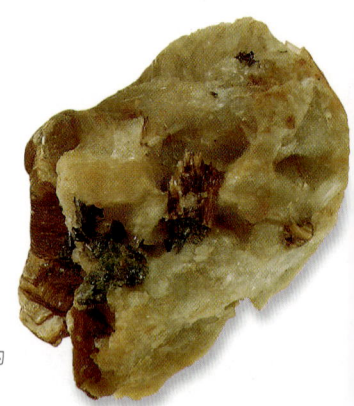

帶鋰雲母的
碧璽

TURQUOISE 綠松石

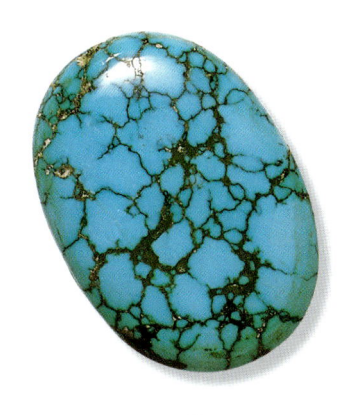

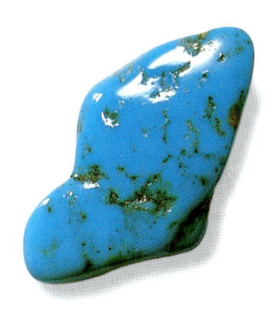

拋光　　　　　　　　綠松石

顏色	青綠色、綠色或藍色
外觀	不透明,常有紋理,各種尺寸,經常被拋光
稀有度	容易取得
來源	美國、埃及、墨西哥、中國、伊朗、祕魯、波蘭、俄羅斯、法國、西藏、阿富汗、阿拉伯

屬性

綠松石是最有效的治療劑,可為靈魂提供安慰、為身體提供健康。它是一種保護石,自古以來就被作為護身符。據說,它會改變顏色來警告不忠的危險。綠松石促進靈性協調並增強與物質和精神世界的溝通。將綠松石放

在第三隻眼 * 上可以增強直覺和冥想；放在喉輪 * 上可以釋放舊的誓言、抑制和禁令，讓靈魂再次表達自己。它探索前世，展現你「命運」的創造是如何持續進行，並且取決你在每個時刻所做的事情。

綠松石是淨化石，可以消除負能量並清除電磁煙霧 *，防範環境中的污染物。它將所有脈輪與精微體平衡且對齊，並將生理層面與靈性層面協調一致。傳統思想中，綠松石將大地和天空結合，匯集了男性和女性的能量。這顆寶石具同理心和平衡性。它是自我實現的提倡者，有助於創造性地解決問題，並在公開演講時安撫緊張情緒。

在心理上，綠松石是一種強化石。它抿除殉難的態度或自我毀滅。在精神上，綠松石可以在保持警覺的同時給予內心平靜，並有助於創造性的表達。在情感上，綠松石可以穩定情緒波動並帶來內心的平靜。它激發浪漫的愛情。

生理上，綠松石是治療疲勞、憂鬱或恐慌發作的絕佳寶石，其保護功能之一是抵禦外界影響或大氣中的污染物。

療癒
綠松石增強身體的經絡和精微能量場，增強身體和心靈的免疫系統並再生組織，協助營養物質的吸收，減輕污染和病毒感染，療癒整個身體，特別是眼睛，包括白內障。它可以減少過量的酸，對痛風、風濕病和胃部有幫助。這種寶石具有抗發炎、解毒、緩解痙攣和疼痛的作用。

位置
任何地方，尤其是喉嚨、第三隻眼和太陽神經叢。它可製成絕佳的水晶能量水。

水晶辭典

特定類型

除了一般屬性之外,以下類型還具有其他屬性:

西藏綠松石(Tibetan Turquoise)是綠色的,它的振動與更鮮豔的藍色略有不同,對於治療喉輪阻塞和受壓抑的自我表達特別有用,它能持續振動直到源頭被清除為止。

西藏綠松石(原石)

ULEXITE 鈉硼解石

也被稱為電視石

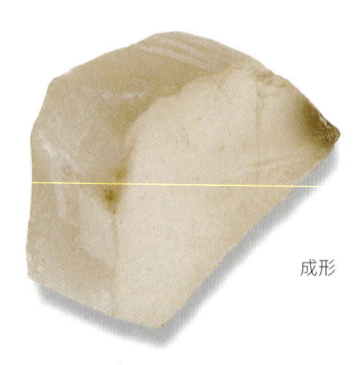

成形

顏色	透明
外觀	透明、絲滑的方形晶體,有時有隱約的條紋。具備放大的視覺效果。
稀有度	容易取得
來源	美國

屬性

鈉硼解石以其放大位於在其下方任何物體的能力而聞名,是一塊極其清澈的寶石,使事物聚焦於內在和靈性層面,提供急需的客觀性和清晰度。它非常適合理解夢境和幻象的含義。它展示了一個人在靈性層面上應該走的道路,引導你深入自我。

在更務實的層面上,鈉硼解石將你帶入問題的核心,指出問題並啟動解決方案。鈉硼解石是物質世界中的啟示之石,使你能夠洞察他人的內心,了

解他們的想法和感受，以便在完全理解的基礎上做出決定。

鈉硼解石柔和的能量有利於冥想和放鬆。放在第三隻眼 * 上可以增強可視化並消除負面的精神能量；它平衡陰陽能量，讓精微體 * 對齊。

在精神上，鈉硼解石可以增強想像力並激發創造力，尤其是在商業領域。

如果你發現事情不太對勁，鈉硼解石可以幫助你看清它們。

療癒
鈉硼解石可用於使視力變得清晰。它用作撫平皺紋的皮膚水晶能量水有絕佳效果，但不應放在水中太久，因為它有溶於水的特性。

位置
佩戴或放置在適當位置，尤其是在眼睛和第三隻眼上。如果你凝視鈉硼解石的深處，它會是一種絕佳的冥想石。

UNAKITE 綠簾花崗岩

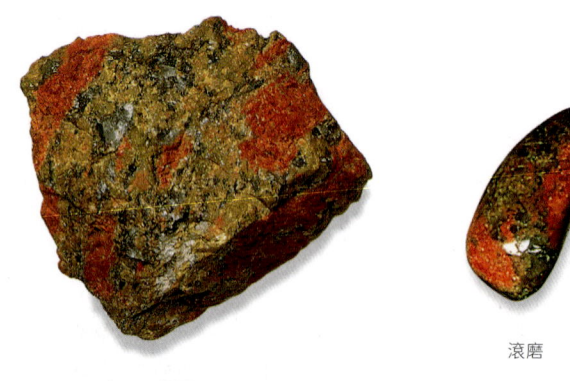

原石

滾磨

顏色	綠色到粉色
外觀	斑駁的，通常是小形經滾磨的寶石
稀有度	容易取得
來源	美國、南非

屬性

綠簾花崗岩是一顆視覺之石，平衡情感與靈性。放在第三隻眼 * 上可以開啟並促進可視化和心靈視覺。這顆寶石還可以在需要時提供接地，在冥想或通靈工作完成後很有幫助。

綠簾花崗岩可作為占卜 * 的表達水晶，顯示出需要妥協和整合的地方。最好的使用方法是與十或十二個其他合適的寶石一起使用（請參考第 375-376 頁）。經滾磨的寶石都放在袋子裡，然後選擇一顆寶石來回答問題，

或將一把丟到占卜輪上。

綠簾花崗岩放在環境中會帶來平靜溫和的能量，無論是一大塊還是幾塊在碗裡的滾磨寶石；如果放在電視機上方或附近，可以消除電磁污染的影響。

綠簾花崗岩有助於重生，揭露並整合過去關於阻塞原因的見解，並溫和地釋放抑制靈性和心理成長的條件。它也有助於前世治療，幫助我們回到問題的根源並重新審視。如果是針對這個目的使用，可以握住綠簾花崗岩或放在第三隻眼上。

無論不適 * 的出現時間點是遙遠的過去還是不久之前，綠簾花崗岩都會找到其根本原因，並將這些問題帶到表面，讓人能夠清楚地看到並妥善處理。

療癒
綠簾花崗岩對重大疾病的康復和恢復有幫助。它可以治療生殖系統，在需要時刺激體重增加，並有助於健康的孕期以及皮膚組織和頭髮的生長。

位置
放在適當的位置或以水晶能量水形式使用。

水晶辭典

VANADINITE 釩鉛礦

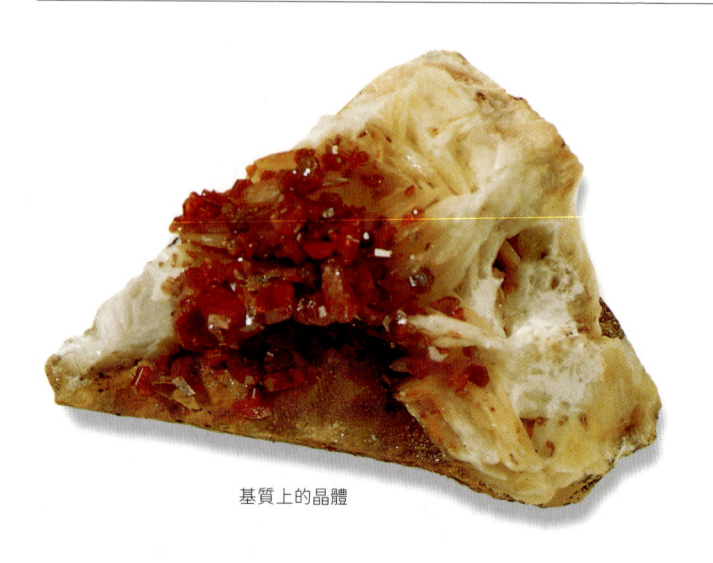

基質上的晶體

顏色	橘至棕色、紅至棕色、黃至棕色、紅色、橘色、黃色
外觀	非常小,在基質上的明亮透明水晶
稀有度	從專門店取得
來源	美國

屬性

對於那些難以接受自己肉體的人來說,釩鉛礦是一種極好的寶石。它與腳下地球本體的地球脈輪 * 有很強的連結。釩鉛礦將靈魂紮根於肉身,幫助

其在地球環境中保持舒適，防止能量浪費，並教你如何在生理層面保存能量。

釩鉛礦有助於冥想，關閉內心的雜音，它可以幫助「無念（no mind）」狀態，或用於有意識地引導意識以進行心靈視覺和旅程。它有能力開啟體內的內部通道，接收湧入的宇宙能量。這種能量使脈輪對齊，並將更高自我帶入身體，促進深層的內心平靜。

在精神上，釩鉛礦填補了思想和理智之間的空隙。它有助於確立目標並加以追求，關閉內心的雜音，讓洞察力和理性思維結合，形成內在的指導聲音。

這種寶石具有抑制過度花費的有用特性。請放在家裡的財位，或是放一小塊在錢包裡，可以保留錢財。

釩鉛礦有毒，應以間接法製作水晶能量水（參閱第 371 頁）。處理後請洗手。

療癒
釩鉛礦可用於治療呼吸困難，例如氣喘和肺部充血。它有助於循環呼吸的練習。釩鉛礦可以治療慢性疲勞和膀胱問題。若以水晶能量水的形式使用，僅有透過間接方法製成者可用於內服。

位置
將水晶能量水放在適當的位置或塗抹在胸部區域。如果要用於幫助接受身體，則應連續數週服用間接法製成的水晶能量水。

VARISCITE 磷鋁石

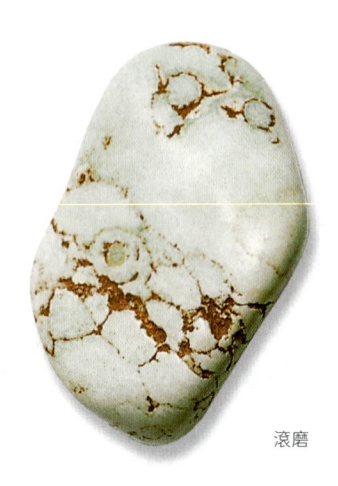

滾磨

顏色	綠色、灰色和白色
外觀	不透明，有時有紋理，可能在基質上呈現大塊或小硬結
稀有度	從專門店取得
來源	美國、德國、奧地利、捷克、玻利維亞

屬性

磷鋁石是一種鼓勵之石，帶來希望和勇氣，對病患和殘疾人士非常有用。它支持和鼓勵病人在罹病時繼續堅持下去，並幫助護理人員處理疾病可能造成的不適 *。它開啟心輪，將無條件的愛帶入情境中。

磷鋁石對前世探索非常有幫助。它能協助對過去經歷的視覺圖像呈現，同時深入體驗相關的生命情感和經歷。它能激發對不適原因或固有模式的洞察，並幫助重新建構情境以實現療癒。

在心理上，磷鋁石有助於走出深度的絕望，對宇宙再次充滿希望和信任。這顆寶石褪去偽裝，使你能夠向世界展現真實的自己。它可以平息緊張，帶來平靜的心。磷鋁石幫助冷靜，但又具備活躍的能量，可防止你變得過於嚴肅。晚上將磷鋁石放在枕頭下，能帶來平靜的睡眠和無憂慮的心情。在精神上，磷鋁石有助於清晰的思維並增強感知力，有助於自我表達和思想交流。

從生理上，磷鋁石是一種能量補充劑，有助於恢復耗盡的能量儲備。

療癒

磷鋁石治療神經系統，處理腹脹和血流收縮，並恢復靜脈和皮膚的彈性。它可以中和胃酸過多，有助於治療痛風、胃炎、潰瘍、風濕病和相關疾病。對男性陽痿有幫助，還能緩解痙攣。

位置

放置在適當的地方並長期使用。置於第三隻眼 * 上方以回憶前世。作為吊墜佩戴或握在左手中。

WULFENITE 鉬鉛礦

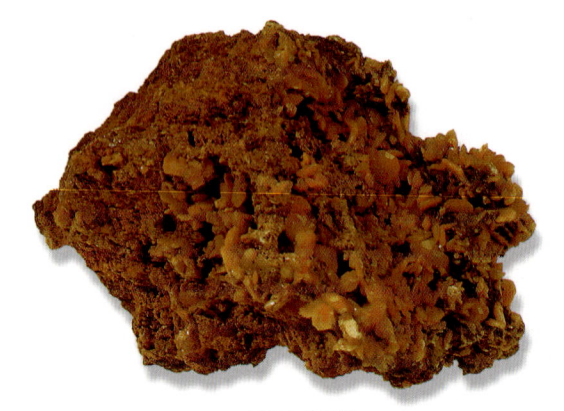

基質上的晶體

顏色	黃色、金色、橙色、綠色、灰色、黃色至灰色、棕色、白色、無色
外觀	小晶體或基質上的葉片狀，或大且半透明的方形晶體
稀有度	可從專門店取得
來源	美國、墨西哥

屬性

鉬鉛礦是一種非常有用的寶石，但有毒——請小心處理，不要放在皮膚上，使用後請洗手。它有助於接受生活中不太樂觀的面向，並防止你在面對消極情況或感受時感到沮喪、或讓慣性介入。對於那些因為只專注於積極的、壓抑消極的特徵和經歷而變得不平衡的人來說，它特別有用，因為

他們過於耽溺於「甜蜜」、太完美,以至於不真實、不接地氣。鉬鉛礦幫助他們接受和整合陰影能量,超越「正面」和「負面」的二元性,接受兩者作為補充和平衡的力量。

在精神上,鉬鉛礦能幫助在物理層面與心靈、直覺或精神層面之間進行快速而輕鬆的轉換。據說它可以探訪過去、現在和未來,並幫助與這些狀態進行溝通。它促進與靈性世界的接觸和溝通,開啟一條將靈應振動帶到地球的通道。

如果你已與今生會遇到的另一個靈魂達成協議,鉬鉛礦有助於辨識出該靈魂並協調你安排見面的原因。當目的或課題實現時,它將靈魂連結在一起,然後在適當的時候放手。

鉬鉛礦是一種可用於白魔法的寶石,支持和增強儀式工作和旅程,並重新獲得前世擁有的魔法知識。這些知識現在就可以付諸實踐,可能來自古埃及或希臘的神廟,或來自更近的過去。如果有人因與魔法有關的信仰而在基督教會的手中遭受痛苦,那麼鉬鉛礦可以幫助療癒這種經歷,讓再次行動時感到安全。

療癒
鉬鉛礦具有恢復活力和保存能量的能力,但沒有特定的治療屬性。

位置
視需要握住或放置。可透過輸入訊息至鉬鉛礦讓你接觸到靈魂連結(soul links)*,然後將其放置在房子的關係角落。

ZEOLITE 沸石

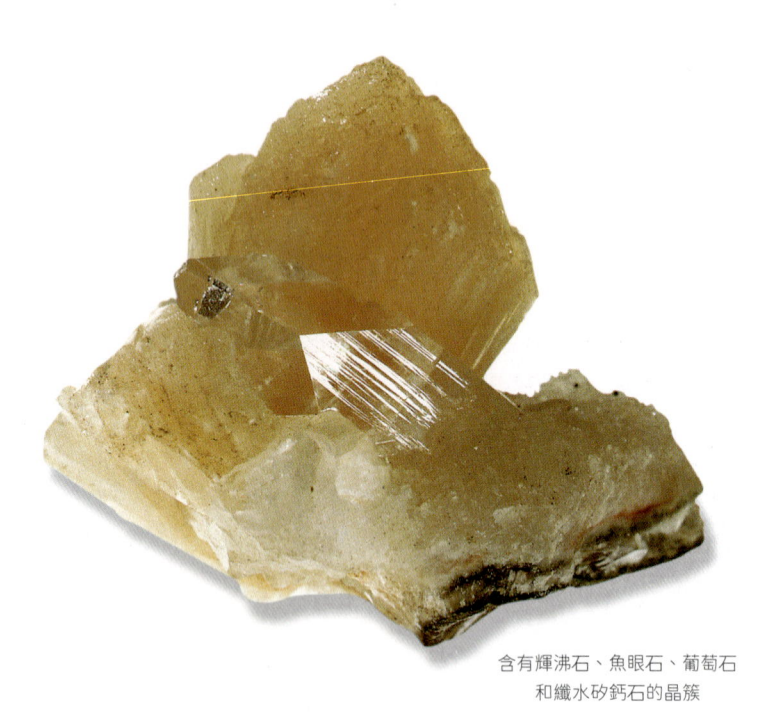

含有輝沸石、魚眼石、葡萄石
和纖水矽鈣石的晶簇

顏色	無色、白色、藍色、桃色
外觀	各式各樣，各種尺寸，通常是晶簇
稀有度	可從專門店取得
來源	英國、澳大利亞、印度、巴西、捷克、義大利、美國

屬性

沸石是一組經常一起出現在基質上的晶體總稱。它們包括魚眼石、纖水矽鈣石、針鈉鈣石、葡萄石和輝沸石（請參考第 64、204、220、277 頁）。組合石非常漂亮，可作為裝飾以美化環境。沸石會吸收毒素和氣味；埋在地下或放在農作物附近有益於農業和園藝。

沸石是一種靈氣療癒 * 石，有助於協調能量並增強治療反應。

療癒

沸石可用於治療甲狀腺腫大、消除腹脹和釋放身體毒素。它對克服成癮（尤其是酒精成癮）具支持作用，並且可以為此目的製成水晶能量水。然而，應該使用蘋果醋作為防腐劑，而不是白蘭地或伏特加。

位置

放在適當位置或用以水晶能量水形式使用。

ZINCITE 紅鋅礦

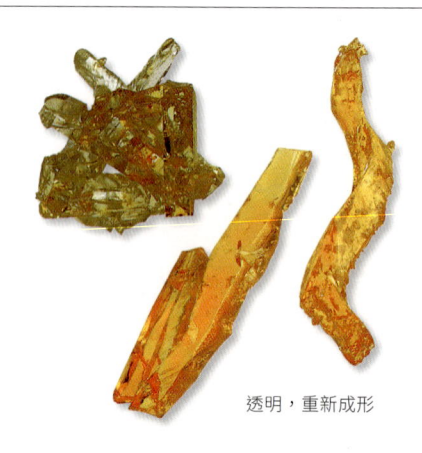

透明,重新成形

顏色	紅色、橙到黃色、綠色、無色
外觀	顆粒狀集聚, 不過在波蘭有一些引人注目的透明水晶, 它們是在礦場的冶煉過程中形成的
稀有度	可從專門店取得
來源	波蘭、義大利、美國

屬性

紅鋅礦是一種強大的寶石,能夠提升個人的體能、才能和創造力。這種擁有強烈能力和活力的火熱的寶石,可以幫助實現願景並重新激活耗盡的能量系統。它可以清除體內的能量阻塞,讓生命力暢通無阻地流動。紅鋅礦在生理和靈性層面上吸引豐富的能量,可以用來將光體安全地錨定到物質領域。

紅鋅礦與下半部脈輪 * 產生共鳴，為整個身體重新注入活力，激發創造力和生育力。它有助於昆達里尼 * 能量揚升並增強本能和直覺。

紅鋅礦灌輸信心和發現自己力量的能力。心理上，紅鋅礦可以治療休克和創傷，給予處理創傷情況的勇氣。它可以緩解憂鬱症並釋放痛苦的記憶，進而使這些記憶得以安息。如果你患有嗜睡或拖延症，紅鋅礦有能力推動你充分發揮潛力。它可以幫助你接受必要的改變。

紅鋅礦對恐懼症很有用，有助於找到根本原因並輕輕地釋放它，然後將思想重新編譯為更積極的模式。它還可以釋放催眠命令和精神印記。

如果你是一位正在與更年期症狀或空巢期鬥爭的女性，紅鋅礦可以溫和地緩解症狀，並幫助你適應生活的變化。

紅鋅礦提倡團隊活動，將志同道合的人聚集在一起，使他們成為一個整體。這對實際的關係也有好處。如果需要淨化，紅鋅礦可以刺激療癒危機並提供宣洩，然後重新為系統注入活力。

療癒
紅鋅礦可改善皮膚和頭髮。它對攝護腺和更年期症狀有益，並增強免疫系統和身體的能量經絡 *。它可以治療慢性疲勞症候群、愛滋病和自體免疫疾病，緩解念珠菌、黏液病症和支氣管炎，並有助於預防癲癇。紅鋅礦能刺激排除和吸收器官，並已被用於治療不孕症問題。

位置
視需求放置或持有。

ZOISITE 黝簾石

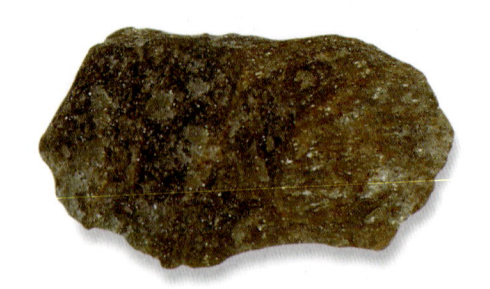

原石

顏色	無色、白色、黃色、棕色、藍色、綠色、紅色、粉色（錳黝簾石）、薰衣草紫至藍色
外觀	堅硬的集聚，多色性（pleochroic）*，各種尺寸
稀有度	從專門店取得，通常會跟紅寶石共同存在
來源	奧地利、坦尚尼亞、印度、馬達加斯加、俄羅斯、斯里蘭卡、柬埔寨、肯亞

屬性

黝簾石將負面能量轉化為正面能量，並連結到靈性領域。

心理上，黝簾石有助於展現自己，而不是受他人影響或試圖遵守規範。它能幫助你實現自己的想法，並將破壞性的衝動轉化為建設性行為。這種寶石可以驅散昏睡，將壓抑的感覺和情緒帶到表面，使其得以被表達。

精神上，黝簾石是一顆富有創造力的寶石，可以在中斷後讓思緒回到目標上。生理上，黝簾石有助於從嚴重疾病或壓力中恢復過來。

水晶辭典

療癒

黝簾石是一種解毒劑，可以中和過度酸化並減少發炎。它可以增強免疫系統和促進細胞再生，並治療心臟、脾臟、胰臟和肺。這種寶石可以刺激生育能力並治療卵巢和睪丸的疾病。當與紅寶石結合使用時會增加效力。

位置

適當地佩戴或放置在與皮膚接觸的身體上。由於它是一種緩慢作用的寶石，因此可以長時間佩戴。

其他顏色

除了一般屬性之外，以下顏色還具有其他特性：

丹泉石（薰衣草藍色黝簾石） 是一種經過熱處理的寶石，具高振動性，有助於改變狀態和深刻的冥想狀態。從不同方向觀察時，它會改變顏色。

這種變化的顏色有助於提高意識，它連結到天使領域 *、指導靈 * 和揚升大師 *。丹泉石從阿卡西記錄 * 下載資訊並協助內在和外在的旅程。它啟動從海底輪到更高頂輪的脈輪 * 連結，使更高心智與物質領域接觸。它會刺激喉輪，有助於與從更高層次獲得的見解進行交流。在療癒方面，丹泉石可作用於頭部、喉嚨和胸部。它是一種極好的水晶能量水，可與海藍寶石和捷克隕石等寶石結合。在前世療癒過程中使用丹泉石並添加堇青石和賽黃金，可以溶解業力 * 不適 * 的舊模式，並為新模式的整合創造空間。

丹泉石

（另請參考第 287 頁的錳黝簾石，以及第 251 頁黝簾石中的紅寶石。）

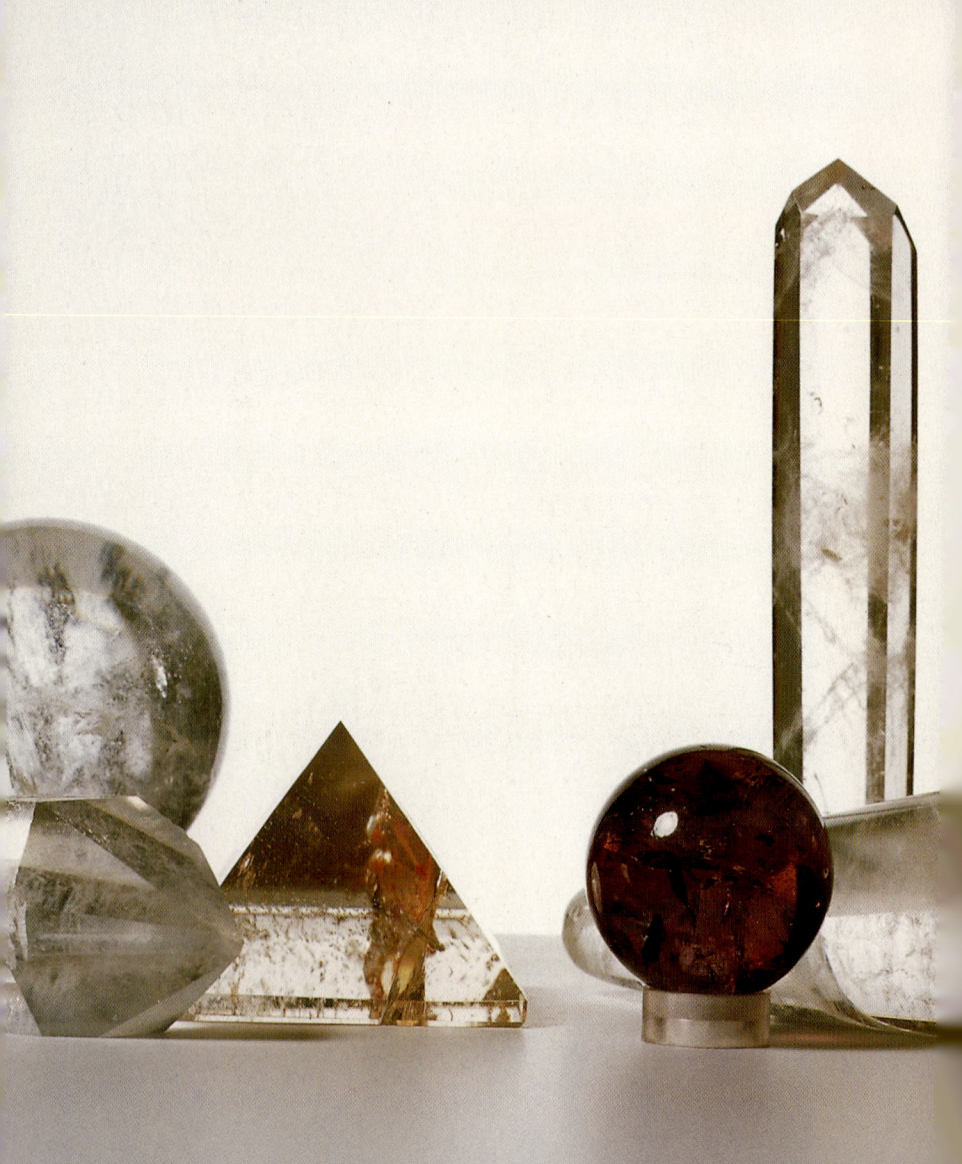

水晶形狀

水晶有各種形狀和大小，有些具自然的琢面和尖點，有些則呈圓潤且光滑；有些形成晶簇，有些則單獨存在；有些水晶是層層堆疊，有些是在氣泡中形成；有些是自然生成，其他則是人為切割成一個精確的形狀。每種形狀都有自己的屬性和應用，知道如何使用這些不同的形狀可開啟通往神奇可能性的道路。例如：你可以利用石英的能力來儲存和傳遞資訊，類似於電腦的存儲功能；有些形狀能開啟一扇通往另一個世界的窗——過去、現在或未來，地球或外星；其他形狀則能吸引靈魂伴侶或為你的生活帶來富足。

具有洞穴形狀的晶洞會聚集並儲存能量，然後緩慢釋放，而晶簇則將能量快速地向各個方向輻射。特定形狀相關的屬性與你如何選擇和使用水晶息息相關，將決定水晶的使用效果是否優秀。黃水晶簇會吸引大量財富，但可能會再次流出；然而，黃水晶晶洞的保留特性使你能夠留住資金，而單一晶尖會將其引導至特定方向。

水晶形狀

水晶形式

理解不同形狀水晶（例如晶洞和晶柱）的特性，並發現特定刻面形狀伴隨的潛力，有助於你利用水晶的獨特力量，尤其是擁有無數形式的石英。某些形式是自然生成的，其他則是被人為切割成型。其中一些人造形狀會模仿天然形狀——例如，許多大型透明或煙晶石英水晶被切割成高大的柱狀晶體，用作裝飾物品或治療工具，這樣可以重新打造出自然狀態下很少出現的特殊石英琢面，從而能更廣泛地使用它們。水晶很少以完美的球體形式出現，但幾個世紀以來，石英、黑曜石和綠柱石一直透過手工精心打造為占卜*工具，預言家凝視水晶球的深處以確認未來。不過，球體還有另一個功能：它們向各個方向均勻地向環境釋放能量。

石英晶簇

石英為基礎的晶體尖端有天然的刻面，通常有六個面，相當於從身體底部到第三隻眼*的六個脈輪*，終點代表頂輪及其與無垠的連結。

水晶的生長方式在晶體知識中具重要意義。石英水晶底部混濁，到達頂端時變得更清晰，這代表著靈性成長的潛力。有缺陷或內包*的水晶柱或大晶尖可能代表著生命中的創傷或受傷時期，為了讓意識可以進化，必須清除碎屑。完全透明的石英水晶是與宇宙和諧一致的象徵，隨身攜帶其中一

顆這樣的水晶可以將你的能量調整到靈性領域。

雖然特定的刻面形狀在大型水晶上最明顯，但即使是最小的石英晶柱也可能有一個由刻面形成的「窗口」。朝左的平行四邊形窗口將帶你回到過去；同樣的形狀朝向右則帶你走進未來。不同輪廓的窗將幫助你長距離引導或傳輸治療能量；有些記錄水晶的側面刻有歷代的智慧，用這些古老的寶石冥想可以獲得整體知識。另一方面，靈魂伴侶水晶能夠吸引並維持真愛。

如果你的水晶中有彩虹，這是喜悅和幸福的標誌。彩虹是由寶石內部的薄裂縫造成。彩虹水晶可以用來緩解憂鬱症。水膽水晶是含有數百萬年歷史的液體氣泡水晶，它們是集體無意識的象徵，是一切事物的基礎和合一。

每種水晶形狀在療癒層面各有特定用途：魔杖可以俐落地集中能量，刺激身體上的穴位或消除負面情緒；兩端有晶尖的水晶有助於打破舊有模式，能將精神與物質融為一體；蛋形水晶可以檢測並導正能量失衡；單晶尖將能量聚焦成光束；方形將其整合；球形向各個方向發射能量。以下幾頁將向你展示如何明智地使用不同的水晶，以作為優秀的療癒工具。

水晶形狀

自然晶尖

POINT 晶尖

許多晶體都有晶尖，有些很大，有些小到肉眼幾乎看不見。晶尖可以是天然的或人工成形。單一點有一個明確的琢面、尖端，另一端與晶簇基座分離的地方往往看起來參差不齊。單晶尖常用於治療，讓晶尖朝向遠離身體的方向可以將能量引導至外界；如果指向內，則將能量輸送到身體。

自然晶尖

DOUBLE TERMINATION 雙端

雙端晶體的兩端都有明確的晶尖，有些是天然的，有些是人工成形的。雙端晶體在兩端同時輻射或吸收能量，並將能量引導至兩個方向。這是平衡之石，將靈性與物質融為一體，可以在兩個能量點之間架起一座橋樑。

這些水晶有助於療癒，它們吸收負能量並打破舊模式，有助於克服成癮。雙端水晶也可以用來整合先前被封鎖的自我部分。將其放在第三隻眼 * 上可以增強心靈感應。

（有關自然雙端水晶，請參考第 350 頁）

人工成形的
雙端水晶

水晶形狀

CLUSTER 晶簇

晶簇是許多晶尖被鑲嵌在同一個底座上，但不一定是固定的。晶體可小可大。晶簇向周圍環境輻射能量，也可以吸收有害能量。它們可以被輸入訊息並留在該處以完成工作，對於淨化空間或其他水晶特別有用，在這種情況下，水晶應放置在晶簇上過夜。

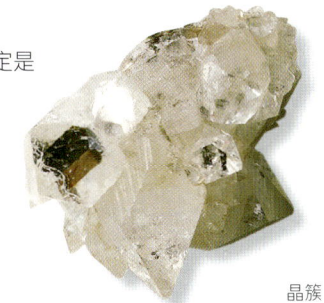

晶簇

GEODE 晶洞

晶洞包含在一個外部形狀之中，打開後裡面是空心的，有許多晶體朝內。晶洞本身保存並放大能量。由於它們圓形、洞穴狀的形狀和並擁有許多晶柱，可以擴散放大的能量，柔化能量但不會中和它，如果需要的話，可以讓它慢慢流出。晶洞對於保護和幫助靈性成長很有用。晶洞有助於戒除毒癮，對上癮或過度放縱的性格有幫助。

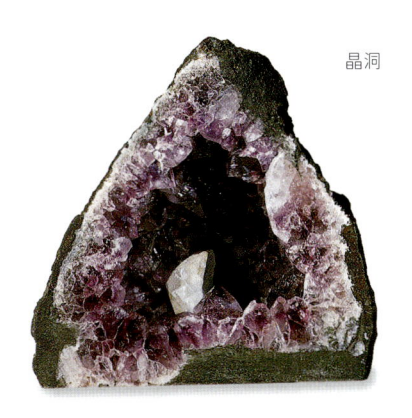

晶洞

水晶形狀

NATURALLY OCCURRING LONG POINT
自然出現的晶尖

這種水晶將能量集中在一條直線上，經常被仿造在特定目的製成的水晶魔杖，廣泛用於療癒或儀式工作。如果指向身體，它會快速傳遞能量；如果朝向身體之外，它會吸收能量。（請參考第 354-359 頁的魔杖。）

PHANTOM 幽靈

幽靈水晶在較大水晶的內部，看起來像幽靈一樣，因為其形成方式而吸收了數億年的知識。它能回顧過去，它為成長和演化指引明燈，有助於克服停滯。根據水晶的類型，每種都有特定的含義。（請參考第 233 頁。）

晶尖

幽靈水晶

BALL 球形

球形通常由較大的水晶製成，內部可能有平面或缺陷。它們向各個方向均勻地發射能量，被視為通往過去或未來的窗口，透過時間移動能量讓人瞥見即將發生或已經發生的事情，這種做法被稱為占卜*。

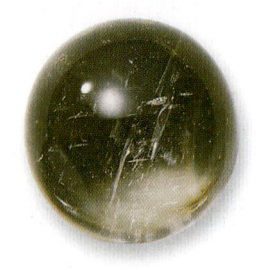

球形

水晶形狀

SQUARE 方形

方形水晶將能量凝聚在其形狀內，對於錨定意圖和接地紮根很有用。天然存在的方形水晶（例如螢石）也可以吸收負能量並將其轉化為正能量。

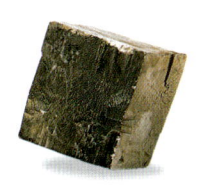

方形水晶

PYRAMID 金字塔

金字塔形水晶的底座有四個側面，但如果晶體是天然的而不是人工成型的，則底座本身可能是方形。天然存在的金字塔形水晶（如魚眼石）透過頂點放大並緊密聚焦能量，適合協助顯化計畫。金字塔也可以用來排出脈輪的負能量和阻塞，補入充滿活力的能量。人造金字塔有多種材質可供選擇，增強並集中水晶固有的特性。

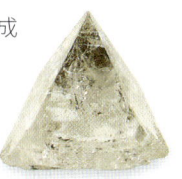

金字塔水晶

EGG 蛋形

蛋形晶體限制和形塑能量，可用於偵測並重新平衡體內的阻塞。較尖的一端是反射療法或穴位按摩有用的工具。它們是在壓力時使用的絕佳「掌心紓緩小物」。

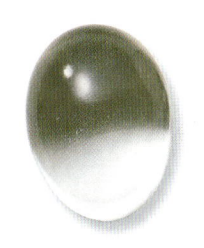

AMORPHOUS 非晶質

非晶質水晶（例如黑曜石）沒有特定的形狀。由於非晶質水晶沒有剛性的內部結構，因此能量在其中快速流動。它們作用強、效果快。

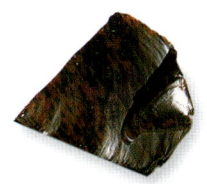

蛋形

非晶質水晶

水晶形狀

LAYERED 層狀

層狀或片狀水晶（例如鋰雲母）有助於同時在多個層面上工作，因為它們將能量分層傳播。它們的能量可以幫助找出事情的真相。

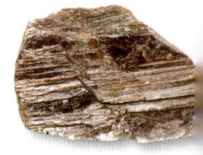

層狀鋰雲母

TABULAR 扁平

扁平水晶有兩個寬邊，可能形成有雙端的平面晶體。許多扁平水晶上都有凹口，可透過摩擦這些凹口來激活晶體中內含的資訊。能量在扁平水晶中自由流動，阻力很小。它消除混亂、曲解和誤會，是內外部各個層面溝通的絕佳幫手。據說扁平水晶是與其他領域溝通的最佳工具。

在療癒中，扁平水晶連接兩個點，帶來完美的平衡，可以用來增強心靈感應。此水晶會啟動其他水晶。

ELESTIAL 骨幹

骨幹水晶在多層晶體上有許多天然的端點和褶皺，具溫和流動的能量，可以消除障礙和恐懼，平衡兩極，為必要的改變開闢道路。它有維持和安慰作用，有助於克服情感負擔並與永恆自我連結。這種水晶可以帶你進入他世，進一步來了解業力，或深入自我觀察，了解靈性運作的過程。

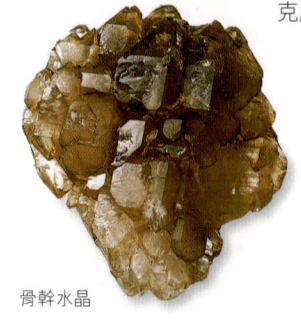

扁平水晶

骨幹水晶

水晶形狀

OCCLUSION* 內包

內包水晶通常是由石英水晶內的另一
種礦物沉積物形成的（參閱綠泥石，
第 108 頁）。根據礦物的不同，
它會包含一個渾濁的斑點或斑塊。
礦物質也可能沉積在外表面上，從另一
側觀察時顯現出來。內包水晶會散射出礦
物的能量，並被周圍的石英聚焦和放大。

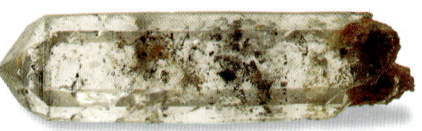

有內包的西藏石英

ABUNDANCE 豐盛

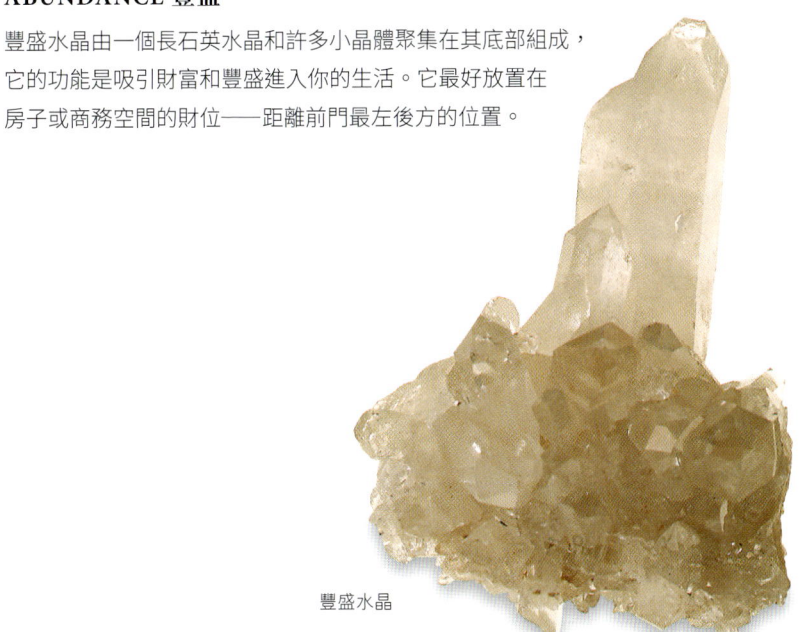

豐盛水晶由一個長石英水晶和許多小晶體聚集在其底部組成，
它的功能是吸引財富和豐盛進入你的生活。它最好放置在
房子或商務空間的財位——距離前門最左後方的位置。

豐盛水晶

水晶形狀

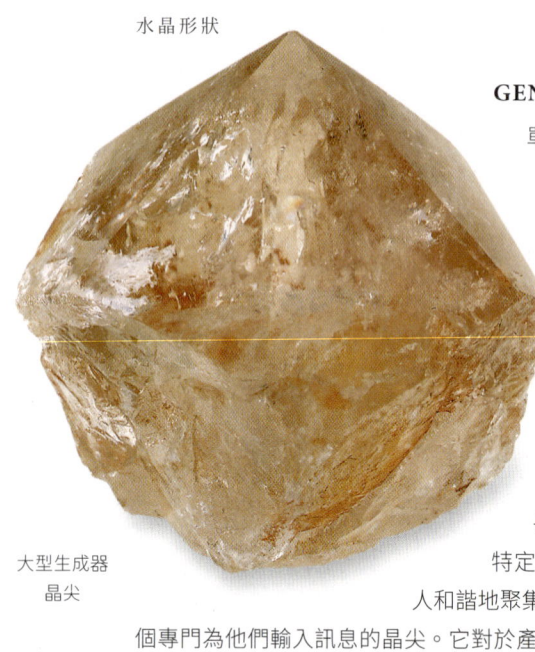

GENERATOR 生成器

單一生成器水晶有六個琢面在一個尖點上均等相會,無論大小如何,這種強大的晶體都是產生能量的最佳形狀。

生成器水晶讓治療能量最大化,有助於集中注意力並明確意圖。

生成器晶簇非常大,有許多長晶尖,每個尖點都可以針對特定目的輸入訊息。生成器將一群人和諧地聚集在一起——每個人都可以有一個專門為他們輸入訊息的晶尖。它對於產生治療能量非常有用,經常被放置在治療小組的中心。

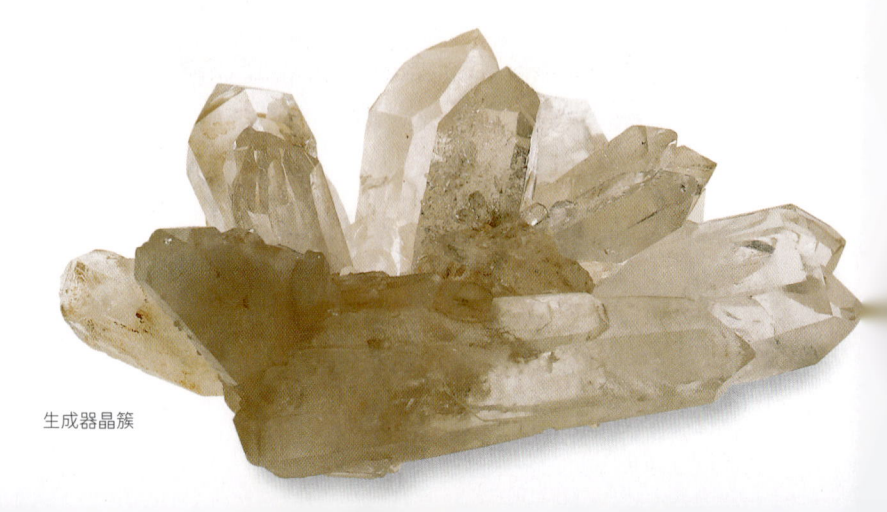

大型生成器晶尖

生成器晶簇

水晶形狀

MANIFESTATION 顯化

顯化水晶是一種稀有而珍貴的寶石,是一個或多個小水晶完全被一個較大的晶體包圍。當你完全清楚自己想要顯化什麼時,這塊水晶就會幫助你,特別是經過精心輸入訊息的話。如果你對自己想要的東西,有任何矛盾或困惑,或者純粹出於自私的原因提出要求,那麼水晶就無法發揮作用。顯化水晶還可以用來激發創造力和原創思想,促進可視化,並引發行星療癒。它是一種傑出的團隊工作晶體,如果是為了所有人的利益而輸入訊息時,它可以發揮最高目的。

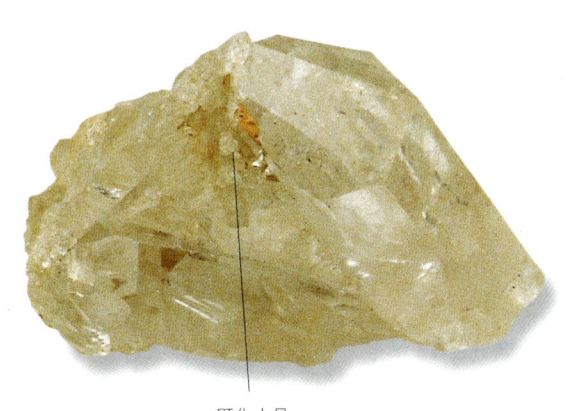

顯化水晶

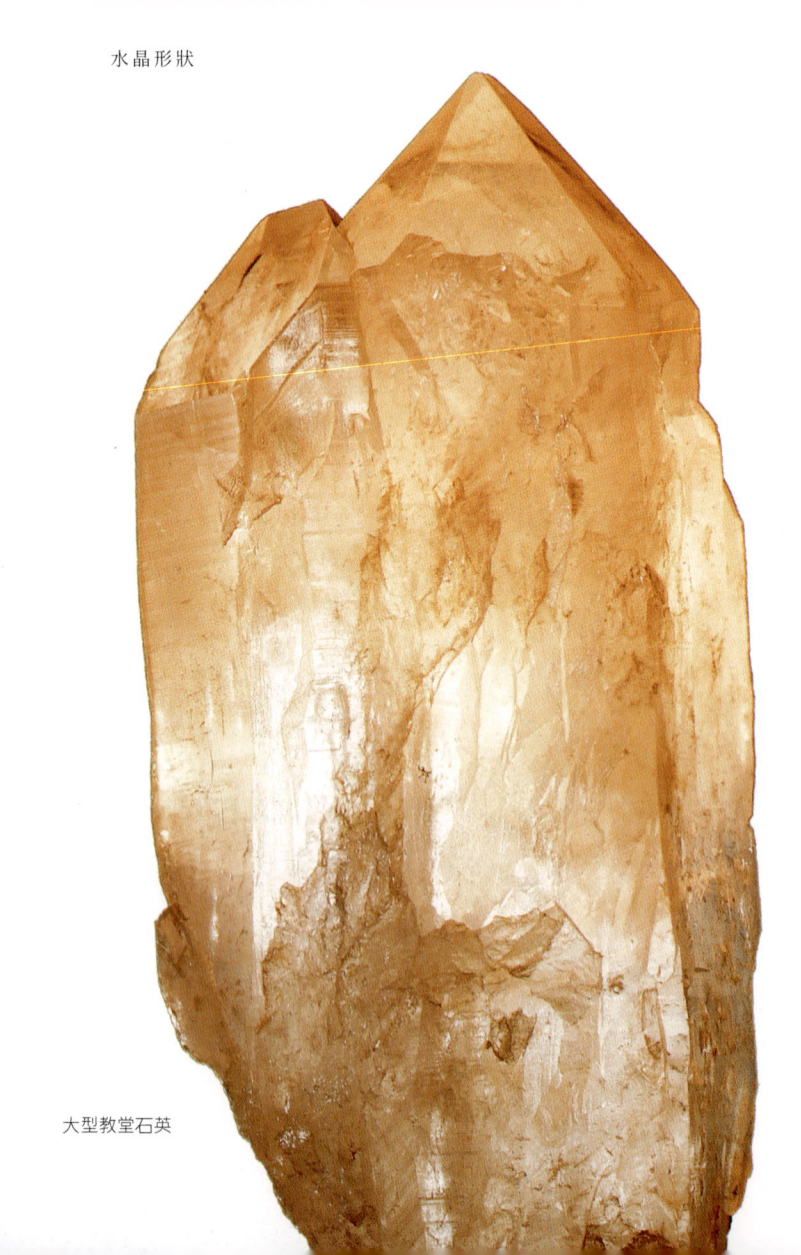

水晶形狀

大型教堂石英

CATHEDRAL QUARTZ 教堂石英

教堂石英是一台宇宙電腦,蘊藏著歷代智慧。它是一座光之圖書館*,記錄著地球上發生的一切。許多教堂石英石的體積都非常大——圖中的石英比前臂還長,不過,即使是小標本也能為你提供所需的資訊。本書的部分內容是在手掌大小的教堂石英天然生成器的幫助下編寫的,生成器上鑲嵌著橋樑水晶。

教堂石英看起來可能是由幾個錯綜複雜或獨立的標本組成,但實際上這些都是主晶體的一部分,主晶體有多個端點,頂點至少有一個晶尖。

可以透過使用教堂石英,來進行冥想以存取光之圖書館。它有助於協調普遍思想,並充當群體思想的接收器和發射器,透過與晶體的純淨能量接觸而將其提升到更高的振動。它也提供存取阿卡西記錄*。

據說每兩千年就會出現一次教堂石英,透過將思想提升到更高的振動來幫助意識進化。教堂石英可以透過輸入訊息來創造一個更美好的世界。

人們發現將教堂石英放在疼痛部位可以顯著緩解疼痛。

水晶形狀

RECORD KEEPER 資料庫水晶

資料庫水晶的一側或各側都清晰地蝕刻有金字塔形狀，有時這些形狀是分開的，因此表面佈滿三角形，其他則只會顯示出一個，還有一些是以 V 形圖案相互環繞。這些水晶通常（但不一定）是透明石英，它們象徵著思想、身體、情感、精神和全視之眼的完美和諧。

資料庫水晶保留過去一切的印記，是靈性智慧的門戶。與資料庫水晶合作時需要有辨別能力和誠信。將三角形放在第三隻眼 * 上，可以透過冥想來探訪個人或集體的過去，或重新調整自己的智慧，促進進化的見解。可以拿著水晶並用手指在金字塔上輕輕摩擦，這將「打開這本書」。

資料庫水晶是探索內在自我的絕佳方式，可以作為成長的催化劑，幫助消除進步的障礙。它們可以讓你的整個人重新充滿活力，防止過度疲勞。（另請參考資料庫白鉛礦，第 98 頁。）

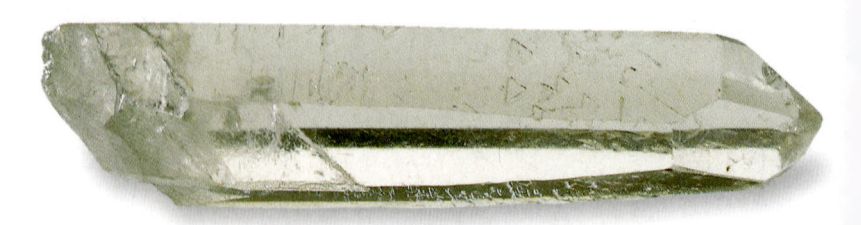

資料庫水晶

水晶形狀

ETCHED 蝕刻

蝕刻水晶看起來就像是在其表面刻有象形文字或楔形文字。在冥想時使用這種水晶會帶你回到古代文明，獲得前世的智慧和知識。對於調整當前進行的靈性訓練和啟蒙、重新喚醒固有技能和治療能力非常有用。

據說蝕刻水晶是一種個人水晶，只能由一個人使用，但如果在使用前後進行適當的淨化並重新輸入訊息，則可以巧妙地引導另一個靈魂有意識地探訪自己過去的知識。對於回到不適 * 或破壞性情緒模式出現之前的前世治療中特別有幫助，這樣的回歸可以感受到沒有這些沉重負擔的感覺，進而促恢復內在完美的狀態。

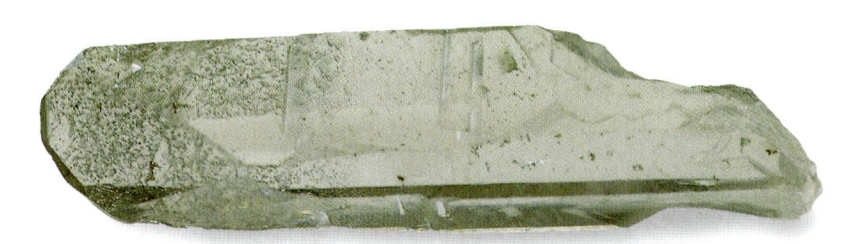

蝕刻石英水晶

水晶形狀

SCEPTER QUARTZ 權杖石英

權杖石英是一根大的中心棒，在其中一端周圍形成另一種水晶。權杖石英也有較小的形式，其中石英棒具獨特的脊和較寬的頂部；另外也有反向權杖，小晶體或不透明的晶尖從較大的基石中出現。

大型權杖石英是一種非常特殊的寶石，用作一種冥想工具能與各個時代的智慧連結，有助於引導高振動。權杖石英能夠產生和放大能量，是一種優秀的治療工具，可以將療癒引導到問題的核心或精微體的中心*，讓不適*被溶解，能量在身體、心理、情緒或精神層面上進行適當的重組。當能量必須沿著特定方向傳輸時，它特別有用。

傳說這些寶石在亞特蘭提斯和雷姆利亞大陸（Lemuria）*被當做靈性權威的象徵，它們再次現身為當今帶來水晶力量。它們是天然的林伽（lingam），可用於解決生育問題並平衡男性和女性能量。

反向石英權杖傳輸治療能量，淨化它然後將其返回給治療者。它們將心思從錯誤的幻想中解放，使其達到靜止狀態。

其他水晶也有可能出現權杖形式。長而精緻的天然透石膏魔杖有時會附著在另一種水晶上，形成強大的治療工具，以高頻率產生共鳴，並傳授深刻的智慧和古老的知識。透石膏權杖可以用來切掉以太藍圖*中不適或受損的部分，這些部分帶有來自身體或情感層面的前世創傷印記，並且已經影響今生的肉體。

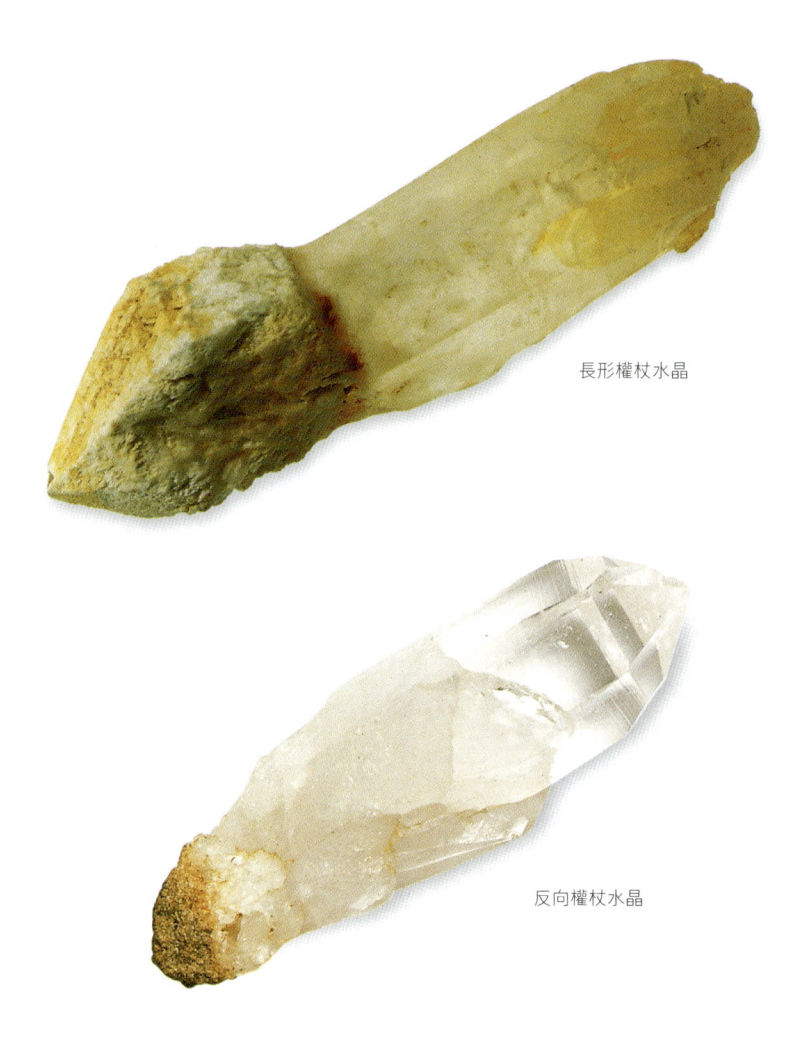

水晶形狀

長形權杖水晶

反向權杖水晶

水晶形狀

TIME LINK (ACTIVATOR) 時光隧道 (啟動器)

時光隧道或起動器水晶有兩種形式：右傾和左傾。在石英獨特的螺旋原子結構中，一個小平行四邊形形成一個向右或向左傾斜的窗口，這種形式告訴我們，時間是一種幻覺，我們用它來組織我們在地球上的經歷，實際上並不存在我們所知道的時間。左傾時光隧道帶你進入「過去」，探索其他生命和靈性維度；右傾時光隧道帶你前往一個顯然的未來，展現未來是由我們創造的。有些水晶同時顯呈現這兩種情況。

一對相配對的啟動器水晶是合成大腦左右半球的絕佳工具，可用於治療身體另一側的疾病，特別是那些由腦損傷或功能障礙引起的疾病——左傾啟動器療癒身體右側的疾病，而右傾啟動器逆轉在左側身體的不適*。啟動器也可用於對齊脈輪*，右傾者從身體後方治療脈輪，左傾者從身體前方治療脈輪。

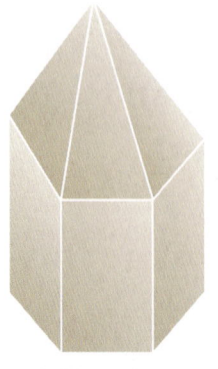

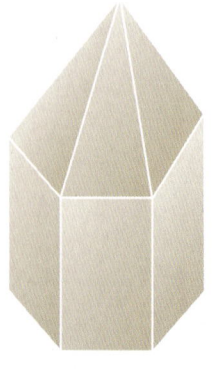

時光隧道水晶（左傾）　　　　　時光隧道水晶（右傾）

DIAMOND WINDOW 鑽石窗

水晶頂部的平坦面被稱為窗，可能會形成鑽石形狀，有的大、有的小，這有助於使心思清晰，組織從不同存在層次接收到的訊息。凝視鑽石窗水晶可以讓你深入內心深處，或讓你能夠為他人閱讀訊息。

真正的鑽石窗很大，連接最頂端和最底端，但即使很小的鑽石窗也可以協助靈性世界和物質世界間的平衡，促進活在日常實相中，同時與更大的實相相連。鑽石窗提供通往其他存在層次的大門以及與自我的深層連結，反映內心的狀態和不適的原因。如果將失踪者的足夠清晰的影像投射到這顆鑽石的中心，可以幫助找到失踪者的下落或看到周圍環境。（另請參考第 352-353 頁。）

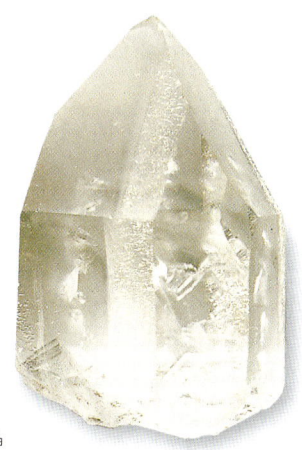

鑽石窗水晶

水晶形狀

自我療癒水晶

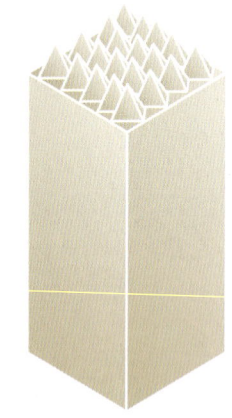

SELF-HEALED 自我療癒

自我療癒水晶有許多小端點，這些端點的底部上方已經破裂，並且透過鋪陳新的晶體來療癒破裂。作為傷口治療劑，這種水晶擁有驚人的自我療癒知識，而且很樂意與大家分享。無論受到多麼嚴重的破壞和傷害，它教導我們如何療癒並再次變得完整。

ANCESTRAL TIME LINE 祖先時間線

祖先時間線水晶有一個非常清晰的平坦凸緣，從晶體的底部向上延伸到頂點。它經常有一條斷層線，準確地顯現家庭痛苦的位置以及它距離祖先有多遠。與此水晶協調頻率可將家庭不適*的根源帶到表面，以便得到療癒，此療癒可以透過多個世代傳送回不適出現之前的某個時間點。這改變了整個家族，將其利益流傳給後代子孫。

時間線水晶

GATEWAY (APERTURE) 通道（光圈）

通道（或光圈）水晶內部有一個杯形凹陷，大小足以容納液體。凝視液體中心可提供通往其他世界的門戶，使人們能夠穿越過去、現在和未來。它是製作寶石能量精華的絕佳寶石，可以幫助靈視和通靈能力。

KEY (APERTURE) 鑰匙（光圈）

鑰匙水晶的一側有一個凹痕或孔，當它穿透晶體時，凹痕或孔洞會變窄。此壓痕通常（但不一定）是三邊或六邊，提供了一扇門來解鎖經常被隱藏的自我，或用以接觸任何類型的隱藏訊息。用其中一顆水晶進行冥想可以揭示你隱藏的東西，特別是潛意識隱藏的事物，掃除幻覺。它是一個讓你可以放下任何阻礙靈魂事物的好工具，並可用於切斷關係。

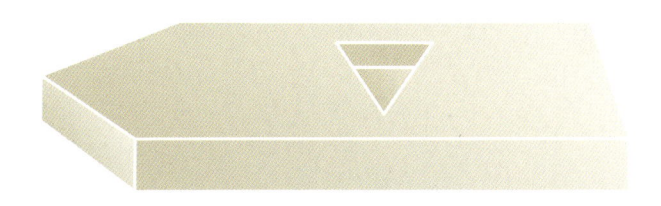

鑰匙水晶

水晶形狀

LIFE PATH 生命歷程

生命歷程水晶是一種長、薄、透明的石英晶體,有一個或多個光滑的側面。這種水晶可以幫助你實現人生目標,協助你隨遇而安、追隨祝福,引導你迎向靈性命運。這顆寶石教你遵循你的靈魂而非小我想要的東西。

SPIRAL QUARTZ 螺旋石英

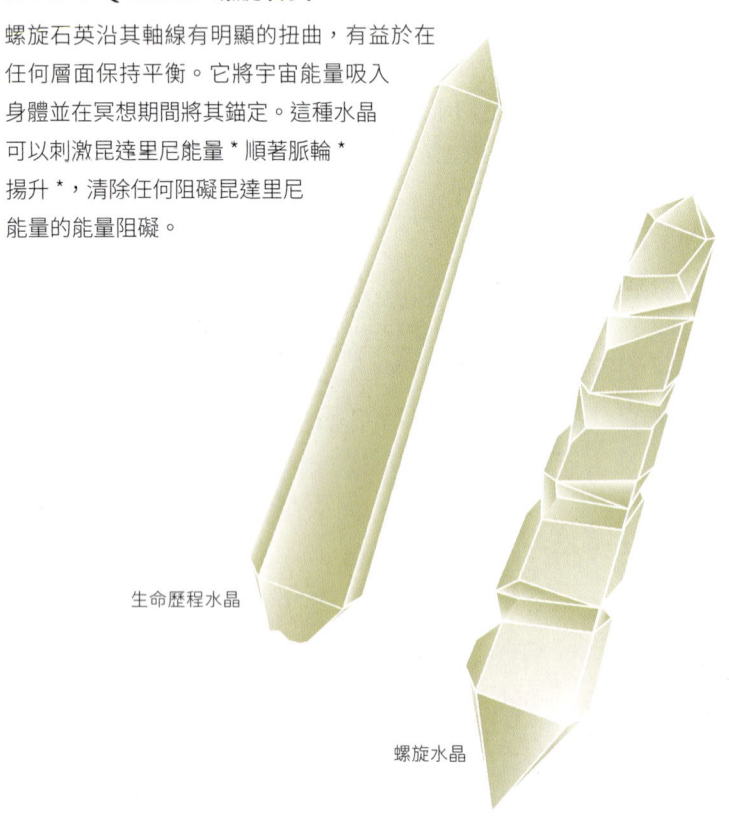

螺旋石英沿其軸線有明顯的扭曲,有益於在任何層面保持平衡。它將宇宙能量吸入身體並在冥想期間將其錨定。這種水晶可以刺激昆達里尼能量*順著脈輪*揚升*,清除任何阻礙昆達里尼能量的能量阻礙。

生命歷程水晶

螺旋水晶

水晶形狀

SHEET QUARTZ 石英板

石英板呈透明、平坦的層狀，通常位於兩個晶體之間。它提供了進入其他維度的窗口，促進溝通，並可以探訪阿卡西記錄*。它可用來連結相關的前世並前往自我深處。這種水晶鼓勵充分利心靈潛能，刺激第三隻眼*並增強視覺化和靈性視覺。用於冥想，它會帶你到一個可以找到答案的地方。

COMPANION 伴生

伴生水晶是由兩個相互纏繞且部分生長在彼此中的晶體組成，或是從主晶體生長出來的小晶體。有時，一顆晶體會完全包圍另一顆晶體。伴生水晶具滋養作用，並提供龐大的支持，尤其是在困難時期。它們可以幫助你更清楚理解一段關係，並認識到伴侶如何能成為對方最好的支持。

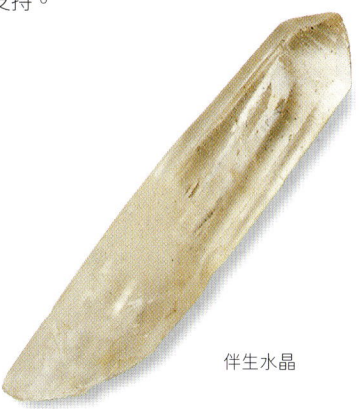

石英板

伴生水晶

水晶形狀

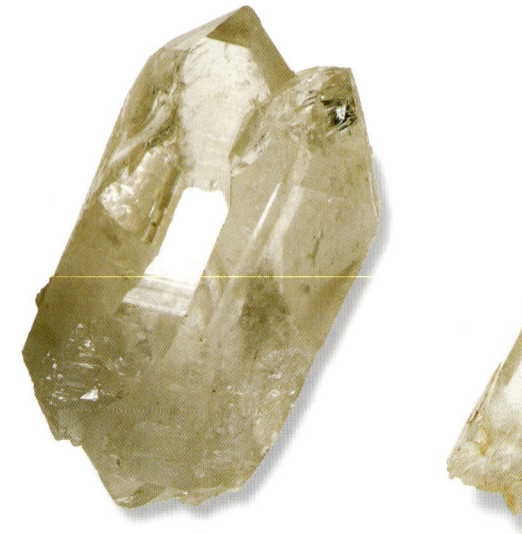

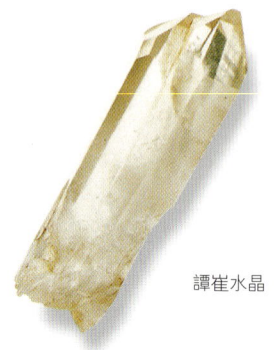

譚崔水晶

靈魂伴侶水晶

SOULMATE (TANTRIC TWIN) 靈魂伴侶（連體 / 譚崔）

靈魂伴侶水晶的作用正如它的名字所暗示的那樣—將靈魂伴侶吸引到你身邊—儘管這個靈魂伴侶可能不是性伴侶。靈魂伴侶水晶（或連體水晶）是一對大小大致相同的水晶，從共同的底座生長，沿一側連接在一起、但具不同且獨立的末端。譚崔（TANTRIC）的意思是「能量的結合」。靈魂伴侶水晶對各種關係都有好處，它們的尺寸愈接近，合作關係就愈和諧。

這些寶石傳達了關於將兩個人建立緊密而親密的關係的強有力的訊息，教導如何獨特且獨立，同時以平等夥伴關係之姿團結起來。為了成為一個成功的聯盟，你需要對自己感到自在；如果沒有，你會將未解決的問題投射到伴侶身上。連體水晶幫助你真正了解並接受自己，如此一來，就有可能

水晶形狀

與另一個人擁有相互依賴且深厚的親密關係。

當處理諸如母女、父子、雇主與員工等關係時,大小不等的連體水晶非常有用。它有助於在這種情況下體現更多無條件的愛,並使兩個人更加和諧。

如果你有幸找到一個靈魂伴侶或連體石英水晶,而且交叉處有鮮豔的彩虹,那麼你們的關係將會特別和諧。你會找到一個真正的靈魂伴侶。將你的靈魂伴侶水晶放在房子或臥室的關係角落(離門最遠的地方)。

真正的譚崔水晶有兩個完全相同的晶體並列,對於兩個人平等地合作,無論是靈性上還是物質上來說,都是一塊絕佳的寶石。它們也可以用來協調和整合不同層次的自我。雙端譚崔水晶是提升振動的完美寶石,它使更高自我與靈魂的目的保持一致。

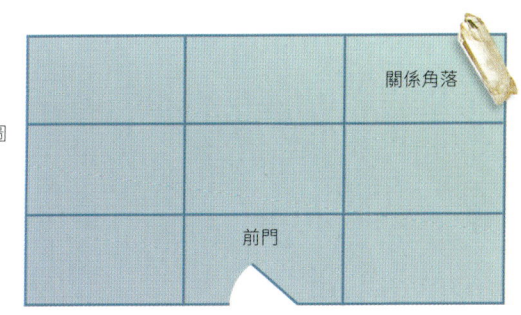

房屋鳥瞰圖 — 關係角落 — 前門

關係角落就是離前門或單獨房間進出口最右後方的角落

水晶形狀

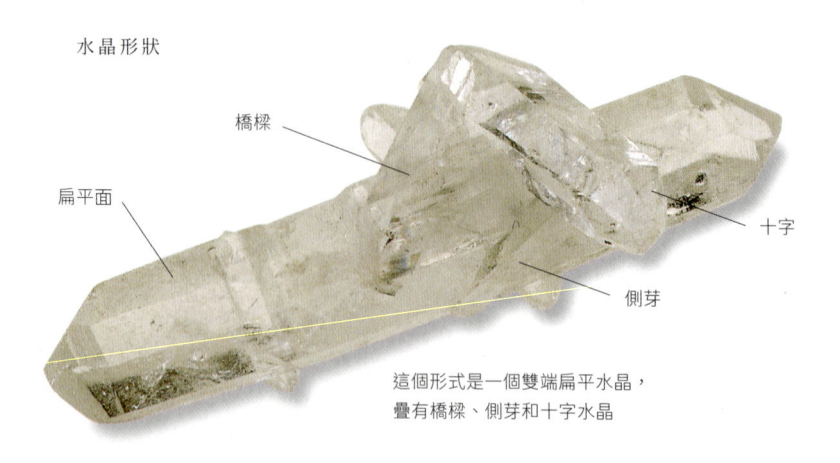

扁平面 — 橋樑 — 十字 — 側芽

這個形式是一個雙端扁平水晶，疊有橋樑、側芽和十字水晶

BARNACLE 側芽

側芽水晶有許多小晶體覆蓋或部分覆蓋較大的晶體。據說大水晶是「老靈魂」，它的智慧吸引著年輕的水晶。對於針對家庭或社區問題進行冥想、或是服務業的工作人員來說，它是一款有幫助的水晶，提供一種有凝聚力的團隊能量，增強共同目標並促進共同努力。據說它是失去親人後極致的安慰水晶。

BRIDGE 橋樑

橋樑水晶從另一個更大的晶體中生長出來，顧名思義，它能消弭落差，將事物融合在一起。它可用來連結內在與外在世界、更高自我與自我、或是你自己與他人。對於公開演講很有幫助，尤其是在嘗試傳達新想法的時候。

水晶形狀

CROSS 十字

十字結構是一個晶體與另一個晶體呈現直角,通常是較大的水晶。它可以穩定你的內心,向多重世界敞開大門,並促進靈性研究。這種構造會移除能量植入物 * 並清除且啟動任何脈輪。

BUDDHA 佛化

佛化水晶的特徵是其上方區域有一個與佛陀非常相似的形態,存在於石英和賽黃晶等透明水晶中,是啟蒙和深度冥想的絕佳晶體,特別是對於將其提升到最高意識層級的群體。佛化水晶可以幫助你走上道路,作為身體、心理和靈性世界的指引。這種水晶有助於將古代智慧從東方轉移到松果體,並從那裡轉移到意識中。

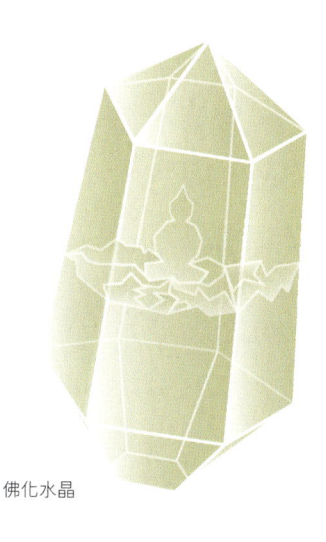

佛化水晶

水晶形狀

CHANNELING 通靈

通靈＊水晶在端點正面有一個七邊形面，在相對的那側有一個三角形琢面。顧名思義，它從更高來源引導療癒能量或訊息，然後幫助表達所學到的內容。通靈水晶可以促進催眠引導，但只能由有相關經驗的人使用。

TRANSMITTER 傳訊

傳訊水晶有兩個七邊形面，兩者間有兩個完美的三角形，可用於遠距離治療或能量或思想傳輸。它們連接到最純粹的振動，開啟直覺並吸引來自更高領域的智慧和溝通。

TRANS-CHANNELING 傳訊通靈

傳訊通靈水晶結合了通靈和傳訊水晶，具有罕見的三個七邊形刻面，每個刻面之間都有一個完美的三角形面。據說是一種極具創造力的水晶，致力於為人類服務，可獲得最高的個人和集體智慧，為任何情勢帶來直覺覺察。

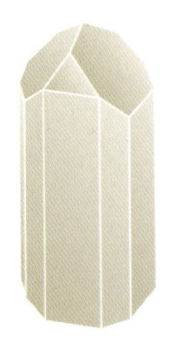

傳訊水晶

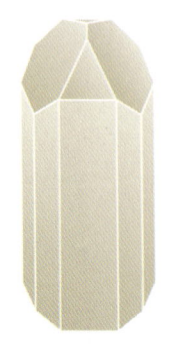

傳訊通靈水晶

水晶形狀

SEER STONE 先知石

先知石是一種天然、經水拋光的寶石,經切割後可以揭示內在世界。

這是占卜 * 的絕佳輔助工具,因為可以展現過去、現在和未來,並可以帶你深入了解自己的內心。據說你可以對先知石輸入訊息,帶你回到特定的時間範圍以獲得其知識。

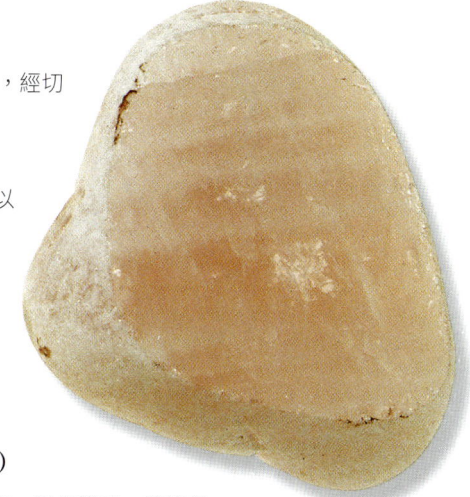

ISIS (GODDESS) 伊西斯(女神)

伊西斯水晶有一個五邊形的主面和一個像箭頭一樣的高晶尖。這種水晶對於療癒任何破碎的事物(身體、思想、情感或靈魂)都非常有用,可以用來整合靈性能量進入情緒體,帶來更平衡和快樂的情緒,並改善對他人痛苦的過度認同。

這款水晶可以帶你深入自己的內心,尋求療癒、洞察和接受。對於想要更多接觸自己的情感本質的男性有幫助,也可以協助敏感的孩子穩定他們的本性。伊西斯水晶對任何面臨轉變的人都有好處,尤其是到下一個世界。

先知石

伊西斯水晶

353

水晶形狀

人工成型的魔杖

WANDS 魔杖

魔杖是薩滿、治療師和形而上學者的傳統治療工具。據說神話和傳說中的魔杖曾被亞特蘭提斯高度進化的水晶治療師使用過,當今有許多的實踐者相信,來自遙遠時代的魔杖再次浮出水面,並配備了強大的輸入訊息能力。

魔杖能夠透過其尖端緊密地集中能量,大多數魔杖都是人工成型,但也有自然形成的。長尖晶(例如強大的雷射石英)是極佳的療癒工具。

帶著意念輸入訊息時,魔杖的療癒能力會大幅增強(參閱第 29 頁)。使用魔杖時,重要的是要有意識地讓宇宙治療能量通過頂輪 * 流入,順著手臂流到握魔杖的手,然後進入魔杖,能量在那裡被放大並傳遞給病患。使用自己的能量來達到這個目的會缺乏遠見且效率低落,因為你會變得虛弱並耗盡自己能量,以致於需要療癒自己。

QUARTZ WAND 石英棒

一根長且透明的石英棒都會散發出正能量和負能量,無論是天然生成還是人工成型。它會強烈地放大能量並將其集中在需要的地方,或在適當的時候將其抽出並消散。石英可用來找出不適 * 的根本原因並加以轉化,它點出並療癒身體或氣場 * 中的阻塞或弱點區域。

LASER QUARTZ 雷射石英

雷射石英是一種自然形成的細長石英晶體，向端點逐漸變細，平面非常小，側面通常略微彎曲。這是一種非常強大的工具，應謹慎使用，不應隨意指向他人，並且只能在意圖明確的情況下使用。如果遵循這個建議，這將是一個神奇的療癒工具。

雷射石英將經過它的能量聚焦、集中並加速成緊緻的光束，運作方式類似雷射，適用於心靈手術，可以刺激穴位，到達身體深處的微小結構，例如松果體或腦下垂體，或對肉體或精微體進行精密的工作。這只魔杖可以分離依附的靈體或與他人的連結，並消除各種負面事物，為氣場和肉體提供強大保護。在精神或情緒層面上，它消除不適當的態度、過時的思考模式和能量障礙。

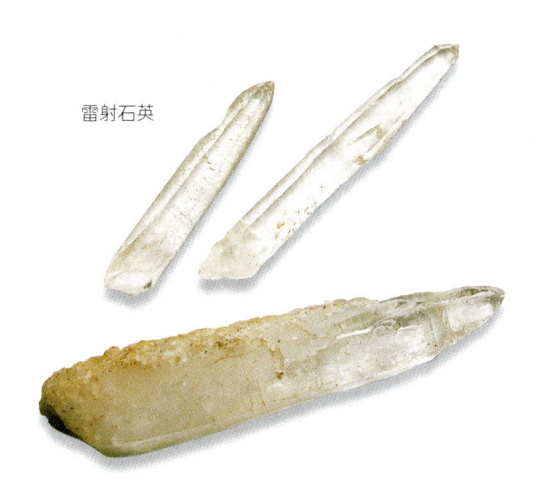

雷射石英

水晶形狀

TOURMALINATED QUARTZ 黑髮晶石英杖

一根內含黑髮晶的石英杖對於任何「極度緊繃」的人來說都非常有效，無論源由是壓力還是創傷。它溫和地打造一個開口，讓治療能量流入體內，重新調整經絡*和器官並為其注入活力。它可以淨化和補充脈輪*和氣場*，提供出色的保護。黑髮晶石英杖可以溶解從其他世繼承下來的破壞性模式和行為，減輕當前生命中正在變得僵化、並將傳遞到來世的消極情緒。它用自信和自我價值感填補了空虛，防止負面情緒捲土重來。

TOURMALINE WAND 碧璽魔杖

天然碧璽魔杖是有效的治療工具，可以淨化氣場、消除障礙、驅散負能量，並指出特定問題的解決方案。它們非常適合平衡和連接脈輪。在生理層面上，他們會重新平衡能量經絡。

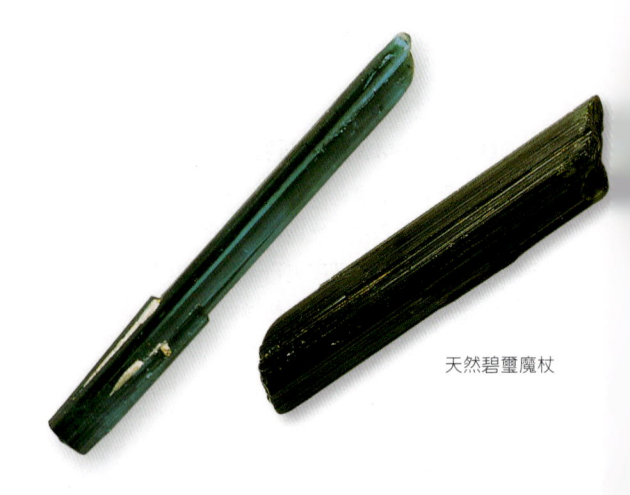

天然碧璽魔杖

水晶形狀

VOGEL WAND 沃格爾魔杖

沃格爾（和沃格爾型）魔杖具非常精確的振動特徵，它在石英魔杖的側面創造並刻出特定角度的鋸齒琢面，以打造具有非常高和純淨振動的極高效力的治療工具。沃格爾魔杖的力量和屬性隨魔杖面數的不同而改變，較短、較胖的一端是雌性的，會吸收能量，當能量迴旋穿過刻面時，能量會被放大；較長、較細的一端是公端，以強力聚焦的雷射光束形式傳輸能量。沃格爾非常適合連接脈輪、去除附著的實體 * 並消除負面情緒。它可探查並導正能量阻塞，強烈地凝聚身體周圍和體內的能量場。

沃格爾魔杖

沃格爾需要以非常精確的方式輸入訊息和使用，使用前最好經過適當的培訓。

FLUORITE WAND 螢石魔杖

螢石魔杖是人工成型的，通常由綠色和紫色螢石的混合物製成，具奇妙的舒緩能量，可以用來輕撫皮膚以緩解疼痛和發炎。即使是一只小魔杖也會吸收巨大的壓力，如果不進行淨化，它可能會在壓力下破裂。經常會建議將魔杖浸入水中進行淨化，然後讓水回到大地以轉化疼痛。

水晶形狀

OBSIDIAN WAND 黑曜石魔杖

當情緒體存在需要清除的負能量並且患者已準備好讓這些負能量浮現時，黑曜石魔杖是理想的選擇。負能量一旦被釋放，黑曜石魔杖就會保護氣場*並連接到土地，指明前進的方向。黑曜石魔杖也可用於診斷和定位堵塞。

AMETHYST WAND 紫水晶魔杖

紫水晶魔杖是開啟眉心輪*並觸發松果體以刺激直覺視力的完美工具，它還會消除臍輪和氣場中的阻塞，可以用來療癒微弱的氣場並提供保護。

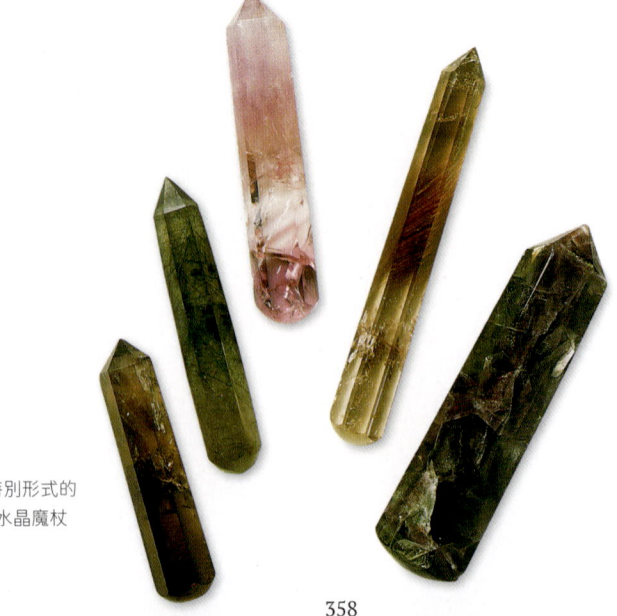

特別形式的
水晶魔杖

水晶形狀

ROSE QUARTZ WAND 玫瑰石英魔杖

玫瑰石英魔杖富滿美妙的靜謐，非常適合平靜情緒困擾和療癒破碎的心，對於任何焦躁或焦慮狀態也同樣有效。在這顆寶石的溫和影響下，快速的脈搏很快就能恢復正常，升高的血壓也回到常態。如果脈輪旋轉不規律，玫瑰石英將立即穩定能量並使事物變得和諧。

SMOKY QUARTZ WAND 煙晶魔杖

煙晶是一種優秀的水晶，可以使負能量接地並提供保護。煙晶魔杖將海底輪的能量連接到腳下的地球脈輪，進而將其接地。它淨化乙太體中的脈輪 * 並中和任何地場壓力 * 的影響，可用於身體任何需要消除負能量的地方。

SELENITE WAND 透石膏魔杖

透石膏魔杖有非常純淨的振動，可以用來從光環中分離實體，或防止任何外在事物影響心靈。

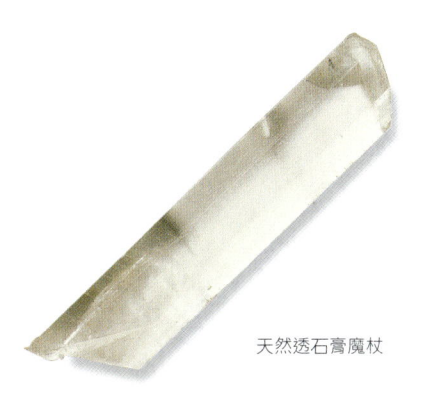

天然煙晶魔杖

天然透石膏魔杖

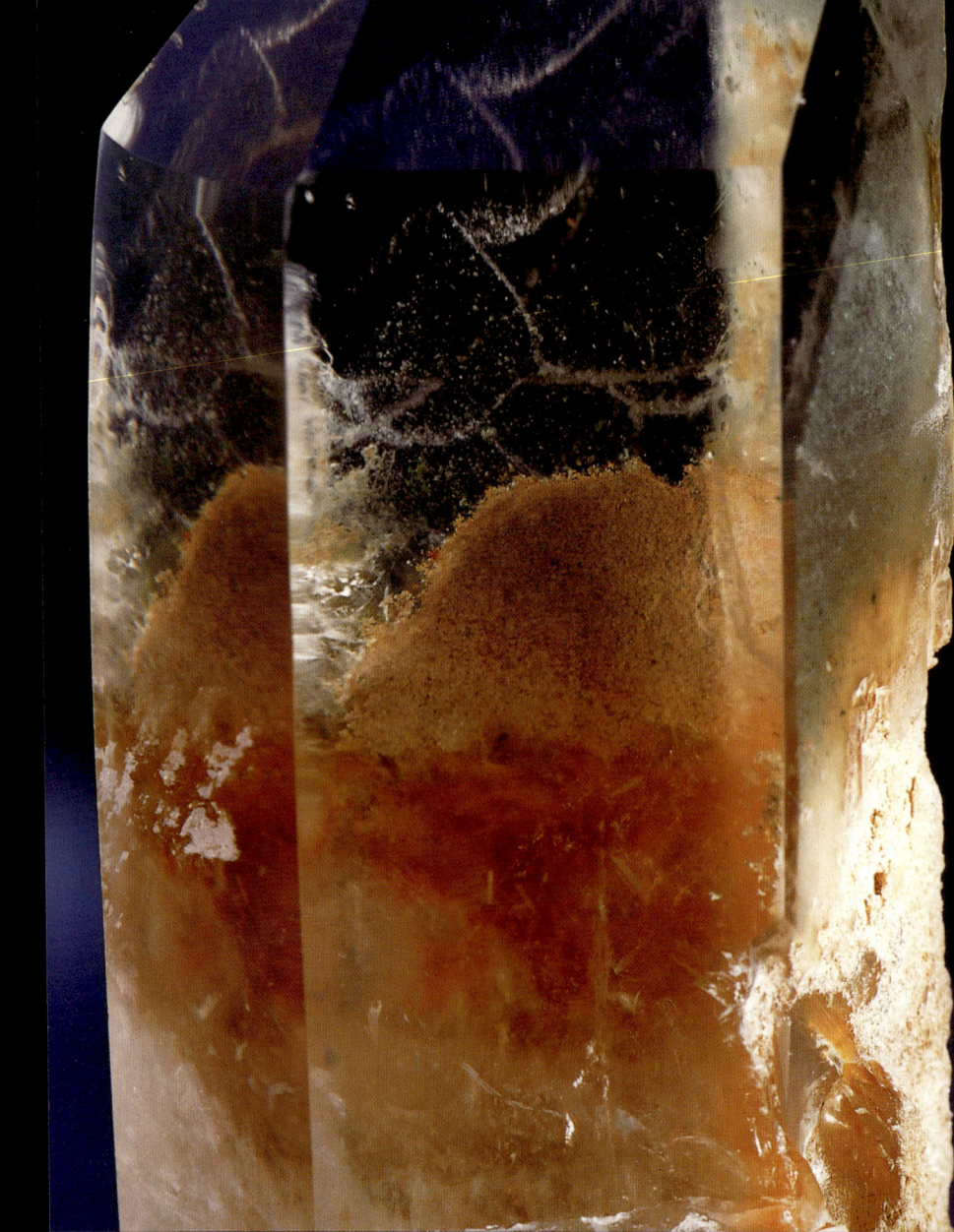

速查表

在接下來的頁面中,你將看到有關水晶與黃道帶、水晶與身體之間的對應關係、它們與脈輪*和光環/氣場*的連結、建議的擺放和水晶陣、以及如何製作寶石療法的快速參考指南,目的是要幫助你選擇水晶,並介紹一些通用原則。

舉例來說,療癒和保護擺放方式可以輕鬆貼近你的目的。找到最接近你意圖的擺放方式,查看正文對應或索引,覓得你需要的水晶。在目錄中查看它們的屬性可以幫助你做出最完善的選擇。按照指示排列,或根據你的特定需求微調。例如,如果你正在尋找愛情,可以使用玫瑰石英、紅紋石、紅輝石和紫鋰輝石等水晶來調整心輪*療癒排列;如果你已經是熟齡年紀,可以添加綠色東陵石,因為這會鼓勵晚年的愛情;如果你追求的是激情,紅碧玉和綠碧璽可以作為刺激。你很快就將學會利用直覺來選擇最適合你需要的水晶組合。

速查表

水晶與黃道十二宮

生日石淬鍊並放大天體能量，每一個十二星座都有傳統上的水晶好夥伴。有些來自出生的月份，其他則可能是有行星與一個星座有連結。當新的水晶被發現時，它們會被分配到一個星座。請使用下方圖表。

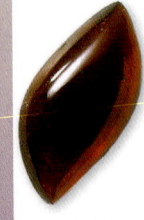

石榴石

牡羊座 3月21日－ 4月19日	紅寶石、鑽石、紫水晶、海水藍寶、東陵玉、雞血石、紅玉髓、黃水晶、鑽石、火瑪瑙、石榴石、硬玉、碧玉、鋰紫玉、磁鐵礦、粉紅碧璽、橙色尖晶石、紅寶石、尖晶石、拓帕石
金牛座 4月20日－ 5月20日	祖母綠、拓帕石、海水藍寶、藍銅礦、黑色尖晶石、堪薩斯神石、鑽石、藍晶石、鋰紫玉、青金石、孔雀石、玫瑰石英、薔薇輝石、藍寶石、透石膏、虎眼石、托帕石、碧璽、磷鋁石
雙子座 5月21日－ 6月20日	碧璽、瑪瑙、磷灰石、魚眼石、海水藍寶、藍色尖晶石、方解石、鳳凰石、綠玉髓、黃水晶、苔蘚瑪瑙、綠黑曜石、綠碧璽、藍寶石、蛇紋石、碧璽和髮晶、虎眼石、拓帕石、磷鋁石、勁簾石、硼鈉解石
巨蟹座 6月21日－ 7月22日	月光石、珍珠、琥珀、綠柱石、棕色尖晶石、紅玉髓、方解石、玉髓、綠玉髓、祖母綠、月光石、蛋白石、粉紅碧璽、薔薇輝石、紅寶石、苔紋瑪瑙、火瑪瑙、苔蘚瑪瑙
獅子座 7月23日－ 8月22日	貓眼石或虎眼石、紅寶石、琥珀、堪薩斯神石、紅玉髓、鳳凰石、黃水晶、賽黃晶、祖母綠、火瑪瑙、石榴石、金綠柱石、綠色和粉紅色碧璽、紫鋰輝石、拉利瑪、白雲母、縞瑪瑙、橙色方解石、透鋰長石、軟錳礦、石英、紅黑曜石、紅紋石、拓帕石、綠松石、黃色尖晶石
處女座 8月23日－ 9月22日	橄欖石、纏絲瑪瑙、天河石、琥珀、藍托帕石、透輝石、紅玉髓、鳳凰石、黃水晶、石榴石、磁鐵礦、月光石、苔紋瑪瑙、蛋白石、橄欖石、紫黑曜石、紅碧璽、髮晶、藍寶石、紅瑪瑙、蘇打石、舒俱徠石、菱鋅礦、纖水矽鈣石

362

速查表

天秤座 9月23日– 10月22日	藍寶石、蛋白石、紫黃晶、魚眼石、海水藍寶、東陵石、雞血石、空晶石、貴橄欖石、祖母綠、綠色尖晶石、綠色碧璽、翡翠、紫鋰輝石、青金石、鋰雲母、紅木黑曜石、月光石、蛋白石、橄欖石、藍寶石、拓帕石、葡萄石、太陽石
天蠍座 10月23日– 11月21日	拓帕石、孔雀石、阿帕契淚石、海水藍寶、綠柱石、堪薩斯神石、紫龍晶、透視石、祖母綠、石榴石、綠色碧璽、赫基默鑽石、紫鋰輝石、孔雀石、月光石、黑曜石、紅色尖晶石、菱錳礦、紅寶石、拓帕石、綠松石、綠紫鋰輝、磷鋁石
射手座 11月22日– 12月21日	拓帕石、綠松石、紫水晶、藍銅礦、藍色蕾絲瑪瑙、玉髓、紫龍晶、深藍尖晶石、透視石、石榴石、金曜石、拉長石、青金石、孔雀石、雪花黑曜石、粉紅碧璽、紅寶石、煙晶、尖晶石、蘇打石、舒俱徠石、綠松石、輝鉛礦、纖水矽鈣石
摩羯座 12月22日– 1月19日	煤玉、瑪瑙、琥珀、藍銅礦、紅玉髓、螢石、石榴石、綠色和黑色碧璽、拉長石、磁鐵礦、孔雀石、瑪瑙、橄欖石、石英、紅寶石、煙晶、綠松石、霰石、方鉛礦
水瓶座 1月20日– 2月18日	海水藍寶、紫水晶、琥珀、天使石、藍色天青石、藍色黑曜石、堪薩斯神石、綠玉髓、螢石、拉長石、磁鐵礦、月光石、氯銅礦
雙魚座 2月19日– 3月20日	月光石、紫水晶、海水藍寶、綠柱石、雞血石、藍色蕾絲瑪瑙、方解石、綠玉髓、螢石、拉長石、月光石、綠松石、菱鋅礦、太陽石

煙晶

紫水晶

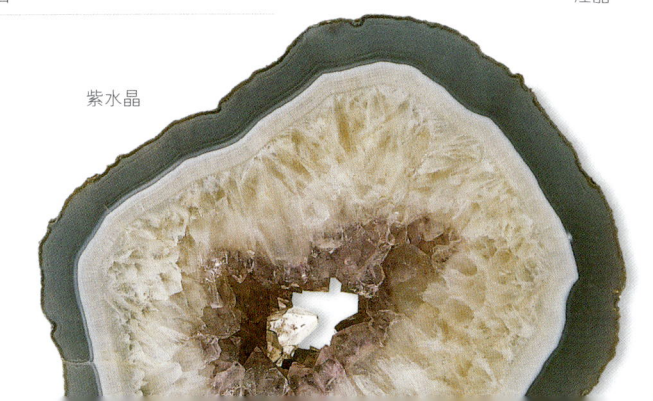

速查表

水晶和脈輪

在療癒和平衡脈輪*時,請將適當的水晶放在脈輪上(身體的正面或背面),選擇最舒適的方式停留 15 分鐘。寶石可以放在所有脈輪上,或放在頭的上方和腳的下方以執行特定工作。

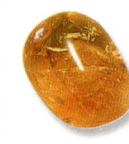

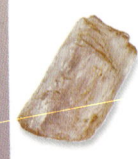

黃水晶

粉紅紫鋰輝石

將能量從頂輪到海底輪接地:煙晶
開啟和淨化整體:琥珀、苔蘚瑪瑙、孔雀石
淨化和保護全部:碧璽、石榴石
對齊:堪薩斯神石、黃紫鋰輝石、藍晶石
提升:綠松石
清潔下方脈輪:雞血石

更高頂輪	紫鋰輝石、魚眼石、天青石、白雲母、透石膏、透鋰長石、阿賽斯特萊石、磷鋁石
頂輪	捷克隕石、黃水晶、石英、紅蛇紋石、紫碧玉、透明碧璽、金綠柱石、鋰雲母、紫色藍寶石
眉心輪 / 第三隻眼	魚眼石、蘇打石、捷克隕石、藍銅礦、赫基默鑽石、青金石、石榴石、紫色螢石、紫鋰輝石、鋰雲母、藍銅礦孔雀石共生、皇家藍寶石、電光藍黑曜石、阿賽斯特萊石、氯銅礦
喉輪	藍銅礦、綠松石、紫水晶、海水藍寶、藍色拓帕石、藍色碧璽、琥珀、紫鋰輝石、紫水晶、鋰雲母、藍色黑曜石、透鋰長石
更高心輪	透視石、紫鋰輝石
心輪	粉晶、綠石英、東陵玉、紫鋰輝石、磷鋁石、白雲母、紅方解石、薔薇輝石、西瓜碧璽、粉紅碧璽、綠碧璽、橄欖石、魚眼石、鋰雲母、摩根石、綠石英、粉紅賽黃晶、紅寶石、鳳凰石、綠色藍寶石
太陽神經叢	孔雀石、碧玉、虎眼石、黃水晶、黃色碧璽、金綠柱石、紅紋石、菱鋅礦
臍輪	藍碧玉、紅碧玉、橙色紅玉髓、拓帕石、橘色方解石、黃水晶

364

速查表

海底輪	藍銅礦、雞血石、鳳凰石、黑曜石、金黃色拓帕石、黑碧璽、紅玉髓、黃水晶、紅碧玉、煙晶
大地脈輪	堪薩斯神石、火瑪瑙、棕色碧玉、煙晶、赤銅礦、赤鐵礦、紅木黑曜石、碧璽、薔薇輝石

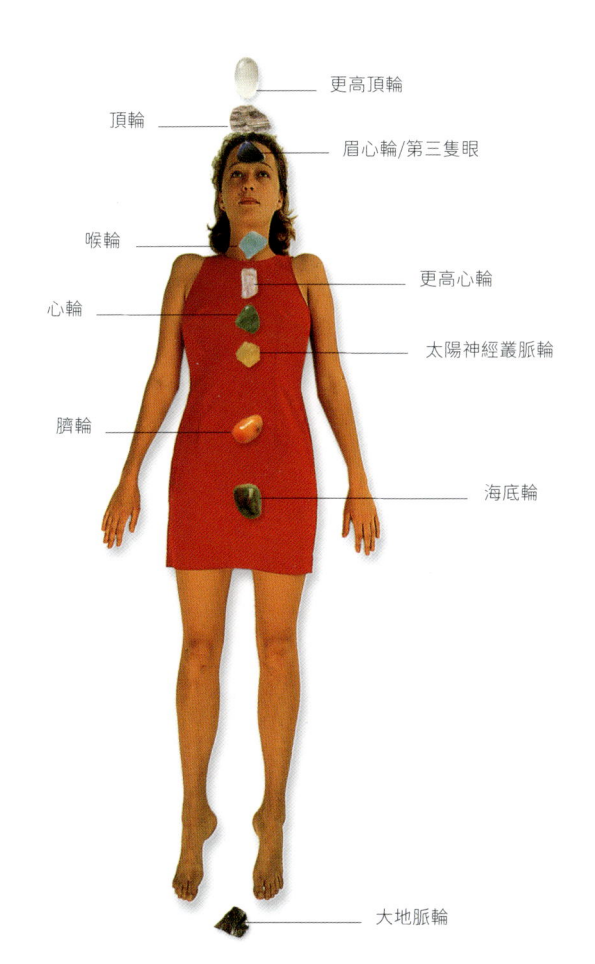

- 更高頂輪
- 頂輪
- 眉心輪/第三隻眼
- 喉輪
- 更高心輪
- 心輪
- 太陽神經叢脈輪
- 臍輪
- 海底輪
- 大地脈輪

速查表

水晶與氣場（光環）

將以下水晶佩戴或放置在身體周圍約一手掌距離，以執行下列功效。

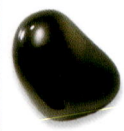

	琥珀	古代的保護者。它將氣場*與身體、思想和靈魂結合，可以消除負能量，進而淨化氣場。
	紫水晶	溫和地淨化氣場、療癒破洞並保護它，吸引神聖能量。
	阿帕契之淚（透明黑曜石）	溫和地保護氣場，避免吸收負能量。
	黑玉	保護氣場免受負面影響。
	雞血石	乙太清潔劑，對氣場有很大好處。
	黃水晶	淨化並調整氣場，填補空白。
	螢石和碧璽	提供心靈盾牌。
	綠色碧璽	療癒氣場中的破洞。
	煤玉	保護氣場免受他人負面想法的影響。
	拉長石	防止能量洩漏。它透過調整靈性能量來提供保護。
	磁鐵礦	強化氣場。
	石英	淨化、保護和增加氣場，封住任何孔洞。
	紫鋰輝石和透石膏	將精神影響與氣場分離。
	透鋰長石	最高振動。從氣場中釋放負面業力和靈體。
	煙晶	將能量接地並化解氣場中的負面模式。

阿帕契之淚

雞血石

速查表

生物磁性護鞘

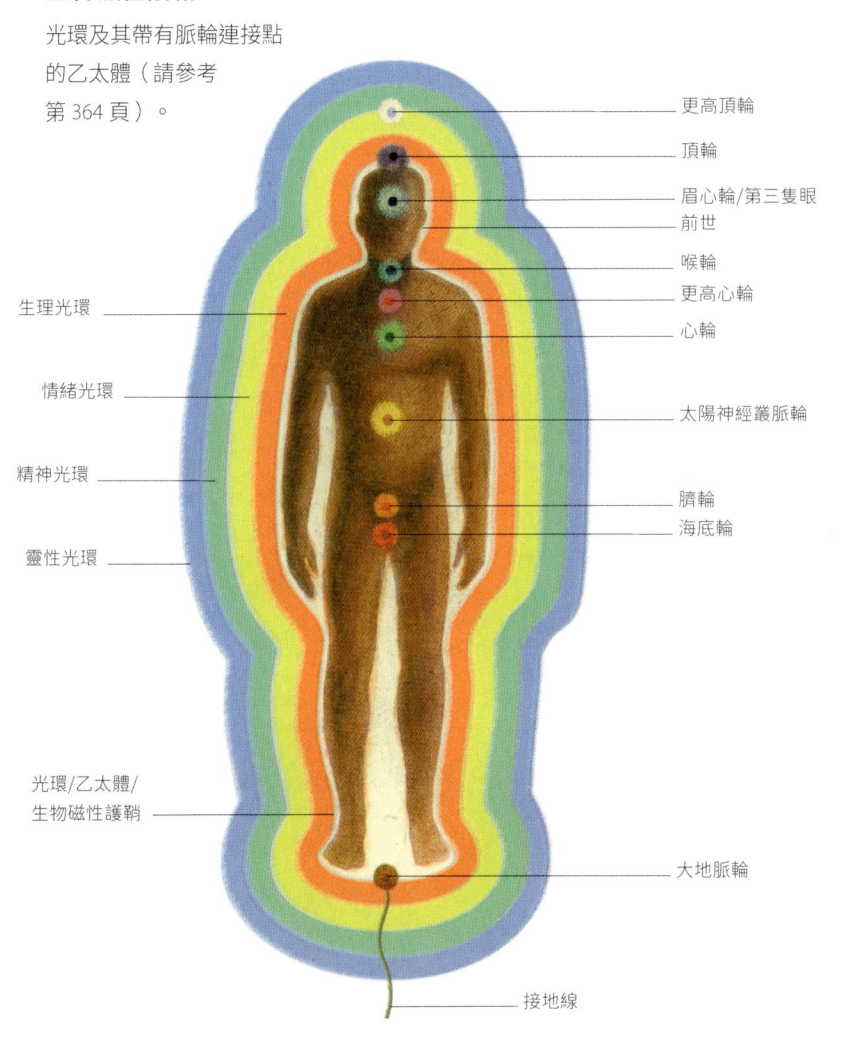

光環及其帶有脈輪連接點
的乙太體（請參考
第 364 頁）。

- 更高頂輪
- 頂輪
- 眉心輪/第三隻眼
- 前世
- 喉輪
- 更高心輪
- 心輪
- 太陽神經叢脈輪
- 臍輪
- 海底輪
- 大地脈輪
- 接地線

- 生理光環
- 情緒光環
- 精神光環
- 靈性光環
- 光環/乙太體/生物磁性護鞘

速查表

水晶對應

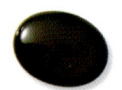

在器官上放置適當的水晶使其恢復平衡,或根據需要刺激或鎮靜它。

大腦	琥珀、綠色碧璽、深藍色碧璽、綠柱石、藍色蕾絲瑪瑙
耳朵	琥珀、紅黑和雪花黑曜石、天青石、薔薇輝石、橘色方解石
雙眼	海藍寶、綠柱石、玉髓、綠玉髓、藍寶石、紫銅榴石、深藍色碧璽、天青石、藍色螢石、火瑪瑙、貓眼石、橙色方解石
牙齒	海水藍寶、髮晶、螢石
頸部	海水藍寶、石英
肩膀	透石膏
肌肉組織	赤銅礦、磁鐵礦、賽黃晶
肺部	綠柱石、粉紅碧璽、橄欖石、薔薇輝石、琥珀、透視石、紫鋰輝石、青金石、綠松石、菱錳礦、紅紋石、纏絲瑪瑙、藍色碧璽、鳳凰石、祖母綠、摩根石
脾臟	琥珀、海水藍寶、藍銅礦、雞血石、玉髓、紅黑曜石
胃部	綠色螢石、火瑪瑙、綠柱石
腸道	綠柱石、橄欖石、天青石、綠色螢石
闌尾	貴橄欖石
手臂	孔雀石、硬玉
攝護腺	綠玉髓
睪丸	硬玉、拓帕石、紅玉髓、磷鋁石
雙手	捷克隕石、海水藍寶、月光石
骨骼系統	天河石、藍銅礦、鳳凰石、方解石、赤銅礦、螢石、苔蘚瑪瑙、紫色螢石、纏絲瑪瑙、黃鐵礦
神經系統 / 神經組織	琥珀、綠玉、青金石、綠碧璽、苔蘚瑪瑙

速查表

骨髓	紫色螢石
松果體	寶石薔薇輝石
腦下垂體	彼得石
下顎	海水藍寶
喉嚨	海水藍寶、綠柱石、青金石、藍色碧璽、琥珀、綠色碧玉
甲狀腺	琥珀、海水藍寶、藍銅礦、藍色碧璽、黃水晶
胸腺	東陵玉、藍色碧璽
心臟	赤銅礦、玫瑰石英、紫龍晶、薔薇輝石、石榴石、透視石
肝臟	海水藍寶、綠柱石、雞血石、紅玉髓、紅碧玉、紫龍晶、賽黃晶
膀胱	紅玉髓、碧玉、拓帕石、方解石、黃水晶、黃石英、虎眼石、玉髓、賽黃晶
膽囊	琥珀、海水藍寶、藍銅礦、藍色碧璽、黃水晶
腎臟	海水藍寶、綠柱石、雞血石、赤鐵礦、硬玉、軟玉、玫瑰石英、黃水晶、橙色方解石、煙晶、琥珀、白雲母
胰臟	紅色碧璽、藍色蕾絲瑪瑙、鳳凰石
脊椎	石榴石、碧璽、拉長石、綠柱石
輸卵管	綠玉髓
女性生殖系統	紅玉髓、月光石、綠玉髓、琥珀、拓帕石、綠簾花崗石
膀胱	拓帕石、碧玉、琥珀、橙色方解石
循環系統	紫水晶、雞血石、玉髓、赤銅礦、赤鐵礦、紅碧玉
靜脈	磷鋁石、軟錳礦、雪花黑曜石
膝蓋	藍銅礦、硬玉
關節	方解石、藍銅礦、薔薇輝石、磁鐵礦
皮膚	藍銅礦、棕碧玉、綠碧玉
足部	縞瑪瑙、煙晶、魚眼石

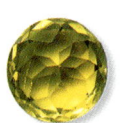

綠柱石

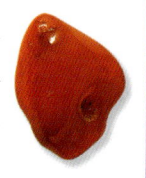

紅玉髓

速查表

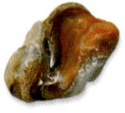

火瑪瑙

內分泌系統	琥珀、紫水晶、黃碧玉、粉紅碧璽、火瑪瑙
免疫系統	紫水晶、黑碧璽、青金石、孔雀石、綠松石
消化道	鳳凰石、紅玉、綠碧玉
新陳代謝	紫水晶、蘇打石、軟錳礦
背部	孔雀石、藍寶石、青金石
下背部	紅玉髓
微血管	苔蘚瑪瑙

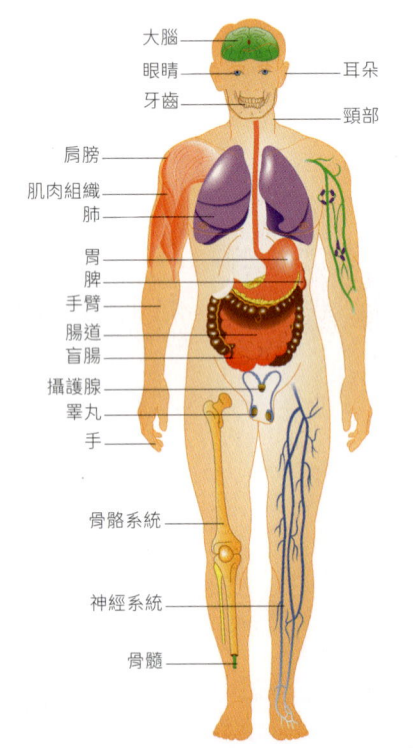

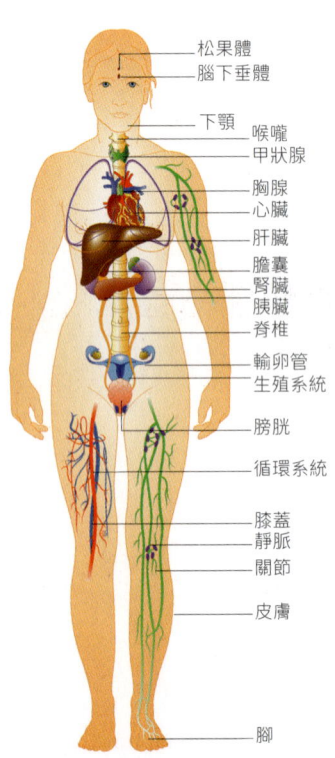

大腦　眼睛　耳朵　牙齒　頸部　肩膀　肌肉組織　肺　胃　脾　手臂　腸道　盲腸　攝護腺　睪丸　手　骨骼系統　神經系統　骨髓

松果體　腦下垂體　下顎　喉嚨　甲狀腺　胸腺　心臟　肝臟　膽囊　腎臟　胰臟　脊椎　輸卵管　生殖系統　膀胱　循環系統　膝蓋　靜脈　關節　皮膚　腳

寶石療法

因為水晶有強大的振動，很容易能將這些振動傳遞給水。寶石療法，也稱為能量水或精華，可以內用（除非寶石有毒），也可以塗在皮膚上或放入洗澡水。可以將黑碧璽等治療物放入水霧中，然後噴灑到房間。

製作寶石能量水

將已淨化、不易碎的水晶放入裝有泉水的玻璃碗中。（請將易碎或有毒的寶石放入小玻璃罐中，再放入玻璃碗裡。這是間接方法。）將碗放在陽光下十二小時後取出水晶，將母酊劑（做好的能量水）裝入有密封塞的玻璃瓶中。如果要保存一週以上，請添加百分之五十的白蘭地或伏特加作為防腐劑。請存放在陰涼、黑暗的地方。加入洗澡水中或製成劑量瓶（請參考第 372 頁）。

寶石配方的直接方法

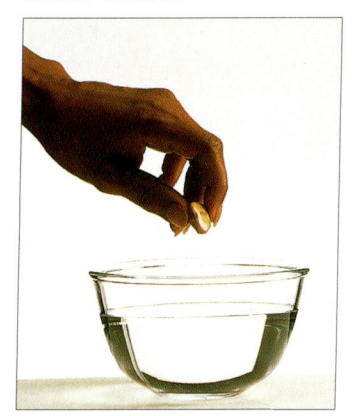

裝瓶能量水

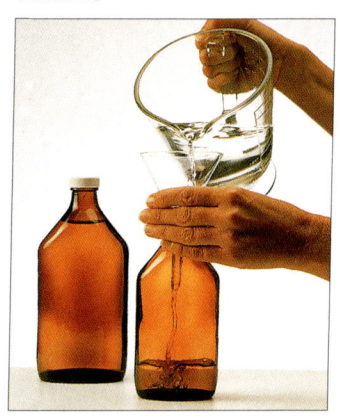

製作劑量瓶

將七滴母酊劑加入玻璃滴管瓶中。如果是用於口服或塗抹在皮膚上,請裝三分之一白蘭地兌三分之二水;若用作眼藥水,請勿添加酒精。每日三次,每次七滴。(注意:某些配方只能外用。)

藍色蕾絲瑪瑙	治療眼部感染。
黑碧璽	提供心理保護並遮蔽電磁煙霧*。緩解時差。釋放情緒、思想和身體中的有毒能量。
孔雀石	協調身體、心理、情緒和精神;使身體接地。僅可使用滾磨石。
螢石	分解乙太體內的堵塞。抗病毒劑。
硬玉	治療眼睛疾病,帶來平靜。
天河石	平衡新陳代謝。
綠碧玉	恢復生物節律和自然性慾。
赤鐵礦	強化界限。
紫鋰輝石	打開心扉。
琥珀	作為抗生素,可以治療喉嚨問題。
金綠柱石	針對喉嚨痛的漱口水。
雞血石	緩解便秘和情緒停滯。
紫龍晶	極佳的身體清潔劑。
赫基默鑽石	幫助靈視和夢境回憶。
苔紋瑪瑙	治療真菌感染。

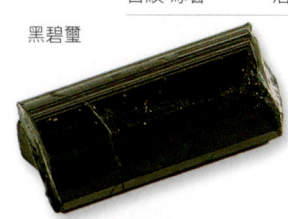

苔紋瑪瑙

黑碧璽

速查表

水晶佈局和水晶陣

將水晶放在身體或身體周圍可以快速緩解不適*。你也可以在床的周圍放置水晶或保護您的房子、使用水晶來刺激免疫系統或減輕壓力、保護自己免受地場壓力*或電磁煙霧*的影響，或增強記憶力。請記得在使用前對水晶輸入訊息。

緩解壓力

放鬆是緩解壓力的最佳解藥。拿八個紫水晶晶尖，將它們放在身體周圍約一手掌距離的地方，並指向內：一個放在雙腳之間且略低於腳的位置，一個放在頭頂上方，兩個與頸部齊平，兩個放在臀部，兩個放在腳踝處。閉上眼睛，放鬆至少十分鐘，二十分鐘會更好。你可以將它們留在原處過夜，或放在床邊。

刺激免疫系統

短期治療

一個粉紅色菱鋅礦放在心臟上，一個綠色碧璽放在心臟上方的胸腺上，一個石英晶尖朝上放在頭上，並把八顆孔雀石放在你的身體周圍。放在這裡十五到二十分鐘。

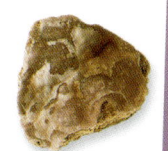

長期治療

睡覺時將綠色碧璽貼在胸腺上。將粉紅色菱鋅礦放在床的每個角落，並在枕頭下方也放一塊。

粉紅色菱鋅礦

脈輪擺設

將一個棕色寶石放在雙腳之間並略低於雙腳，一個紅色寶石放在海底輪上，一個橘色石寶石在肚臍下方，一個黃色寶石位於太陽神經叢，一個粉紅色寶石位於心臟，紫鋰輝石至於較高心輪，一個藍色寶石位於喉嚨，一個靛藍寶石位於第三隻眼，一個紫色寶石位於頂輪，一個白色高振動寶石位於頭頂。

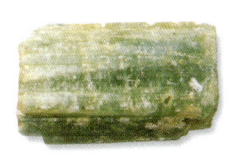

綠色碧璽

373

速查表

房屋保護水晶陣

在房屋或房間的每個角落放置黑碧璽（用於保護、抵抗地場壓力*或電磁煙霧*）、透石膏（用於保護和天使引導）或纏絲瑪瑙（防止犯罪）。如果可以，請在前門外放置一大塊選定的寶石。

記憶擺設

你將需要兩顆黃水晶或黃色螢石來增強記憶力，使用綠色方解石保持頭腦清晰，使用藍銅礦增強洞察力。將黃色水晶放在頭部兩側，與耳朵齊平；綠色方解石放在頭頂上；藍銅礦放在第三隻眼*上。留在原處二十分鐘。

療癒心

如圖所示放置七個玫瑰石英、一個透視石和一個西瓜碧璽，留在原地二十分鐘。可以添加四個朝外的紫水晶晶尖，消除可能阻塞心臟的任何情緒不平衡。

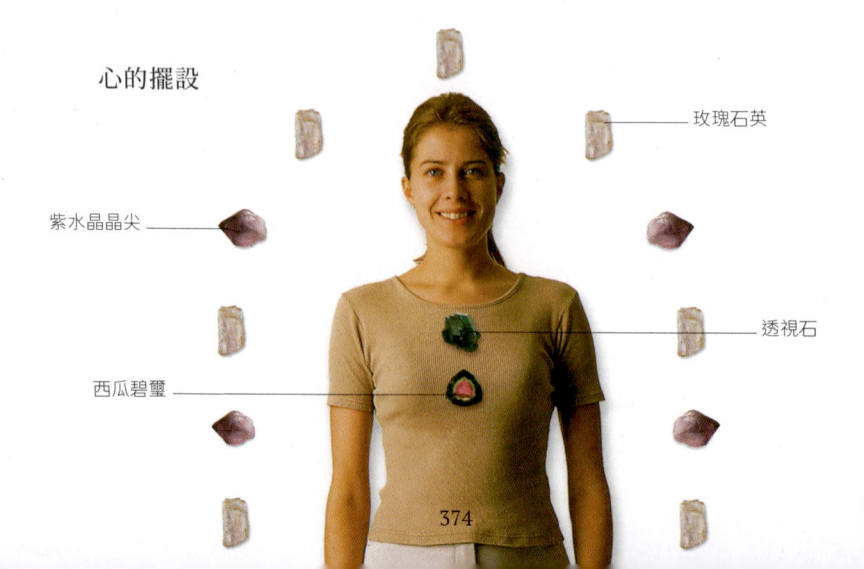

心的擺設

玫瑰石英

紫水晶晶尖

透視石

西瓜碧璽

374

神諭含意

水晶有各自相關的傳統意義。為了快速得到問題的答案,請將下面列出的精選水晶放入袋子中。專心想著你的問題,隨機挑選一顆水晶;查看與此水晶相關的含義來尋找答案。如果有兩、三個水晶落入你的手中,請閱讀所有含意。

紫水晶	生活的改變和意識的轉變。忠於愛情,遠離嫉妒。
瑪瑙	世俗的成功或驚喜。健康、財富和長壽。對於與土地有連結的人來說尤其幸運。
藍色蕾絲瑪瑙	需要療癒。
黑瑪瑙	需要並且將會找到勇氣和繁盛。
紅瑪瑙	你將擁有健康和長壽。
雞血石	令人不愉快的意外,不太可能是與疾病相關。
紅碧玉	注意世俗事務。
東陵玉	未來的成長和擴張是可能的。
石榴石	一封信正在路上。
黃水晶	天上的智慧正在給你建議。
鑽石或透明石英	持久性。事業進步。如果水晶失去光芒就會代表背叛。
祖母綠	生育力或秘密崇拜者。如果顏色變淡,愛正在退卻。
赤鐵礦	新的機會正在等待著。
硬玉	需要並且將會找到不朽和完美。
青金石	神聖的恩惠屬於你。
石英	請務必釐清你提出的問題以及出現的問題。
玫瑰石英	需要愛和自我療癒,並且將會到來。

苔紋瑪瑙

速查表

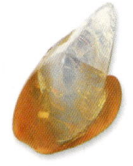

	雪白石英	深刻的改變即將到來。
	紅寶石	權力和激情,好運和友誼,但要提防陌生人。
	藍寶石	真理、貞潔和過去都會追上你。
	雪花黑曜石	挑戰已經結束。
蛋白石	虎眼石	所見並非真相。
	紫鋰輝石	妥協與整合。
	蛋白石	死亡或結局。如果水晶失去光彩,表示情人不忠。
	纏絲瑪瑙	婚禮可能即將舉行。
	拓帕石	謹慎行事。
	綠松石	一場旅程即將來臨。

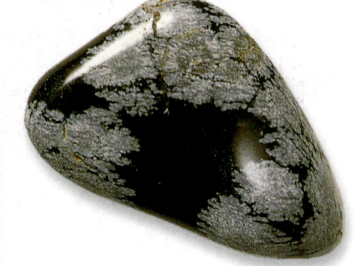

雪花黑曜石

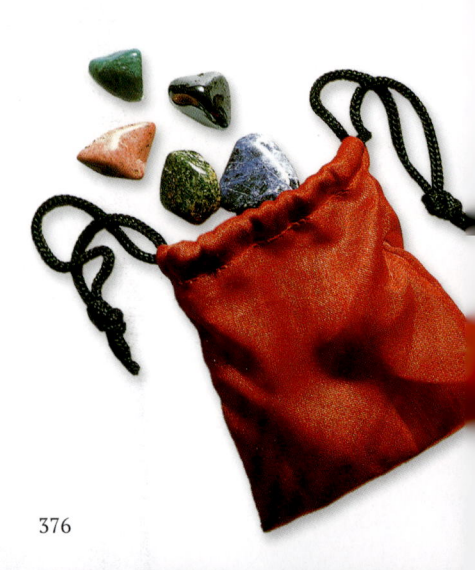

喚起愛

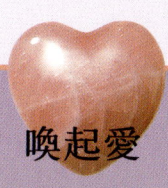

水晶可以用於儀式；這是一個使用粉晶來喚起愛情的例子。
你需要四個玫瑰石英和一塊大紫水晶，
以及蠟燭和燭台（可以用玫瑰石英製成）。

1. 將水晶和四支蠟燭放在鋪有絲布的桌上。在北邊放一支點燃的蠟燭，歡迎那個方向的神靈；然後將其他蠟燭放在南邊、東邊和西邊，當你點燃每根蠟燭時，再次歡迎各個方向的神靈。祈求這些神靈擔任守護者，保證你的安全。

2. 將玫瑰石英水晶握在手中，面對桌子坐下（如果水晶很大，請一次一顆。）閉上眼睛，靜靜地聆聽水晶的聲音。讓它們的能量流過你的手，流過你的手臂，進入你的心。當能量到達你的心臟時，感受它的開放和擴張。將水晶觸碰你的心。玫瑰石英是一種強大的心臟清潔劑和治療劑，請讓水晶的能量淨化你的心。

3. 接著大聲說：「我是一塊愛情磁鐵。我歡迎愛進入我的心裡。」將水晶放在桌子上的紫水晶周圍，並大聲說：「讓愛進入我的生活。」安靜地坐一會兒，目光集中在水晶上。當你準備好完成儀式時，站起來依序吹滅每支蠟燭，同時說：「我將你的光和愛發送到世界上。」可以把水晶留在桌子上，或是把它們放在床的周圍。

字彙表

AKASHIC RECORD 阿卡西記錄
在秘傳思想中一個超越時間和空間存在的倉庫，內有宇宙中已發生和將要發生的所有資訊。

ANCESTRAL LINE 祖系
家庭模式和信仰從前幾個世代繼承下來的方式。

ANGELIC REALM 天使領域
據說天使所居住的能量層級。

ASCENDED MASTERS 揚升大師
高度進化的靈性存在，他們之前可能已經轉世、也可能沒有轉世，他們指導著地球的靈性進化。地球上尋求提升靈性和身體振動的人們正在踏上揚升過程。

ASTRAL TRAVEL 靈魂投射
靈魂能夠離開肉體，前往遙遠的地方。也稱為「靈魂出竅」或「靈魂之旅」。

ATTACHED ENTITIES 附著靈體
可以附著在活人氣場上的靈體形態。

AUDIBLE ORACLE 可聽見的神諭
透過聲音（如爆裂聲）傳達其預言的神諭。

AURA 光環 / 氣場
圍繞身體的精微生物磁性護鞘，提供一個從身體延伸約 33 公分到 91 公分的保護區，並含有關於此人的身體、心理、情緒和精神狀態資訊。這個人體能量場的傳統名稱來自希臘文 avra，意思是「微風」。直覺之眼可以看出氣場中的不適。另請參見「乙太體」。

AUTOMATIC WRITING 自動書寫
一種書寫方式，透過持筆者的思想或是身體記憶的反應，並通過輕輕握著筆，讓筆自行移動去書寫想要表達的意義。

BIOMAGNETIC FIELD/SHEATH 生物磁場 / 磁性護鞘
包圍所有生物的能量場。

BETWEEN-LIVES STATE 世與世之間的狀態
秘傳思想中靈魂從肉身轉世進入的狀態（即在地球上死亡）。靈魂以這種狀態存在於一個精微能量體中，帶有前世發生在它身上的印記。靈魂在此制定來生的計畫，在肉身轉世期間也可以進入兩世之間的狀態。處於這種狀態時，就有可能療癒過去並獲得現世的目的和計畫。

BLISSED OUT 極樂無憂
描述一種覺察提升的感覺，期間主體會過度快樂、不踏實、頭暈目眩，無法在物質、日常世界中正常運作。

BLOWN CHAKRA 損壞的脈輪
因藥物、不明智的通靈方式或冥想時間過

長而損壞的脈輪。脈輪保持開放狀態,無法執行其能量過濾和調解功能。

CELESTIAL DOORWAY 天堂之門
進入更高精神領域的途徑。另請參見「神聖領域」。

CELESTIAL REALM 神聖領域
在新時代思想中高等生物的居所。

CHAKRA 脈輪
精微能量的旋轉漩渦。此術語源自梵文單字 chakram,意思是「輪子」,因為這些中心對於靈視力和瑜伽士來說就像旋轉的光碟。精微能量通道和中心系統是針灸、瑜伽練習和能量治療中使用的經絡和能量點的基礎。人有八個主要脈輪,位於與脊椎對齊的線上,這些中心將身體的能量與精微體的能量連結。八個脈輪位於頭頂、前額中央(第三隻眼)、喉嚨、太陽神經叢、脊椎底部、生殖器和腳下(土地)(參考第 364 – 365 頁)。當脈輪正常運作時,身體的身體和精微能量處於平衡與和諧狀態;功能障礙可能導致身體、精神、情緒或靈性障礙。許多能量工作者相信,脈輪可以透過水晶振動與身體生物磁或精微能量場的能量之間的相互作用來進行療癒。另請參見「損壞的脈輪」。

CHANNELING 通靈
透過化身與無形存在(非肉體化身的靈魂)的交流,傳遞訊息、聲音或思想的過程。

CHRIST CONSCIOUSNESS 基督意識
在基督教思想中,對我們自己的神性(類似基督所表現的神性)的信仰,將我們與宇宙的所有生命形式連結起來。在秘傳思想中,這是神聖能量的最高意識和表現。另請參見「宇宙意識」。

CHRONIC FATIGUE SYNDROME (CFS) 慢性疲勞症候群
一種與病毒相關、使人衰弱的疾病,其特徵是極度疲勞、肌肉疼痛、注意力不集中、記憶力減退和抑鬱,目前尚無已知的常規醫學治療方法。

CLAIRAUDIENCE 靈聽力 / 超聽覺
清晰的心靈聽覺－聽到物理聽覺聽不到的事物的能力。

CLAIRSENTIENCE 靈知力 / 感知力
清晰的心靈感覺－感受物理上無形的事物的能力。

CLAIRVOYANCE 靈視力 / 預知未來
清晰的心靈視覺－看見物質世界中不可見事物的能力,有時會與未來相關。。

COSMIC CONSCIOUSNESS 宇宙意識
一種非常高的意識狀態,其中主體是非物質的神聖能量的一部分。

DEVIC KINGDOM 神聖國度
天神或自然精靈的家園,秘傳思想相信以居住或統治自然物體,如樹木、河流或山脈。雖然天神通常是看不見的,但具靈視力的人有時可以看到他們或與他們交流,或者直觀地進入神聖國度,以及這些靈體存在的能量層級。

字彙表

DIS-EASE 不適
因生理失衡、感情受阻、情緒壓抑和負面思考所導致的狀態。

DYSPRAXIA 運動障礙
一種以笨拙、缺乏協調和無法區分左右為特徵的病症。常與閱讀障礙同時發生。

EARTH CHAKRA 地球脈輪
位於雙腳之間、稍微下方一些些的脈輪，使靈魂轉世並將身體與大地連結。另請參見「接地」和「接地線」。

EARTH HEALING 地球療癒
試圖導正因污染和資源破壞而造成的地球能量扭曲。

ELECTROMAGNETIC SMOG 電磁煙霧
一種精微但可偵測到的電磁場，可能對敏感族群產生不利影響。煙霧是由電線以及電腦、手機和電視等物品釋放的。

ENERGY IMPLANT 能量植入
從外在、外來來源植入精微體的思想或情緒。

ESOTERIC THOUGHT 秘傳思想
基於信仰的非科學、非物質的思想，在於形上學的存在，非任何一種思想流派。

ETHERIC BLUEPRINT 乙太藍圖
建構物理身體的精微訊息輸入，帶有前世疾病或傷害的印記，而這些印記可能導致今生的疾病或殘疾。

ETHERIC BODY 乙太體
圍繞身體的精微生物磁鞘，也稱為氣場。另請參見「氣場 / 光環」、「生物磁場」。

FAULT LINE 斷層線
水晶內部缺陷或破損，能夠折射光線並看起來將水晶區分為多個部分的晶體。

GEOPATHIC STRESS 地質應力
因地下水、電力線和負地球能量線（LEY LINES）的精微輻射和能量擾動產生的應力。地場壓力貫穿地球，會影響或污染人和建築物。它會導致各種疾病。另請參見「能量線」。

GRIDDING 水晶陣
圍繞建築物、人或房間的水晶擺放，目的為保護或增強能量。

GROUNDING 接地
在自己和地球之間建立良好的聯繫，讓多餘和不平衡的能量從身體流出。

GROUNDING CORD 接地線
一條振動能量線，鉤入地球並固定以太體和靈魂化身。

HEALING CRISIS 療癒危機
在治療過程中，會經歷的一段症狀加重期，通常會被認為是身體正在排毒和自我修復的過程。

HOMEOPATHY 順勢療法
一種治療系統，首先由希臘醫生希波克拉底（Hippocrates，約公元前 460 - 377 年）

實踐，透過引入微量、稀釋的物質來刺激身體的療癒能力，這種物質可以引起特定疾病的症狀。德國醫生塞繆爾·哈內曼（Samuel Hahnemann，1755 - 1843 年）是順勢療法的當代創始人。

HYPNOTIC COMMANDS 催眠命令
由外部來源灌輸的無意識輸入訊息，用於引導對方的行為或思想。

INNER CHILD 內在小孩
人格中保持童真和純真的部分，或者可能是虐待和創傷的根源，因此可能需要被療癒。

INNER LEVELS 內在層次
包含直覺、心靈意識、情緒、感覺和精微能量的存在層次。另請參見「外部層次」和「精微體」。

KARMIC 業力
源自前世，債務、信念和諸如內疚之類的情感，延續到當前對生活產生影響。

KARMIC SEEDS 業力種子
前世創傷、態度或疾病的殘留物，存在於乙太體中，有可能在今生發展成疾病。

KIRLIAN CAMERAI 克里安相機
一種俄羅斯的發明，可拍攝身體周圍的生物磁鞘或氣場的照片。這種攝影方法是由謝苗·克里安（Semyon Kirlian）於 1939 年所發現。

KUNDALINI 昆達里尼
一種內在的精神和性能量，位於脊椎底部，但可以被刺激上升到頂輪，促成靈性的覺醒和轉變。

LEMURIA 雷姆利亞
在秘傳思想中，人們相信這是一種早於亞特蘭提斯的古老文明，是高度靈性文明的發源地。

LEY LINES 地脈
精微能量線，呈現直線或螺旋，連接古代遺址或景觀中的突出點。

LIGHT BODY 光體
以非常高的頻率振動的精微能量體，是靈魂和更高意識的載體。

LIGHT LIBRARY 光之圖書館
一個充滿活力的治療和知識寶庫。

MATRIX 基質
自然狀態下，晶體沉積於其上的基岩。

MENTAL INFLUENCES 精神影響
他人的思想和觀點有時會對某些人產生強大的影響。

MERIDIAN 經絡
中醫理論中靠近皮膚表面並包含穴位的精微能量通道。

MIASM 瘴氣
過去傳染病的精微印記，如結核病或梅毒，已透過家庭或地方傳承下來。這個術語是由順勢療法創始人塞繆爾·哈內曼（Samuel Hahnemann）創造的。另見順勢療法。

字彙表

NEGATIVE EMOTIONAL PROGRAMMING 負面情緒輸入訊息
「應該」和「理應」以及內疚，這些概念在童年或前世中被灌輸、持續存在於潛意識中，並影響著當下的行為。它們會破壞進化的努力，除非被消除或重新輸入訊息。

OCCLUSION 內包
晶體內的礦物沉積物，通常展現出渾濁的斑塊、斑點或幽靈般的圖像，取決於材料的顏色。參閱西藏石英，第 228 頁。

OUTER LEVELS 外在層次
以物理和環境為導向的存在層次。另請參見「內部層次」。

OVERSOUL 宇宙超靈
靈魂群體的一部分，以更高的頻率產生共鳴並指導群體的靈性進步。另請參見「靈魂群體」。

PRANIC ENERGY 滲透能量
滲透到一切事物中的能量。它在療癒工作中特別有用，可以恢復並重新注入活力。原文來自梵文單字 prana，意思是「呼吸」。

PLEOCHROIC 多向色性
在水晶中，出現根據觀察的角度具有兩種或多種不同的顏色、或顏色深淺改變。

PRE-BIRTH STATE 出生前狀態
人類出生前所居住的維度。另請參見「世與世之間的狀態」。

PSYCHIC ATTACK 心靈攻擊
對他人產生惡意的想法或感情，無論是有意或無意，可能會導致該人的疾病或生活受到干擾。

PSYCHIC VAMPIRISM 心靈吸血鬼
一個人吸取或「攝取」他人能量的能力。

PSYCHIC GIFTS 心靈天賦
例如靈視力、心靈感應和治療的能力。

QI/KI 氣
為身體和精微體注入能量的生命力。

RADIONICS 量子放射
一種使用專門設計的儀器，進行遠距離診斷和治療的方法，使用的前提是所有不適都是身體周圍電磁場的扭曲。此方法起源於十九世紀美國醫生亞伯拉斯・亞伯特博士的研究。

REFRAMING 重新建構
重新審視過去，以不同的角度看待過去的事件，這樣它在當前生活中造成的情況就可以得到療癒。

REIKI 靈氣療癒
一種自然的、親自動手的治療技術，感覺就像高頻能量流透過治療師的手傳遞給患者。靈氣這個字源自於「靈」，意思是「超自然力量或靈性智慧」，以及「氣」，意思是「生命能量」。此技術於 1922 年由臼井甕男（Mikao Usui）在日本首次使用。

SCRYING 占卜
辨識水晶中的圖象以揭露過去、現在或未來的秘密。

SICK-BUILDING SYNDROME 病態建築症候群
與實際空氣污染或通風不良或負能量環境的建築物相關的一系列症狀,包括頭痛、頭暈、噁心、胸部問題和全身疲勞。

SMUDGING 煙燻
美洲原住民使用的淨化方法,用於為自己和神聖的靈修場所做準備。這個過程會使用緩慢燃燒的草藥煙霧。

SOUL GROUP 靈魂群體
正在化成肉身過程中的一群靈魂。

SOUL LINKS 靈魂連結
靈魂群體成員之間的連結。

SOUL RETRIEVAL 靈魂復原
創傷、震驚或虐待會導致部分靈魂能量離開並維持在「卡住」狀態。靈魂恢復者或薩滿祭司可以取回靈魂,將其帶回肉身或暫時帶回水晶。

SPIRIT GUIDES 指導靈
靈性指引者是在轉世狀態中工作的無形靈魂,為地球上的人們提供幫助。另請參見「世與世之間的狀態」。

STAR CHILDREN 星際小孩
來自其他行星系統的進化生物,他們轉世到地球上以幫助地球的靈性進化。

STAR GATE 星門
可進行與外星實體接觸的入口處。

SUBTLE BODIES 精微體
與實相存在相關的身體、情緒、心理和靈性層面生物磁鞘的層次。

SUBTLE ENERGY FIELD 精微能量場
圍繞著所有生物的看不見但可察覺的能量場。

THIRD EYE 第三隻眼
此脈輪位於眉毛之間並略高於眉毛,也稱為眉心輪,是內在視覺和直覺的部位。另請參見「脈輪」。

THOUGHT FORMS 思想形式
由強烈的正面或負面思想產生的形式,可以存在於乙太或靈性層面,會影響一個人的心理功能。

TRIPLE-BURNER MERIDIAN 三焦經
中醫使用的人體經絡之一。另請參見「經絡」。

TUMBLED 滾磨
此術語指在大滾筒中用砂礫進行拋光的寶石,產出光滑且通常有光澤的寶石。

VISION QUEST 靈境追尋
美國原住民的薩滿儀式,涉及在野生自然環境中與世隔絕,以便與自然交流、洞察內心和靈性成長。沒有適當的指導不應進行此操作。

索引

A

abandonment 遺棄 125, 270, 284
abdomen 腹部 211, 241, 315
abundance attracters 豐盛吸引物
　43, 95, 115, 122, 291, 293, 320, 333
　wealth 財富
　　19, 26, 48, 73, 118, 131, 251, 255, 297
abuse 虐待／濫用 94, 231, 247, 270
　emotional 情緒 269
　sexual 性的 244
acceptance 接受度 60, 61, 70, 94, 115, 198
　of change 改變 111, 236
　of love 愛 39
　of mistakes 接受錯誤 141
　of others 他人 58, 105, 114
　of physical body 肉體
　　61, 66, 188, 201, 240, 312
　of present moment 當下
　　102, 104, 109, 124, 249
　of psychic gifts 通靈天賦 190
　of self 自我 39, 92, 114, 249, 272, 353
　of support 支持 165
　of the truth 真相 205
aches and pains 疼痛和痛苦 105, 181, 284
acidity 酸性 85, 107, 185, 306, 315, 323
　acidosis 酸中毒 139
action 行動
　after criticism 在批評後 118, 163
　facilitating 促成 58, 85, 152, 159
　ideas into 想法化 89, 155
　from intuition 發自直覺 277
　positive 積極 127
　rational 理智 127
　revealing intentions of 揭露意圖的 170
activator crystals 啟動器水晶 342
acupuncture 針灸 225
addictions 成癮
　46, 54, 125, 141, 147, 276, 319
　and relationship problems
　　與關係問題 178
　support during release from
　　脫離時的支持 177, 289
　understanding 理解 304
　see also alcohol, drug problems
　　另參見「酒精」、「藥物問題」
adhesions 沾粘 130
adrenal glands 腎上腺 74, 167, 171, 236
adrenaline 腎上腺素 83
　balancing 平衡 211
　calming 冷靜 91
　stimulating 刺激 251
　supra-adrenals 腎上腺 152
affirmations 肯定

enhancing 增強 236
strengthening 強化 261
supporting 支持 293
aggression 侵略 85, 191, 231, 302
aging 老化 260
agriculture 農藝 43, 47, 87, 297, 319
AIDS 愛滋病 215, 247, 321
　T-cell activation 啟動 T 細胞 125
　see also autoimmune diseases, immune
　　system 另參見「自體免疫疾病」、
　　「免疫系統」
Akashic Record 阿卡西記錄 378
　accessing 阿訪 189, 217, 323, 337, 347
　carriers 承載 64, 176, 186, 218, 228, 233
alcohol 酒精
　mitigating effects of 減輕酒精影響
　　54, 148
　problems with 與酒精相關的問題
　　269, 270, 319
alienation 疏離 105, 137
allergies 過敏 66, 74, 121, 123, 177, 193
altruism enhancers 利他強化物 52, 298
　see also humanitarianism
　　另參見「人道主義」
Alzheimer's disease 阿茲海默症
　177, 200, 236, 302
amorphous crystals 非晶質水晶 331
amplifiers 放大器 187
　of aura 氣場放大器 251
　of characteristics 特質放大器 209
　energy 能量 133, 136, 167, 183, 211, 217, 225, 340, 354, 362
　of healing 療癒 130, 131, 230
　of thought/feeling 想法／感受
　　173, 209, 211
analytical abilities 分析能力
　balancing with creativity 與創意平衡 150
　enhancing 增強 39, 95, 97, 118, 139
　stimulating 刺激 105, 177, 202
　strengthening 強化 107
　teaching 傳授 89
ancestral line 祖系 85, 199, 214, 307, 378
　time line crystal 時間軸水晶 344
anemia 貧血 141
anesthetics 麻醉劑 163
angelic realm 天使領域 378
　angels of truth and wisdom
　　真實與智慧的天使 294
　contacting 接觸 20, 27, 37, 59, 92, 96, 120, 174, 192, 194, 214, 216, 259, 261, 262, 265, 269, 323
　earthing energies 地球能量 260
　Raphael 大天使拉斐爾 220

anger 憤怒
　accessing 參訪 153, 247
　controlling 控制 139
　relieving 揭露 21, 42, 63, 65, 70, 74, 90, 99, 118, 138, 145, 146, 150, 163, 167, 173, 181, 193, 213, 270
angina 心絞痛 179
animal healing 動物療癒 227
animosity 仇恨 110
anorexia 厭食症 177, 293
antibacterials 抗菌劑 148, 231, 372
antiseptics 消毒劑 90
antispasmodics 解痙藥
　50, 70, 99, 112, 179, 200, 202, 215
anxiety 焦慮 65, 90, 99, 150, 163, 359
apathy 冷漠 62, 94
aperture crystals 光圈水晶 345
aphrodisiacs 催情劑 301
appendix (body organ) 盲腸 (身體器官) 368
archetypal healer 原型療癒者 56
arms 手臂 60, 368
arteriosclerosis 動脈硬化 74, 175, 179, 198
arthritis 關節炎 42, 63, 78, 91, 95, 112, 130, 138, 184, 247, 284
　pain relief 鎮痛劑 112, 198
　see also joints 另參見「關節」
arts-based activities 藝術為基礎的活動
　97, 99, 209, 293
Ascended Masters 揚升大師
　188, 216, 323, 378
ascension process 揚升過程
　167, 170, 188, 216, 349
assault 襲擊、侵犯 92
assertiveness 果斷 155, 213
asthma 氣喘 66, 81, 150, 181, 184, 245, 313
　see also chest, respiratory system
　　另參見「胸部」、「呼吸系統」
astral travel 靈魂投射 378
　directing awareness 引導覺察 313
　facilitating 促成星際旅行 55, 56, 57, 89, 97, 107, 138, 144, 147, 156, 164, 172, 186, 192, 200, 201, 237, 274, 317, 323
　grounding 接地 59–60, 65, 140
　guidance during 期間的引導 277–278
　protection during 期間的保護
　　87, 140, 155, 160, 263
　reading Akashic Record 閱讀阿卡西記錄 218
　safety during 期間的安全 72, 77
astrology 占星 25, 60
astuteness 機敏 293
attached entities 依附靈體 378

索引

detaching 分離
163, 175, 215, 259, 355, 357, 359
attunement 調頻、協調 27, 125, 142, 144, 167, 173, 214, 230, 305, 337
"audible oracle" 可聽見的神諭 84–85, 378
aura (etheric body) 氣場（乙太體）
361, 366–367, 378
aligning 對齊 50, 155, 170, 181, 299
amplifying 放大 251
calming 冷靜 214, 230
clarifying 釐清 121
cleansing 淨化 56, 58, 104, 129, 137, 230, 237, 274, 293, 356
clearing 清潔 297, 299, 356
detaching entities 驅逐靈體 215, 359
diagnosis 診斷 56
dispelling negativity 祛除負面能量 83, 201
energizing 注入能量 131, 147, 237, 356
energy leaks 能量外洩 150, 169
expanding 擴張 137
"holes" 孔洞 123, 230
linking with spinal cord 與脊髓連接 263
opening 開啟 200, 238
protecting 保護 68, 117, 141,162–163,169, 202, 212, 221, 299, 355, 356, 358
effects of quartz on 石英在其上的影響 225
stabilizing 穩定 39, 129, 155, 157
strengthening 強化 201, 223, 358
removing thought forms 移除思想形式 170
unblocking 疏通阻塞 354, 358
authority figures 權威角色 219, 223
autism 自閉症 62, 105, 280
autoimmune diseases 自體免疫疾病 125, 215, 247, 321
automatic writing 自動書寫 267, 378

B

back problems 背部問題 370
disk elasticity 椎間盤彈性 70
impacted vertebrae 受影響的脊椎 200
lower back 下背部 95, 211
sciatica 坐骨神經 177
spine alignment 脊椎校正 78, 133, 141, 200, 259, 301
strengthening the back 強化背部 241
bacteria 細菌
antibiotics 抗生素 148, 231
beneficial 有益的 108
see also infections 另參見「感染」
baggage, emotional 情緒包袱 79, 212, 265
balancing stones 平衡石
52, 55, 70, 97, 127, 134, 156, 173, 185, 193, 250, 253, 269, 306
emotional 情緒 55, 63, 107, 112, 118,161, 246, 249, 265, 272, 274
energy 能量 133, 136, 200, 247
of etheric and emotional bodies 乙太體和情緒體能量 270
of etheric and physical bodies 乙太體和身體能量 60
of experience 經驗能量 157
mental 精神能量 55, 91, 97, 265
spiritual 靈性能量 63
see also masculine/feminine
另參見「男性／女性能量」
balance, yin and yang, and under specific body systems 平衡陰陽，在特定身體系統之下
balls, crystal 水晶球 326, 330
barnacle crystals 側芽水晶 350
base chakra 海底輪 46, 240
activating 觸發 95, 157, 210
cleansing 淨化
161, 210, 231, 240, 245, 291, 359
energizing 注入能量 81, 92, 291
energy releasing 釋放能量 63
grounding 接地 197
healing 療癒 92
linking to crown 連接至頂輪 137, 138, 211, 226
linking to earth 連接至大地 181, 359
linking to heart 連接至心 301
linking to higher crown 連接至更高頂輪 323
opening 開啟 81
protecting 保護 138–139
stabilizing 穩定 69
behavior patterns 行為模式
identifying 辨識 198, 203, 245
releasing 釋放 107, 136, 177, 291,306, 356
belonging 歸屬 300
beta brain waves 貝塔腦波 56, 240
betrayal 背叛 125
between-lives state 世與世之間的狀態 234, 259, 265, 279, 378
bile ducts 膽管 157
biomagnetic sheath 生物磁鞘 24, 286, 367, 378
bipolar disorder 躁鬱症（雙相情緒障礙）105, 175, 177, 213
birth see childbirth 誕生，參見「分娩」
birthstones 誕生石 28, 362–363
bladder 膀胱 52, 85, 119, 221, 299, 313, 369
blissed out 極樂無憂 378
bloating 脹氣 156, 319
blockage releasers 釋放阻礙物 54, 72, 87, 92, 174, 198, 219, 297, 311, 356, 358
for communication 針對溝通 77
emotional 情緒 58, 198, 223, 254, 299
energy 能量 115, 175, 197, 201, 225, 298, 320, 355, 357
excess energy 多餘的能量 133

past life 前世 142
spiritual 靈性的 47
see also unblocking under aura, chakras (general and specific), subtle bodies 另參見「解除氣場阻礙」、「脈輪（一般和特定）」、「精微體」、「血液」
blood 血液 101, 137, 181
balancing 平衡 112
cells 細胞 133, 141, 159
cleansing 淨化 55, 58, 84, 85, 115, 119, 137, 157, 173, 209, 226, 251, 265, 280
clotting 凝血
increasing 增加 89, 103, 253, 267
slowing 減緩 175
correspondences 對應 369
disorders 疾病、失調
25, 112, 141, 207, 210, 221, 253, 265
energizing 注入能量 58
flow 流 85, 95, 141, 205, 251, 315
mercury poisoning 汞中毒 238
pressure 壓力 219
lowering 降低 63, 90, 102, 112, 125, 167, 170, 173, 184, 272, 359
stabilizing 穩定 74, 103, 105, 245
stanching 止血 95, 107, 198
sugar 糖分 193
veins see veins 靜脈，請見靜脈
vessels 器皿 40, 244, 302
dilating 擴張 245
reinforcing 鞏固、增強 223
repairing 修復 60
see also circulatory system
另參見「循環系統」
blown chakras 耗盡的脈輪 46, 379
body clock 生理時鐘 191
body fluids 體液
absorption 吸收 272
cleansing 淨化 236
regulation 調節
60, 95, 152, 191, 241, 257, 299
retention 保留 61, 191
body odor 體味 158, 179
body systems see by name: circulatory, digestive, endocrine, immune, lymphatic, muscular, nervous, reproductive, respiratory, skeletal, urogenitary
身體系統，依名稱可參考：循環系統、消化系統、內分泌系統、免疫系統、淋巴系統、肌肉系統、神經系統、生殖系統、呼吸系統、骨骼系統、泌尿生殖系統
bones 骨頭 73, 130, 150, 207, 257
adjusting 調整 91
broken 損壞 184, 289
calcium levels 鈣量 145
disorders 疾病、失調 42, 112, 131, 179
growth 增生 247
healing 療癒 63, 70, 95, 101

385

索引

marrow 骨髓 131, 173, 207, 369
strengthening 強化 89, 99, 138
see specifically joints, osteoporosis
參見特定詞：關節、骨質疏鬆症
botany 植物學 47
brain 大腦 78, 123, 130, 167, 299, 300
beta waves 貝塔電波 56, 240
blood flow 血流 150
cerebellum 小腦 168
correspondences 對應 368
disorders 疾病、失調
42, 170, 254, 278, 342
see also Alzheimer's disease, dementia, dyslexia 另參見「阿茲海默症」、「失智障礙」、「閱讀障礙」
imbalances 失衡 42, 48, 99, 297, 342
neural pathways 神經通路 54, 280
tissue regeneration 組織再生 83
see also nervous system
另參見「神經系統」
breakdown, mental 精神崩潰 268
breaking ties 斷開聯繫
183, 200, 201, 215, 231, 284, 345
breastfeeding 哺乳
101, 103, 107, 191, 205, 260
bridge crystals 橋樑水晶 350
bronchitis 支氣管炎 150, 223, 238, 321
brotherhood 101, 201, 246
bruising 瘀青 55
Buddha crystals 佛化水晶 120, 351
burning sensations 灼燒感 58
burn-out 耗盡 211
burns 消耗 91, 112, 226, 236, 299
business 商業、商務
43, 94, 113, 115, 136, 211, 303, 309, 349
delegation 委託、授權 70
groupwork 團體工作 129, 272
leadership 領導力 73, 251, 269
meetings 會議 290
planning 計畫 349
protection 保護 161
travel 旅行 99

C

calcium 鈣
absorption 吸收 63, 70, 89, 108, 137, 265
balancing 平衡 139, 145, 164
deficiencies 不足 50, 272, 287
deposits 儲存 79
calming stones 冷靜石 39, 41, 45, 65, 67, 74, 118, 144, 157, 203, 259, 261, 290
of aura 氣場 45
of body systems 身體系統 253
emotional 情緒 127, 179, 190, 240, 254
mental 精神 54, 68, 80
cancer 癌症 76, 138, 215, 240, 280
candida (thrush) 念珠菌（陰道炎）102, 321
capillaries 微血管 42, 44, 286, 370

carbohydrate absorption 碳水化合物吸收 276
carpal tunnel syndrome 腕隧道症候群 133
cartilage problems 軟骨問題 175, 284
cataracts 白內障 306
catharsis 宣洩 197, 321
cathedral quartz 教堂石英 336-337
cautions 注意
Herkimer diamonds 赫基蒙鑽石 142
malachite 孔雀石 185
moldavite 捷克隕石 188
moonstone 月光石 190
quartz 石英 20
obsidian 黑曜石 196-197
opal 蛋白石 209
sulphur 硫磺 281
celestial 天界
doorways 天界之門 164, 379
realm 領域 379
cell phones 手機
19, 50, 73, 122, 123, 163, 164, 298
cells 細胞 130, 215
aligning structure 對齊架構 184
balancing 平衡 231
blood 血液 133, 141, 159
cellular disorders 疾病、失調
55, 76, 125, 136, 143, 195, 276
chromosomal damage 染色體受損 107
formation 組成 63, 150
intercellular blockages 細胞間阻塞 267
regeneration 再生 112, 152, 238, 294, 323
regulating metabolism 調節新陳代謝 257
stabilizing blueprint 穩定藍圖 164
T-cells T 細胞 125
cellulite 橘皮組織 63, 119
centering stones 中心石 39, 44, 54, 69, 83, 109, 134, 156, 178, 203, 210, 228, 254
CFS *see* chronic fatigue syndrome CFX，請見「慢性疲勞症候群」
chakras 脈輪 24, 326, 361, 364-365, 379
activating 觸發 183, 216, 351
aligning 對齊
44, 68, 87, 90, 111, 115, 131, 155, 167, 181, 188, 269, 279, 297, 313, 342
balancing 平衡
44, 63, 89, 231, 285, 288, 297, 356
blown 耗盡 46, 379
calming 冷靜 111
cleansing 淨化 52, 89, 90, 111, 136, 356
clearing 清潔 78, 142, 265, 283, 297, 351
connecting 連結 297, 357
energizing 注入能量
89, 111, 124, 136, 356
gridding 373
harmonizing 226
healing 療癒 216
opening 開啟 188, 273, 279
protecting 保護 356

purifying 淨化 205, 231
restoring spin 重新旋轉 201
reversing spin 逆向重新旋轉 285
stabilizing 穩定 359
unblocking 疏通阻塞 176, 188, 346
see also specific chakras: base, crown, earth, heart, higher crown, higher heart, sacral, solar plexus, third eye, throat 另參見特定脈輪：海底輪、頂輪、地球脈輪、心輪、較高頂輪、較高心輪、臍輪、太陽神經叢脈輪、第三隻眼、喉輪
change 改變
accepting 接受 109, 111, 175, 236, 321
adapting to 適應 85, 99, 101, 153, 230
in addictive personalities 成癮的性格 289
anchoring 定錨 289
of behavior patterns 行為模式 177
encouraging 鼓勵 157, 183, 213
facilitating 促成
83, 107, 121, 211, 238, 248, 263
of image 印象 193
new beginnings 新開始 91, 123, 165, 190
openness to 保持敞開的心態
97, 114, 282
physical 生理的、身體的 110
support during 在期間提供支持
159, 170
see also transitional stones
另參見「轉化石」
channeling 通靈 60, 77, 89, 171, 230, 237, 274, 279, 352, 379
protection during 在期間提供保護 266
preparing for 為其作準備 205
character strengthening 強化個性
110, 127, 257
charisma 魅力 83, 138, 268, 294
charity 慈善 137
chastity 貞潔 207
chemotherapy 化療 240
chest 胸腔 83, 165, 175, 221, 236, 323
tightness 緊張 42, 211
childbirth 分娩
47, 152, 191, 209, 213, 269, 270
maternal instinct 母性天賦 101
midwife stone, 助產士石 184
see also nurturing stones
另參見「滋養石」
childhood 孩提時期 114, 268-269
healing inner child 療癒內在小孩
114, 125, 269
children 孩童
growth promotion 促進生長 74, 89
hyperactivity 過動症 191, 251, 301
insomnia 失眠 105
nightmares 夢魘 114
possessiveness 佔有慾 284
premature maturity 早熟 163
self-expression 自我表達 91

索引

sensitivity 感受性 353
star children 星際小孩 188
see also childhood 另參見「孩提時期」
chills 發冷 70, 179, 201, 263, 302
cholesterol problems 膽固醇問題 74, 83, 131, 179
Christ consciousness 基督意識 231, 379
chromosome damage 染色體受損 107
chronic fatigue syndrome (CFS) 慢性疲勞症候群 (CFS) 58, 63, 119, 301, 302, 321, 379
circular breathing 循環呼吸 158, 313
circulatory system 循環系統 40, 85, 101, 150, 155, 181, 198, 201, 203, 251, 286, 291, 299
cleansing 淨化 48, 157, 245
correspondences 對應 369, 370
disorders 疾病、失調 46, 141, 200
fortifying 增強 138
stimulating 刺激 103, 119, 134, 302
strengthening 強化 80, 150, 163, 236
see specifically arteriosclerosis, blood, capillaries, cholesterol problems, heart, Reynaud's disease, veins 另參見特定詞：動脈硬化、血液、微血管、膽固醇問題、心臟、雷諾氏症、靜脈
clairaudience 靈聽力 / 超聽覺 234, 379
clairsentience 靈知力 / 感知力 210, 379
clairvoyance 視力 / 靈視力 379
activating 觸發 68, 210
enhancing 增強 54, 127, 171, 285
stimulating 刺激 96, 142, 190, 291
claustrophobia 幽閉恐懼症 114, 127, 301
cleansers 清潔劑 92, 117, 152, 372
emotional 情緒的 211, 212
of energy 能量 85, 89, 297
environmental 環境 51–52
of etheric body 乙太體 72
mental 精神 124
physical 生理的、身體的 51–52, 101, 105, 129
of soul 靈魂 225
closure 關閉 68
clumsiness 笨拙 193
clusters 晶簇 329
clutter 雜亂 221
codependency 相互依賴 133, 247, 284
cold extremities 198
colds 四肢冰冷 48, 130, 161, 170, 211
commitment 承諾 136, 181, 289
communication 溝通 350
calming 冷靜 102, 145
clairvoyant 靈視力 96
difficulties 困難 90, 173, 210, 240
encouraging 鼓勵 167
enhancing 增強 48, 63, 91, 97, 99, 102, 111, 130, 162, 200, 230, 232, 347
keeping silent 維持靜默 112
psychic 通靈、心靈 131, 200, 226, 230, 269
spiritual 靈性 352
unblocking 疏通阻塞 68, 77
with other worlds 與其他世界 174, 187, 285
community work 社區工作 115, 299, 350
companion crystals 伴生水晶 347
companionship 同伴關係 272
compassion 同情 60, 73, 82, 114, 137, 167, 173, 189, 198, 215, 244, 254, 265, 274, 297, 300, 301
compatibility enhancers 相容性增強劑 58
complacency 自滿 290
compulsions 強迫症 105, 114, 141
computers 電腦 19, 50, 129, 164, 176, 177, 272
concentration 專注 39, 58, 63, 70, 95, 118, 129, 141, 177, 225, 240, 251, 253
concussion 腦震盪 80
confidence 自信 39, 82, 83, 103, 109, 112, 118, 129, 136, 141, 150, 210, 213, 223, 356
conflict 衝突 97, 155, 173, 200, 219, 251, 280, 289
see also under family 另參見家庭
confusion 困惑 62, 68, 85, 167, 193, 198, 206, 219, 247, 259, 272, 299
consciousness raisers 意識提升者 54, 57, 60, 68, 75, 77, 89, 93, 104, 120, 123, 137, 142, 157, 169, 170, 171, 174, 187–188, 192, 194, 195, 204, 209, 211, 214, 216, 218, 220–221, 225, 231, 245, 254, 259, 262, 266, 271, 274, 277–278, 294, 301, 305–306, 323, 337, 351
constipation 便秘 92, 119, 232, 301, 372
contradictions 矛盾 58, 156, 158, 240
contraindications 矛盾
aggression 進程 150
delicate people 脆弱的人 250
during full moon 滿月期間 191
illusion induction 幻覺感應 191
inflammation 炎症 141
irritability 易怒 250
mental attunement 心理協調 127
psychiatric conditions 精神疾病 55
control 控制
need to 需要 125
relinquishing 放棄 272
self-control 自我控制 207, 257, 293
taking 採取 153, 161, 173, 175, 265
convalescence 恢復期 48, 90, 99, 127, 270, 311, 322
cooling crystals 冷靜水晶 23, 41
cooperation 合作 127, 131, 138, 242
coordination 協調 129, 297
copper absorption 銅吸收 102
cosmic consciousness 宇宙意識 379
counselors 諮詢者 197, 238
see also centering stones, empathy, ethicality, listening skills, shadow side 另參見「中心石」、「同理心」、「道德」、「聆聽技巧」、「陰影面」
courage 勇氣 67, 80, 85, 94, 137, 155, 251, 314, 321
craftwork 工藝品 300
cramps 抽筋 105, 112, 184, 198, 241, 306, 315
intestinal 腸 131, 179
leg 腿 141
menstrual 月經 112, 161, 179, 265
nighttime 夜晚 181
stomach 肚子 179
vascular 血管的 179
cravings 渴望 46
creativity 創意 150
and analysis 與分析 150
encouraging 鼓勵 99, 173
enhancing 增強 73, 82, 83, 85, 97, 101, 117, 130, 131, 138, 142, 162, 245, 352
exploring 探索 40
inspiring 激起靈感 112, 226
and inventiveness 以及創造性 146
in problem-solving 解決問題中的創意 107
stimulating 刺激 58, 62, 94, 113, 123 137, 175, 209, 228
in storytelling 敘述故事的創意 103
unblocking 疏通阻塞 289
crime prevention 預防犯罪 256
crises 危機
healing 療癒 241, 321, 380
stones for 針對～的寶石 136, 235, 241
crops see agriculture 農作物，參見「農藝」
cross formations 十字組成 351
crown chakra 頂輪 40
activating 觸發 117, 123, 251, 254
aligning 對齊 82
balancing 平衡 105
and kundalini 昆達里尼 161
linking to base 136, 226
linking to heart 104, 226
linking to physical body 274
opening 開啟 76, 79, 80, 82, 121, 158, 176, 188, 259, 262, 300
protecting 保護 138
stimulating 刺激 55, 121, 131, 156, 254, 265
cruelty 殘酷 60, 173
crystal balls 水晶球 326, 330
crystal beings 水晶存在 37
Crystal Directory 水晶辭典 34–323
crystal gazing 水晶凝視 201
crystals 水晶
attributes 屬性 36–37
buying 購買 27, 28
caring for 照護 30–31
choosing 選擇 26
cleansing 淨化 13, 31

索引

correspondences 對應 368–369
as decoration 作為裝飾 18–21
flaws 缺陷 327
formation 14–17
healing with 療癒 22–27
identifying 辨認 36–37
programming 編程、寫入訊息 29
shapes of 形狀 15–16, 324–359
windows 窗口 327
culture shock 文化衝擊 99
cure-all 萬靈藥 90
curses 詛咒 107, 172, 289
cynicism 損人利己 145

D

danger 危險 85, 136, 247
protection from 保護 149, 159, 209, 211
dark night of the soul 靈魂的黑夜 90
daydreaming 白日夢 95
death 死亡 55, 107, 121, 164, 167, 211, 353
fear of 害怕 94
immortality 永生 107
longing for 渴望 61
will to live 去愛的意願 209
decision-making 作決定
enhancing 增強 40, 85, 99, 105
facilitating 促成 54, 76, 153
with love 以愛 65, 66
wise 明智的 207
dehydration 脫水 48, 193
delegating 委派 70
dementia 失智 101, 236
denial 否認 244, 303
dental work 牙科工作 130
dependency 依賴性 133, 148, 177, 247, 284
depression 沮喪 40, 48, 52, 58, 63, 90, 92,
118, 139, 146, 150, 161, 163, 164, 173,
177, 221, 222, 240, 253, 257, 276, 289,
302, 303, 306, 321, 370
bipolar disorder 躁鬱症
105, 175, 177, 213
in elderly 老年時期 95
mental breakdown 精神崩潰 268
seasonal affective disorder
季節性情感障礙 284
desire 慾望 209, 270
reducing 減少 65, 274, 290
unfulfilled 未能滿足 141
despair 絕望 150, 280, 315
despondency 沮喪 177, 227, 316
destructive tendencies 破壞傾向 118, 322
determination 決心 155, 155
detoxifiers 解毒劑
63, 108, 110, 114, 121, 124, 131, 139,
143, 152, 198, 212, 232, 240, 251, 252,
265, 278, 301, 302, 306, 319, 323
of body odor 體味 158, 179
of liver 肝臟 148, 185, 211

devic energies 神聖能量
73, 114, 183, 297, 379–380
devotion 奉獻精神 302
dexterity 靈巧 114, 129
diabetes 糖尿病 127, 185, 265
insulin regulation 胰島素調節 112, 209
diagnostic stones 診斷石 221, 245, 299, 358
diamond windows 鑽石窗 343
diarrhea 腹瀉 301
difficult situations 困難的情況
facing up to 面對 280
finding causes 尋找原因 199, 200
leaving 離開 181
resolving 解決 249, 269
support during 期間的支持 206, 240
weather-related 與天氣有關的 102
digestive system 消化系統
26, 52, 63, 112, 138, 153, 155, 156, 157,
191, 198, 211, 213, 215, 257, 293, 302
cleansing 淨化 48, 85
correspondences 對應 368, 370
disorders 疾病、失調 55, 89, 269, 272
lactose intolerance 乳糖不耐症 139
soothing 紓緩 114
stimulating 刺激 39, 119
strengthening 強化 150
see specifically 參見特定詞：腹部、胃炎、
intestines, irritable bowel syndrome,
nutrient absorption, stomach, ulcers
腸躁症、營養吸收、胃、潰瘍
dignity 尊嚴 158
diplomacy see tact 外交，參見「機智」
discernment 洞察力 89
discrimination 歧視 284
disease/dis-ease 疾病 24, 189, 380
anger-generated 憤怒產生的 91
auto-immune 自體免疫 321
caused by 引起
chakra imbalances 脈輪失衡 44
exhaustion 精疲力盡 219
not speaking out 不說出來 172
radioactivity 放射性 143
chronic 慢性的 48, 57, 76, 99, 102, 119,
121, 123, 155, 156, 238
computer-related 電腦相關的 177
convalescence 恢復期
48, 181, 227, 282, 311
debilitating 使人衰弱的 299
diagnosing 診斷 165, 189, 217, 221, 299
finding causes 尋找原因
57, 73, 83, 150, 170, 173, 189, 198, 279,
291, 299, 311, 343, 354
infectious 傳染性的 149, 251
karmic 業力 150, 323
locating 定位 39, 175, 177
malignant 惡性的 74, 127, 221
menstrual-related 與月經有關的 191
mental see disorders of under mind
精神，見「心理障礙」

miasms 瘴氣 78, 112, 121, 215
from past lives 來自前世 143, 291
from phobias and fears
來自恐懼症和恐懼 221
preventing 預防 160
preventing transmission of 防止傳播 286
projection of 投射 133
psychosomatic 心身的 103, 150, 183, 280
releasing 釋放 156, 223, 340
sick-building syndrome 病態建築綜合症
177
stress-related 與壓力有關 58
treating 治療 39, 51, 63, 92, 105, 107, 193,
222, 295, 314, 322
weather-related 與天氣有關的 102
see also diseases by name
另參見疾病名稱
disorganization 瓦解 129
disputes 爭議 40
diuretics 利尿劑 60
divination 占卜 200, 375–376
DNA 脫氧核糖核酸
aligning 對齊 184
repairing 修復
130, 137, 143, 150, 164, 177
stabilizing 穩定 58
doctors 醫生 134
domestic bliss 家庭幸福 126
double terminations 雙端 328, 350
doubt 懷疑 293
dowsing 155, 200
dramatic pursuits 戲劇性的追求 94
dreams 夢境
bad 不好的 101
see also nightmares 另參見「夢魘」
enhancing 增強 245
for healing 為了療癒 167
lucid 清醒的 121, 190
manifesting 顯化 103, 240
prophetic 預言性的 157
recall 記起
96, 142, 145, 155, 157, 167, 254, 372
stimulating 刺激 55, 83, 85, 184, 251, 301
understanding 理解 54, 152, 172, 308
drug problems 用藥問題 270
see also addictions 另參見「成癮」
dyslexia 閱讀障礙 184, 254, 280, 297, 299
dyspraxia 動作協調障礙 193, 380

E

ears 雙耳 97, 130, 247, 257, 368
Meniere's disease 梅爾尼氏症 125
earth chakra 地球脈輪 181, 312, 380
cleansing 淨化 202
grounding 接地 202
healing 療癒 143
link with base 197
opening 開啟 274

protecting 保護 240
stabilizing 穩定 70
stimulating 刺激 156
earth healers 地球療癒 69, 70, 175, 180, 183, 187, 193, 209, 233, 253, 260, 291
Earth Mother 大地之母 108
earthbound spirits 地球靈魂 108
earthquake gridding 地震水晶陣 193
eggs, crystal 水晶蛋 24, 327, 331
egotism 自我主義 114, 179, 200, 350
electromagnetic smog 電磁煙霧 380
absorbing 吸收 73, 240
clearing 清潔 143, 155, 176, 183, 272, 303, 306
protection against 保護免於 19, 24, 50, 122, 129, 163, 298, 372
see specifically cell phones, computers, microwaves, television sets
參見特定詞：手機、電腦、微波爐、電視機
elestial 骨幹水晶
elixirs 能量水、精素 371–372
emotions 情緒
abuse of 虐待 269
balancing 平衡 55, 63, 107, 112, 118, 161, 246, 249, 265, 272, 277
influences (undue) 影響（不適的）283–284
and intellect 和理智 89, 181, 191
painful 痛苦的 123, 301
patterns/programming 模式/編排 382
from childhood 來自孩提時代 114
releasing 釋放 58, 66, 78, 79, 91, 107, 112, 129, 173, 177, 183, 189, 211, 212, 245, 261, 265, 270, 306, 355, 356
revealing 揭露 87
security of 安全 39, 45, 303
stagnation of 停滯 372
understanding 理解 68, 191
and unfulfilled needs 未滿足的需求 81
see also behavior patterns, repression, trauma 另參見「行為模式」、「壓抑」、「創傷」
empathy 同理 73, 103, 184, 189, 190, 236, 300, 306
emphysema 肺氣腫 81, 247
employment prospects 就業前景 253
empowerment 賦權 82, 112, 158, 172, 174, 196, 199, 211, 274, 284, 303
for the lonely 對於孤獨的人 203
empty-nest syndrome 空巢期 321
encouragement 鼓勵 273, 314
endocrine system 內分泌系統 46, 55, 63, 231, 253, 295
balancing 平衡 68, 83, 114, 119, 138, 170, 191, 215, 249, 253, 295
correspondences 對應 368, 369, 370
energizing 注入能量 157
see also glands by name,

hormones, menopause
另參見腺體名、荷爾蒙、更年期
endurance 耐力 181
energizers 能量劑 64, 66, 92, 95, 99, 101, 105, 109, 117, 118, 130, 131, 136, 155, 181, 215, 241, 250, 273, 315, 320, 346
after illness 罹病之後 282
energy 能量
amplifying 放大 122–123, 133, 136, 167, 183, 211, 217, 225, 340, 354, 362
cleansing 淨化 136
excess 過量 131, 133, 159
filters 過濾 90
implants 植入 108, 234, 351, 380
leakage 洩漏、外流 150, 169
retrograde 逆行 180
saving 儲存 225, 313
stagnant 停滯的 63, 89, 92, 294
unblocking 疏通阻塞 115, 175, 197, 201, 225, 298, 320
enhydros 水膽 327
environment 環境 54, 118, 143, 156, 164, 240, 243, 299
being at ease in 感覺舒適 98, 207
cleansing 淨化 52
energizing 注入能量 215
enhancing 增強 109
healing 療癒 108, 131, 188, 197, 221
and pollution 和污染 73, 155, 164, 197, 306
protecting 保護 60, 117, 162
envy 嫉妒 95, 138, 157
epilepsy 癲癇 127, 161, 163, 177, 184, 280, 302
preventing 預防 179, 259, 321
eroticism 情色、性慾 09, 245
esophagus 食道 299
esoteric thought 奧祕思想 380
etched crystals 蝕刻水晶 339
etheric blueprint 乙太藍圖 210, 217, 340, 380
etheric body *see aura* 乙太體，請見「氣場」
ethicality 道德性 299
evil, banishing 驅族邪惡 84
see also ill-wishing 另參見「不懷好意」
exhaustion 精疲力盡 85, 105, 159, 177, 219, 238, 251, 282, 301, 306
chronic 慢性的 313
emotional 情緒的 63
see also fatigue 另參見「疲勞」
extraterrestrial communication 星際溝通 99, 187, 188, 217, 221, 254, 267, 285
eyes 40, 56, 92, 101, 105, 110, 193, 203, 210, 215, 289, 299, 300, 306
cataracts 白內障 306
clarifying 淨化 46, 91, 123, 253, 309
correspondences 對應 368
elixirs 能量水 372

general disorders 一般病症 97, 114, 119, 130, 170, 191, 200
glaucoma 青光眼 102, 123
improving vision 改善視力 254
long-sightedness 遠視 68
night vision 夜見 46, 83, 200, 289
optic nerve 視神經 184
rejuvenating 恢復活力 66
resensitizing 重新敏感 257
restoring sight 恢復視力 245
short-sightedness 近視 68
soothing 舒緩 74, 127
stimulating 刺激 137
strengthening 強化 213, 223

F

facial pain 臉部疼痛 83
Failure 失敗
fear of 害怕失敗 240
feelings of 失敗的感受 165, 284
Fairy Cross 仙女十字 275
fairytale realm 童話王國 56
fallopian tubes 輸卵管 369
fame 名聲 294
family 家庭
conflict 衝突 118, 133, 159, 300, 344, 350
connections 連結 44
healing the ancestral line 療癒祖系 85, 199, 214, 307
myths 神話 56
fasting 斷食 156, 193
fate 命運 167, 206, 213, 306
father figures 父親形象 300
fatigue 疲勞 58, 63, 125, 143, 150
in menopause 更年期 119
see also chronic fatigue syndrome
另參見「慢性疲勞症候群」
fault line 斷層線 380
fear 恐懼
alleviating 緩解 48, 50, 65, 92, 104, 107, 123, 146, 181, 207, 226, 240, 270, 280, 300
of failure 失敗 240
finding source 尋找來源 78
irrational 不理性 245
of madness 瘋狂 107
money worries 金錢焦慮 26
removing 移除 72, 92, 170, 175
of responsibility 責任 118
support during 在期間提供支持 179
unreasonable 不合理的 160
feet 腳 159, 207, 219, 369
femininity 女性氣質 175
balance with masculine 與男性氣質平衡 50, 58, 74, 87, 191, 286, 297, 306, 340
Feng Shui stones 風水石 221
fertility 生育力 95, 114, 187, 321, 340
and conception 和受孕 191

索引

enhancing 增強 115, 138, 152, 236, 287
fallopian tubes 輸卵管 369
stimulating 刺激 247, 323
talismans 護身符 286
see also infertility, reproductive system 另參見「不孕症」、「生殖系統」
fevers 發燒 42, 141, 148, 167, 201, 209, 251, 281, 282
　balancing temperature 平衡溫度 179
　cooling 冷卻 91, 272
　reducing 減少 42, 48, 107, 139, 205, 286
　traditional remedy 傳統療法 276
fidelity 忠誠 113, 122, 209, 254, 299
　sign of infidelity 不忠的跡象 126–127
finance 財務 115
　see also wealth 另參見「財富」
fire walking 走在火上 66
"first aid stone" 急救石 246
flexibility 靈活性 52, 85, 193
　emotional 情緒 40, 215
　mental 精神 40, 70, 102
　physical 身體 115, 133, 259
flu 流行性感冒 48, 130, 211
fluids, body see body fluids 身體體液，參見「體液」
focus 集中 177, 253
forgiveness 寬恕 82, 92, 114, 202, 238, 247, 280, 292
　of the self 對自己 205, 213, 236, 265, 280
fractures 骨折 42, 184
free radicals 自由基 260
friendship 友誼 126, 152, 173, 184, 223, 256, 270, 302
frigidity 性冷淡 95, 139
frustration 挫折 63, 105, 150, 167, 253
fuel economy 燃油經濟 225
fungal infections 黴菌感染 48, 114, 231, 372
futility, sense of 無用感 200

G

gallbladder 膽囊 52, 63, 92, 101, 121, 171, 201, 213, 295, 303
　correspondences 對應 369
　pain relief 止痛劑 179
garden stones 花園石 221, 297, 319
gastritis 胃炎 39, 315
gateway crystals 通道水晶 345
gem remedies 寶石療法 371–372
　preservative 防腐劑 319
generator crystals 生成器水晶 334
generosity 慷慨 82, 293
genitals 生殖器 72, 83
geodes 晶洞 325, 329
geopathic stress 地學壓力 380
　alleviating 緩解 156, 359
　blocking 阻塞 19, 24, 50, 54, 55, 122, 129, 143, 163, 175, 197, 240
　gridding for 針對特定目的的水晶陣 73

stabilizing 穩定 44
transforming 轉變 69
glaucoma 青光眼 102, 123
Glossary 詞彙表 378–383
goddess 女神 157, 175, 353
going with the flow 隨遇而安 175
goiters 甲狀腺腫大 52, 114, 319
good fortune 好運 83, 97, 187, 256, 283, 293
good will 善意 101
gout 痛風 107, 114, 170, 221, 306, 315
gridding 打造水晶陣 361, 373–374, 380
grief 悲傷
　alleviating 緩解 54, 78, 181, 280
　ancient 過去的 207, 227, 231
　comforting 安撫 202
　dissolving 溶解 125
　releasing 釋放 92, 211
grievances 委屈 202
grounding 接地 39, 45, 83, 85, 134, 180, 240, 243, 274, 299, 310, 362, 380
　in astral travel 在靈魂投射中 65
　for autism 對於自閉症 280
　in chakra work 在脈輪工作中 168, 197
　cord 線 367, 380
　elixirs 能量水 372
　energy field 能量場 52, 69, 85, 117, 131, 155, 246, 257, 291, 298, 358, 359
　in environment 環境中 98
　to etheric body 乙太體 218
　floaty people 心不在焉的人 70
　information energy 資訊能量 231
　light body 光體 259
　meridians to the etheric body 通往乙太體的經絡 215
　for moldavite 用於捷克隕石 188
　physical body 肉體 86, 155
　in the present 在當下 74, 249
　soul into body 靈魂進入身體 140, 312
　spiritual 靈性 51, 65, 129, 214
　spiritual energy into body 靈性能量進入身體 137, 165, 170, 199, 353
　spiritual energy to earth 靈性能量進入地球 183, 288
　for star children 給星際小孩 188
group 團體
　activities 活動 63, 272, 280, 300, 321, 350
　incarnation 化成肉身 234
growth 成長
　physical 68, 74, 89, 201, 219
　spiritual 靈性 39, 188, 237, 283, 293, 311
growths 增生 110, 184, 200, 276, 282
　see also tumors 另參見「腫瘤」
guardian, crystal 守護水晶 217
guardian spirits 守護靈 37
guilt 罪惡感
　alleviating 緩解 107, 112, 138, 175, 212, 272
　hidden 隱藏 157
　karmic 業力 205

H

hair 頭髮 181, 191, 193, 311, 321
hands 雙手 368
hatred 怨恨 157
hay fever 花粉熱 68
headaches 頭痛 23, 55, 57, 58, 83, 125,175, 179, 210, 241, 280, 323
　see also migraines 另參見「偏頭痛」
healers 療癒師 213, 220, 226, 241, 299
　activating ability 啟動能力 233
　directing energy 引導能量 265, 340
　filtering negativity 過濾消極能量 238, 299
　healing the healer 療癒療癒者 220
　treating resistance 治療抗藥性 81
healing 療癒 22–27
　amplifiers 放大器 130, 131, 230
　crisis 危機 241, 321, 381
　layouts 擺放 361
　precision 精確度 355
hearing problems 聽力問題 55, 173, 234, 247
　see also ears 另參見「雙耳」
heart 心臟 74, 105, 124, 127, 139, 201,213, 241, 244, 251, 270, 300, 301,302, 323
　attacks 攻擊 74, 125
　balancing 平衡 250
　broken 破碎的 359
　constricted 收縮的 211
　correspondences 對應 369
　disorders 疾病、失調 81, 105, 114, 125, 175, 179
　elixirs 能量水 372
　energizing 注入能量 66
　healing layout 療癒擺放 374
　meridian 經絡 215
　preventing disease 避免疾病 179
　purifying 純化 107, 235
　regenerating 再生 74, 137
　strengthening 強化 103, 139, 163, 236
heart chakra 心輪 72, 231, 235
　activating 觸發 163, 212, 246, 302
　aligning 對齊 163, 274
　associated stones 相關石 152
　and astral travel 與靈魂投射 156
　balancing 平衡 184
　cleansing 淨化 80, 200, 212, 263, 301
　energizing 注入能量 113
　healing 療癒 112
　layout 擺放方式 361
　linking to base 連接到海底輪 301
　linking to crown 連結到頂輪 104, 226
　linking to higher crown 連結到更高頂輪 121
　opening 開啟 50, 92, 178, 183, 200, 212, 226, 253, 274, 300, 314
　protecting 保護 74
　stabilizing 穩定 226, 245
　stimulating 刺激

索引

56, 139, 175, 192, 250, 254
unblocking 疏通阻塞 138
heartache 心痛 112, 125, 163, 236
heartburn 胃灼熱 138
heat 熱
　balancing body temperature
　　平衡身體溫度 179
　drawing from body 自身體抽離 141
heavy metals 重金屬 114
help attracters 幫助吸引者 294
helping others 幫助別人 154
herbalism 草藥學 132, 134, 300
hesitancy 猶豫 257
higher crown chakra 更高頂輪
　activating 觸發 216
　linking to base 連結到海底輪 323
　opening 開啟 121, 194, 214, 259, 262
　stimulating 刺激 121
higher heart chakra
　opening 開啟 124
hips 臀部 93, 139, 152, 159, 241
hoarding 囤積 221
hoarseness 沙啞 272
homeopathy 順勢療法 78, 134, 381
　see also miasms 另參見「瘴氣」
homesickness 鄉愁 98, 189
honesty 誠實 138, 173, 293
　with yourself 與你自己 155
hope 希望 113, 226, 295, 314, 315
hopelessness 失去希望 136
hormones 荷爾蒙
　balancing 平衡 68, 83, 114, 119, 138, 170, 191, 215, 219, 226, 301
　boosting production 促進生育力 55
　see also endocrine system
　　另參見「內分泌系統」
hospitalization 住院治療 155
hostility 敵意 101, 280
hot flashes 熱潮紅 46, 119
humanitarianism 人道主義
　62, 68, 105, 246, 352
humility 謙遜 162, 273
hydrocephalus 腦積水 42
hyperactivity 過動症 62, 191, 251, 301
hypertension 高血壓 63
hyperthyroidism 甲狀腺功能亢進 72
hypnotic commands 催眠命令 381
　neutralizing 中和 189
　releasing 釋放 66, 266, 321
hypochondria 疑病症 213
hypoglycemia 低血糖 48, 265

I

idealism 唯心主義 85, 114, 271
"identified patient" 被辨識出來的病人 133
ignorance 無知 110, 167
illusions dispelling 驅散幻象
　107, 129, 167, 170, 219, 302, 340, 345

inducing (contraindicated) 誘導（禁忌）191
ill-wishing 不懷好意 107, 289, 298, 303
image enhancement 圖像強化 115
imagination enhancers 想像力增強器
　56, 83, 123, 155, 170, 282, 301, 309
immortality 永生 107
immune system 免疫系統 269, 299, 301
　balancing 平衡 107
　boosting 提升 48, 156, 173, 272, 321
　calming 冷靜 68
　cleansing 淨化 173
　correspondences 對應 370
　disorders see autoimmune diseases
　　疾病，參見「自體免疫疾病」
　enhancing 增強 102, 306
　fortifying 強化 157
　psychic 心靈、通靈 306
　stimulating 刺激
　　56, 72, 85, 91, 158, 163, 225, 301, 373
　strengthening 強化 58, 70, 89, 102, 103, 177, 211, 226, 230, 249, 257, 299, 323
　see also lymphatic system
　　另參見「淋巴系統」
impartiality 公正 112, 129
impatience 不耐煩 85
implants, energy 能量植入物
　108, 234, 351, 380
impotence 陽痿 81, 95, 136, 138, 201, 238, 240, 251, 315, 323
imprisonment (metaphorical)
　監禁（隱喻）146
impulsiveness 衝動 114
inadequacy 不足 149
independence 獨立
　80, 139, 177, 223, 251, 284, 322
inertia 慣性
　overcoming 克服 149
　preventing 預防 211
infections 感染 22, 42, 48, 112, 127, 130, 149, 167, 209, 245, 249, 251
　acute 急性 85
　bacterial 細菌的 91, 299
　flaring 爆發 282
　fungal 真菌的 48, 114, 231, 372
　lymph 淋巴 42
　throat 喉嚨 42, 232
　urogenitory 泌尿生殖的 119
　viral 病毒性的 130, 306
inferiority 自卑 139, 150
infertility 不孕症 138, 238, 269, 274, 321
　fallopian tubes 輸卵管 369
　caused by infection 感染引起的 114
　see also fertility 另參見「生育力」
infidelity 不忠 127, 305
infirmity 虛弱 114
inflammation 發炎
　22, 42, 48, 74, 76, 91, 102, 134, 139, 156, 181, 232, 270, 282, 306, 323, 357

contraindications 禁忌症 141
of joints 關節 184, 247
see also swelling 另參見「腫脹」
information 資訊
　accessing 參訪 39, 62, 189, 345
　coded 編碼 297
　filtering 過濾 68, 89, 211
　grounding 接地 231
　integrating 整合 245, 289
　being open to 對其開放 272
　organizing 組織 129
　practical 實際的 132
　processing 處理、消化 184, 257, 343
　retaining 保留 89, 118
inhibitions 抑制 136, 184, 209, 284
injuries 受傷 55, 181, 198
inner child 內在小孩 114, 125, 269, 381
inner levels 內在層次 381
insects 昆蟲
　bites 咬傷 247
　insecticides 殺蟲劑 99, 282, 297
insecurity 不安全感 193
insight 洞察
　into causes 成因 70, 198, 202, 285
　into depression 憂鬱 48
　in dreams 夢境 145
　emotional 情緒 58
　enhancing 增強 78, 184, 291, 353
　integrating 整合 311
　manifesting 顯化 272
　spiritual 靈性 54, 165
　stimulating 刺激 89, 295
　subconscious 潛意識 183
insomnia 失眠 55, 99, 105, 114, 141, 173, 177, 193, 272, 299, 300
　from geopathic stress 來自地場壓力 143
　from overactive mind
　　來自過分活躍的心思 54, 144
　and sleep walking 和夢遊 191
insulin regulation 胰島素調節 112, 209
insults 侮辱 247
integrity 正直 167, 254, 256, 289
intellect, 理智
　activating 觸發 120
　bondage of 的束縛 272
　calming 冷靜 260
　and emotions 和情緒 74, 89, 181
　enhancing 增強 68
　and intuition 和直覺 163, 170, 186
　and love 和愛 165
　and spirit 和靈魂 131
　stimulating 刺激 52, 62, 177, 255, 274
　supporting 支持 131
intergalactic stones 星際石 217
intestines 腸 211, 213, 215, 219, 291
　cramps 抽筋 131, 179
　correspondences 對應 368
　disorders 疾病、失調 92, 131, 300
　mercury poisoning 汞中毒 238

索引

intolerance 食物不耐 179
introspection 內省 46, 65, 163, 170
intuition 直覺
　accessing 參訪 219
　enhancing 增強 20, 56, 68, 129, 184, 190, 200, 283, 306, 317, 321
　facilitating 促成 77, 272, 278
　and instinct 和本能 150
　and intellect 和理智 163, 170, 186
　manifesting 顯化 48, 277
　opening 開啟 50, 54, 83, 117, 138, 192, 254, 277, 352
　stimulating 刺激 65, 167, 170, 274, 302, 358
　and thought 和想法 50, 271
　trusting 信任 181, 253
inventiveness 創造性 123, 146, 287
investigation 調查 134
invisibility 隱形 209
iron absorption 鐵質吸收 108, 137, 141
irritability 易怒 63, 74, 85, 152, 179, 250
irritable bowel syndrome 急躁性腸症候群 92
　see also digestive system, intestines 另參見「消化系統」、「腸」
Isis crystals 伊西絲水晶 353
isolation 遺世獨立 137, 203

J

jaw 下巴 68, 369
jealousy 妒忌 21, 110, 138, 213
jet lag 時差 99, 372
joints 關節 22, 52, 63, 78, 163, 175, 177, 198, 282
　correspondences 對應 369
　inflammation 發炎 184, 247
　mobilizing 可動 93, 130
　strengthening 強化 89
　see also arthritis 另參見「關節炎」
journeying 進行旅行
　meditative 冥想的 248
　shamanic 薩滿的 155, 176, 200, 214, 218
　see also astral travel 另參見「靈魂投射」
joy bringers 帶來歡樂的物品 83, 101, 102, 112, 118, 127, 153, 231, 283, 293, 300
judgment 批評 259
judgmentalism 批評主義 68, 114
justice 正義 156, 211

K

karma/karmic 業力 98, 205, 294, 381
　cleansing 淨化 121
　cycles 循環 205
　debts 債 205
　dis-ease 不適 323
　negative 消極 215
　and past lives 和前世 156
　redressing 修正 105

　seeds 種子 225, 381
　ties 聯繫 231
key crystals 鑰匙水晶 345
kidneys 腎臟 52, 78, 152, 211, 221, 236, 299, 303
　and blood cleansing 和血液淨化 141
　cleansing 淨化 72, 85, 158, 209, 245
　correspondences 對應 369
　fortifying 強化 119
　infections 感染 119
　regulating 調節 95, 193
　stimulating 刺激 251
　stones 石頭 179, 249
kindness 善意 268, 274
kirlian camera 克里安相機 225, 381
knees 膝蓋 369
kundalini 昆達里尼 381
　balancing 平衡 273
　directing 導向 161
　opening 開啟
　pathways for 往～的道路 265
　raising 提升 62, 136, 201, 273
　stimulating 刺激 76, 161, 254, 288, 321, 346

L

lack of purpose 缺乏目標 173
lactation, increasing 增加哺乳量 101
lactose intolerance 乳糖不耐症 139
language skills 語言能力 102
laryngitis 喉炎 278
larynx 喉 168, 173, 272, 274, 299
laser quartz 雷射石英 355
layered crystals 層狀水晶 332
layouts 擺放 373–374
laziness see lethargy 懶惰，見昏昏欲睡
leadership 領導力 73, 251, 269
learning difficulties 學習困難 280
　see also dyslexia 另參見「閱讀障礙」
legal situations 法律狀況 138, 141
legs 雙腿 141, 159, 293, 241
　hips 臀部 93, 139, 152, 159, 241
　knees 膝蓋 369
lemuria 雷姆利亞大陸 381
lethargy 昏睡 89, 213, 251, 290, 321, 322
leukemia 白血病 83, 85, 139
ley lines 地脈 44, 69, 381
libido, loss of 性慾減退 297
life path crystals 生命歷程水晶 346
ligaments 韌帶 91, 95, 278
light body 光體 167, 189, 231, 381
　activating 觸發 142, 216
　anchoring 定錨 231, 259, 320
Light Library 光之圖書館 337, 381
limitations, overcoming 克服限制 294
listening skills 聆聽技巧 99, 102, 173, 179
liver 肝臟 52, 63, 78, 83, 85, 121, 131, 137, 171, 191, 219, 295, 303

　alcohol damage 酒精損害 105
　correspondences 對應 369
　detoxifying 排毒 102, 127, 148, 157, 185, 211
　energizing 注入能量 137
　liver spots 肝斑 108
　regenerating 再生 125, 148, 211
　stimulating 刺激 114, 302
　unblocking 疏通阻塞 157
logic 邏輯 167, 271, 287
loneliness 孤獨 139, 203
long-distance healing 遠距離治療 352
　see also radionics 另參見「放射粒子」
love 愛
　accepting 接受 39
　attracting 吸引 21, 40, 56, 72, 80, 97, 110, 136, 137, 174, 178, 181, 205, 235–236, 274, 280, 293, 295, 301, 306, 314, 377
　and bonding 和形成特別關係 173
　elixirs 能量水 372
　and heartache 和心痛 112, 125
　hidden 隱藏 157
　and intellect 和理智 165, 287
　invocation 祈求 377
　lack of 缺乏 138, 221, 244, 269
　in later life 在後世 361
　layouts 擺放 361
　letting go of 釋放 201
　married 結婚 80, 122, 256
　parent–child 親子 95
　passionate 熱情 153, 209, 361
　possessive 佔有的 284
　spiritual 靈性 165, 279
　tough 困難 153
　unconditional 無條件的 72, 83, 162, 178, 183, 193, 220, 231, 236
　understanding 理解 235, 302
　universal 宇宙 65, 226, 227, 231, 270
　of yourself 對你自己 121, 178, 235, 236, 247
loyalty 忠誠 126, 181, 209, 254
luck 運氣 53, 152, 283
lungs 肺部 60, 74, 102, 127, 139, 150, 213, 215, 219, 221, 257, 299, 301, 323
　correspondences 對應 368
　disorders 疾病、失調 55, 81, 112, 236, 313
　regenerating 再生 137
lust 慾望 207
lymphatic system 淋巴系統 103
　cleansing 淨化 40, 236, 251, 272, 280
　infections 感染 42
　stimulating 刺激 85, 102
　strengthening 強化 68
　and swelling 腫脹 48, 55, 161
　see also body fluids 另參見「體液」

392

M

madness, fear of 害怕瘋狂 107
magic 魔法
　associated stones 相關石 83, 84, 186
　Christian persecution in 在～的基督迫害
　　past life 前世 317
　ritual 儀式 80, 275, 297, 317
magnesium absorption 鎂吸收
　108, 137, 164, 265
malaria 瘧疾 148
malignancy 惡性腫瘤 74, 127, 221
manifestation stones 顯化石 62, 80, 83, 103,
　118, 122, 167, 199, 204, 217, 221, 277,
　289, 293, 295, 320, 322, 335
manipulation 操縱 95, 215, 223
marriage 婚姻 80, 122, 256
martyrdom 殉道
　132, 173, 175, 242, 284, 297, 306
masculine/feminine balance
　男性／女性平衡
　50, 58, 74, 87, 191, 286, 297, 306, 340
maternal instinct 母性 101
mathematics 數學 60, 141
matrix 基質 381
maturation 成熟
　physical 生理 58, 110
　spiritual 靈性 167
ME see chronic fatigue syndrome
　參見「慢性疲勞綜合症」
meaning, search for 尋找意義 256
medication 藥物 138
meditation 冥想 32–33, 37, 87
　accessing ancient wisdom
　　獲取古老的智慧 228, 339, 340
　attuning to higher plane
　　協調到更高的平面 68, 91, 93, 270
　deepening 深化
　　62, 113, 220, 231, 323, 351
　enhancing 增強
　　46, 57, 71, 72, 131, 156, 167, 181, 201,
　　203, 211, 214, 233, 265, 294, 306, 309
　and fire walking 在火上行走的人 66
　grounding 接地 86, 168, 310, 346
　and guidance 指引 120, 242
　inducing 誘導 162, 174
　and journeying 靈性旅行 248
　and kundalini 昆達里尼 254
　and mental stillness 和精神的平靜
　　76, 95, 145, 223, 225, 240, 259, 260, 313
　moving 移動 218
　peace bringing 帶來和平 111, 178, 230
　and power of sun 和太陽的力量 283
　preparing for 為～做準備 70, 77
　raising vibrations 提高振動 97, 240
　revealing secrets 揭露秘密 98, 345
　and self-healing 和自我修復 262
　and understanding 和理解 54, 271
meetings 憂鬱的 290
melancholy 憂鬱的 101, 150

memories 回憶
　awakening 喚醒 184, 189
　of past lives 前世的 124, 265
　recalling supressed 回憶壓抑 170, 233
　releasing painful 釋放痛苦 87, 321
　storing in crystal 儲存在水晶中 207
　unblocking memory 疏通阻塞 163, 225
　see also memory 另參見「回憶」
memory 記憶
　crystal 水晶 143
　enhancers 強化器 39, 52, 54, 77, 89, 90,
　　102, 141, 150, 209
　processing 處理 102
　soul 靈魂 251
　strengthening 強化 127, 145, 226, 374
　see also memories 另參見「回憶」
men 男性
　and confidence 和信心 150
　feminine side 女性化的一面 191
　"macho" 大男人的 150, 191
　and sensitivity 和靈敏度 42, 353
Ménière's disease 梅尼爾氏症 125
menopause 停經 119, 177, 210, 299, 321
menstrual problems 月經問題 119, 191
　cramps 抽筋 112, 161, 179, 184, 265
　tension 緊張 112, 170, 191, 209–210
mental chatter 心理喋喋不休 93, 260
mental influences 精神影響
　see under mind
　　mental patterns/programming
　　參見「心理模式／編程（訊息寫入）」
　see under mind 另參見「心思」
mercury poisoning 汞中毒 238, 259–260
meridians 經絡 381
　aligning 對齊 150, 292, 300, 356
　balancing 平衡
　　140, 193, 226, 243, 297, 356
　cleansing 淨化 228
　clearing 清潔 167, 175, 219
　de-energizing 抽離能量 181
　energizing 注入能量
　　87, 219, 228, 321, 356
　healing 療癒 60, 63
　strengthening 強化 306
　triple burner 三焦 46, 211, 215, 383
metabolism 代謝
　balancing 平衡
　　50, 55, 112, 123, 143, 219, 272, 372
　correspondences 對應 370
　disorders see diabetes
　　疾病，參見「糖尿病」
　regulating 調整 170, 223
　slowing 減緩 290
　speeding up 加速 63, 179, 290
　stimulating 刺激
　　74, 85, 95, 136, 139, 293, 301
　strengthening 強化 213
metaphysical stones 形而上學之石
　195, 277

miasms 瘴氣 78, 112, 121, 215, 381–382
microwaves 微波 50, 164
mid-life crisis 中年危機 236
midwifery 助產士 184, 270
　see also childbirth 另參見「分娩」
migraines 偏頭痛
　23, 74, 92, 125, 148, 161, 173, 179, 245
mind, the 心思
　breakdown 崩潰 97, 268
　calming 冷靜 54, 76, 80, 152
　disorders of 疾病 114, 129, 289, 297
　　see also disorders by name
　　另參見 disorders by name
　　另參見疾病名稱
　enhancing 增強 powers of 39, 85, 91, 97,
　　114, 118, 127, 131, 150, 159, 171, 213
　focusing 專注 54, 129, 146
　mental influences (undue)
　　精神影響（不當的）128–129, 163, 219,
　　223, 259, 283–284, 359, 381
　mental patterns/programming
　　心理模式／編程、寫入訊息
　　199, 203, 205, 219, 272, 321, 355, 356
　opening 開啟 134
　pain in 其中的痛苦 60, 123
　stillness 靜止 68, 76, 80, 93, 95, 144, 170,
　　260, 272, 300, 313
　tension in 緊張 112, 253
　tonic for 補品 207
minerals 礦物質
　absorption 吸收
　　95, 101, 108, 134, 137, 241
　balancing 平衡 155
　build-up 累積 101
　deficiencies 缺陷 156
　see specifically calcium, copper absorption,
　　iron absorption, magnesium
　　absorption, zinc absorption
　　參見特定詞：鈣、銅吸收、鐵吸收、
　　鎂吸收、鋅吸收
mirroring stones 鏡像石 193, 196, 201
misfits, social 社會適應不良 280
missing people 消失的人 343
mistakes 錯誤
　admitting 承認 213
　in past lives 在前世 205, 228
　valuing 看重 203
mistrust 誤信 138
mood swings 情緒波動 161, 177, 306
motivation 動機
　54, 62, 89, 94, 118, 250, 290, 292
motor responses see muscular system
　運動反應，參見「肌肉系統」
mucus membranes 粘膜 127, 130, 138, 321
　regeneration 再生 66, 102
　removal of mucus 去除黏液 92
　strengthening 強化 52
　see also sinuses 另參見「竇」
multiple personality disorder 多重人格障礙
　200

索引

multiple sclerosis 多發性硬化症 247, 303
muscular system 肌肉系統
74, 121, 127, 241, 249
 aches and pains 疼痛 181, 265
 constrictions 收縮 91
 correspondences 對應 368
 disorders 疾病、失調 167
 flexibility 靈活性 133, 269
 mercury poisoning 汞中毒 238
 motor responses 運動反應 63, 168, 280
 muscle testing 肌肉測試 225
 spasms 痙攣 50, 51, 70, 78, 99, 112, 179, 200, 202, 215, 302
 strains 扭傷、拉傷 301
 strengthening 強化 99, 159
 tension 緊張 97, 210, 263
 see specifically cartilage problems, neck problems, Parkinson's disease, repetitive strain injury, rheumatism, Tourette's syndrome 參見特定詞：軟骨問題、頸部問題、帕金森氏症、重複性勞損、風濕病、妥瑞症
myalgic encephalomyelitis see chronic fatigue syndrome 肌痛性腦脊髓炎，參見「慢性疲勞症候群」
mysterious events 神秘事件 107
mysticism 神秘主義
 associated stones 相關石 169, 192
 initiation 引發 170, 339
 stimulating 刺激 274
 visions 願景 209
mythic realms 神話領域 56

N

narrow-mindedness 心胸狹隘 110, 129
nature 天然 175, 183, 221
nausea 噁心 74, 125
navel chakra 臍輪
 aligning 對齊 274
 and astral travel 和靈魂投射 156
 balancing 平衡 184
 cleansing 淨化 117
 grounding 接地 52
 opening 開啟 274
neck problems 頸部問題
42, 83, 175, 232, 263, 291, 368
negativity 消極、負面
 absorbing 吸收 91, 101, 117, 131, 155, 183, 185, 197, 257, 281
 dispelling 驅散 50, 52, 54, 56, 62, 73, 83, 89, 111, 112, 117, 127, 129, 130, 138, 140, 160, 176, 201, 236, 270, 293, 297, 306, 355, 356, 357, 358, 359, 372
 drawing off 排出 227, 238, 280
 emotional 情緒 74, 90, 382
 mental 精神
  65, 107, 146, 152, 291, 298, 309
 neutralizing 中和 240
 repelling 排斥的 199, 223, 303

in therapy 在治療中 169–170
transmuting 徹底改變 52, 105, 117, 202, 226, 251, 253, 300, 322
negotiation aids 談判輔助工具 97
nerves 神經 44, 241
 pain relief 止痛劑 130
 regenerating 再生 303
 strengthening 強化 119, 293
 see also carpal tunnel syndrome, nervous system, neuralgia 另參見「腕隧道症候群」、「神經系統」、「神經痛」
nervous exhaustion 神經衰弱 287, 295
nervous system 神經系統
46, 72, 74, 173, 261, 315
 aligning 對齊 295, 280
 autonomic 自主的 58, 105, 284
 balancing 平衡 226
 calming 冷靜 50, 90, 153
 correspondences 對應 368
 disorders 疾病、失調 92, 205, 287, 295
  see also Alzheimer's disease, Parkinson's disease, Tourette's syndrome 另參見「阿茲海默症」、「帕金森氏症」、「妥瑞症」
 involuntary movements 不自主運動 70, 99
 mercury poisoning 汞中毒 238
 regenerating 再生 83
 strengthening 強化
  107, 119, 241, 293, 300
 unblocking 疏通阻塞 42, 50
 see specifically brain, nerves, nervousness, neuralgia, neuroses
 參見特定詞：大腦、神經、緊張、神經痛、精神官能症
nervousness 緊張
72, 179, 193, 241, 261, 293, 315
neuralgia 神經痛 44, 95, 130, 163, 177, 270
neuroses 精神官能症 73
New Age 新時代 59, 75, 96, 187, 204, 214
night sweats 夜間盜汗 299
night vision 夜視 200, 289
nightmares 夢魘 54, 55, 99, 114, 221, 240
 preventing 預防 92
 supressing 壓抑 139
nose problems 鼻子問題 130, 181
nosebleeds 鼻血 181
nuclear sites 核能地點 183
nurturing stones 滋養石 42, 101, 152, 246, 260, 270, 283, 300, 347
"supreme" 至高無上 154
nutrient absorption 營養吸收
134, 146, 191, 219, 257, 270, 295, 306
 see also minerals, vitamin absorption 另請參見「礦物質」、「維生素吸收」

O

objectivity 客觀性 129, 181, 272, 298, 308
obsessions 固執、念念不忘
105, 156, 212, 302
obstacles, removing 移除障礙
52, 163, 204, 255, 281
occlusions 內包 333, 382
odor absorption 吸收氣味 319
opportunities, revealing 透漏機會 205
optic nerve 視神經 184
optimism 樂觀
48, 52, 58, 80, 102, 118, 223, 284, 294
organizational abilities 組織能力 155
organs, body 身體器官 63, 85, 191, 226
 balancing 平衡 56, 284
 calming 冷靜 181, 253
 cleansing 淨化 173
 stimulating 刺激 181
osteoporosis 骨質疏鬆症 50, 269
out-of-body experiences 出體經驗
 see astral travel 參見「靈魂投射」
outer levels 外部層次 382
ovarian disease 卵巢症候群 323
overattachment 過度依戀 181
overindulgence 過度放縱 54, 141
overreacting 過度反應 190
oversoul 宇宙超靈 187, 382
overspending 超支 313
overstimulation 過度刺激 85
overworking 過度勞累 276
oxygenators 氧合 40, 58, 81, 150

P

Pain 疼痛 23
 emotional 情緒 123, 301
 mental 精神 60, 123
 relieving 緩解
  90, 97, 125, 130, 175, 181,198, 200, 201, 213, 265, 270, 280, 299, 306, 337, 357
pancreas 胰臟
42, 63, 83, 105, 119, 137,184, 191, 323
 balancing 平衡 193
 cleansing 淨化 40
 correspondences 對應 369
 regenerating 再生 112
panic 恐慌 164, 246
 attacks 攻擊 163, 270, 272, 301, 306
paralysis 麻痺 107, 303
paranoia 偏執狂 245, 280, 297
parasites 寄生生物 231, 238, 265
parathyroid glands 副甲狀腺 167, 184
parent–child relationship 親子關係
42, 95,219, 284, 300, 349
 see also family 另參見「家庭」
Parkinson's disease 帕金森氏症 99, 209, 236
Parties 各方 93
passivity 被動性 302
past, the 過去
 accessing 參訪 179, 338, 342, 345, 353
 balancing 平衡 167
 confronting 面對 265
 healing 療癒 93, 233, 247, 249, 265, 311

learning from 從過去學習 193, 213
letting go of 放手過去 61, 90, 99, 118, 121, 134, 211, 212, 237, 240
see also past lives 另參見「前世」
past lives 前世
　accessing 參訪 62, 65, 70, 105, 124, 136, 142, 144, 156, 186, 188, 200, 209, 265, 347
　betrayal trauma 背叛創傷 247
　blockages 堵塞 176–177, 307
　Christian persecution in 基督迫害 317
　death trauma 死亡創傷 270
　deprivation trauma 剝奪創傷 221
　exploring 探索 265, 306, 315
　extraterrestrial 外星的 99
　healing 療癒 61, 145, 170, 186, 197, 199, 205, 210, 219, 223, 227, 228, 238, 249, 251, 266, 270, 302, 339, 356
　imprisonment trauma 監禁創傷 146
　injuries 受傷 143, 207
　recognizing souls 辨識靈魂 317
　relationships 關係 174
　releasing grief 釋放悲傷 211
　releasing ties 釋放束縛 66, 157, 163, 219, 225, 227, 231, 323
　sexual trauma 性創傷 184
　sourcing problems 來源創傷 143, 279, 291, 311, 315
　wound imprints 創傷印記 340
patience 耐心 52, 121, 126, 145, 158, 201, 300, 302
peace bringers 和平使者 52, 121, 139, 141, 153, 162, 172, 174, 178, 185, 221, 230, 235, 253, 259, 359, 372
perception enhancers 洞察力強化器 39, 58, 60, 68, 73, 95, 105, 257, 271, 289, 315
perpetrators, discovering 發現犯罪者 247
perseverance 韌性 44, 73, 155, 181, 201
persistence 堅持 68, 103
personality disorders 人格障礙 289
perspective, gaining 獲得願景 105
pessimism 悲觀主義 284, 291
phantom crystals 幽魂水晶 330
philanthropy 慈善 293
phobias 恐懼症 112, 118, 221, 238, 272, 290
　finding source 找出來源 78, 321
physical body, accepting 接受肉身 61, 66, 188, 240, 312
piezoelectricity 壓電效應 22
pigmentation, increasing 強化天然色素 278
pineal gland 松果體 191, 231, 369
　accessing 參訪 355
　activating 觸發 247, 358
　link to ancient wisdom 連接古老智慧 351
　link to psychic abilities 連接靈能力 254
　stimulating 刺激 219, 251, 271, 302

pituitary gland 腦下垂體 68, 136, 148, 219, 355, 369
plants 植物 43, 44, 87, 227, 297, 300
pleochroic crystals 多向色水晶 382
plutonium pollution 鈈污染 183
points 晶尖 328, 330, 354
poisoning 中毒、施毒 123, 127, 278
pollution 污染
　absorbing 吸收 183
　environmental 環境 73, 155, 164, 197, 306
　plutonium 鈈 183
　protection against 防範～ 67, 80, 306
　sensitivity to 對～敏感 47, 302
　see also electromagnetic smog 另參見「電磁煙霧」
positivity 積極 94, 124, 127, 145, 149, 179, 209, 240, 243, 244, 245, 251, 273, 280, 284, 298, 316
possessiveness 佔有慾 284
posture 姿勢 238
potential 潛能
　assessing 評估 188, 255
　fulfiling 滿足 79, 80, 142, 230, 246, 248, 321
　maximizing 最大化 92
　tapping into 介入 149
　understanding 理解 209
power 力量
　correct use of 正確使用 289
　misuse of 濫用 199
　stimulating see empowerment 刺激，參見「賦權」
pragmatism 實用主義 240
pranic energy 滲透能量 382
　see also Qi 另參見「氣」
pre-birth state 出生前狀態 234, 382
precognition 預知 219, 221
pregnancy 懷孕 78, 191, 311
　see also childbirth 另參見「分娩」
prejudice 偏見 58, 110
premenstrual stress (PMS) 經前症候群 112, 170, 191, 209–210
preservation 保存 66
problem-solving 解決問題 56, 107, 193, 243, 287, 293, 311
　finding causes 尋找原因 200, 238
　finding problems 發現問題 46, 156, 260
　finding solutions 尋找解決方案 40, 223, 297, 308, 356
　seeing both sides 看見兩面 50, 82, 246, 300
procrastination 拖延 284, 321
projections 投射 170, 193, 231, 247, 349
prophesy see scrying 預言，參見「占卜」
prosperity see wealth 繁榮，參見「財富」
prostate gland 攝護腺 198, 321, 368
protective stones 保護石 19, 45, 52, 54, 60, 83, 85, 86, 95, 107, 149, 152, 155, 160, 162, 169, 183, 197, 214, 221, 240, 256, 275, 289, 297, 305, 355, 358, 359
　against crime 抵抗犯罪 256
　against danger 抵禦危險 211
　elixirs 能量水 372
　against enchantment 抵抗魔法 127
　for the home 為了家 259, 374
　layouts 擺放 361
psychic protection 心靈保護 108, 128
　see also under aura, chakras, electromagnetic smog, pollution, subtle bodies 另參見「氣場」、「脈輪」、「電磁煙霧」、「污染」、「精微體」
protein deficiency 蛋白質缺乏症 83
prudishness 大驚小怪 205
psychiatric conditions 精神障礙 55, 164, 184
　mental pain 精神痛苦 60, 123
　see specifically depression, neuroses, paranoia, schizophrenia 參見特定詞：憂鬱症、神經症、偏執、精神分裂症
psychic abilities 心靈能力 89
　accepting 接受 190
　developing 發展 62, 77, 267, 281
　dispelling interference 消除干擾 223
　enhancing 增強 127, 131, 172, 190, 225, 269, 288, 291, 299, 317, 347
　gifts 天賦 382
　grounding 接地 310
　opening 開啟 138, 161, 265
　stimulating 刺激 142, 167, 170
　strengthening 強化 269
　vision see psychic vision 視覺，參見「靈視」
psychic attack 心靈攻擊 19, 230, 382
　neutralizing 中和 57, 303–304
　protection against 防止 54, 108, 230, 238, 251, 298, 372
　recovery aids 恢復輔助 228
　returning to source 回到源頭 172
psychic surgery 心靈手術 286, 355
psychic vampirism 心靈吸血鬼 74, 382
psychic vision 靈視 125, 183, 209, 254
　enhancing 增強 266, 310, 313
　opening 開啟 117, 137, 310
　stimulating 刺激 232
psychometry 接觸感應 207
psycho-sexual problems 性心理障礙 184
psychosomatic dis-ease 身心不適 77, 87, 183, 280, 291
psychotherapy 心理治療 107
　diagnosis 診斷 245
　psycho-sexual problems 性心理障礙 184
　see also psychiatric conditions 另參見「精神疾病」
public speaking 公開演講 63, 168, 306, 350
purifiers 淨化石 136, 203, 205, 212, 216, 257, 294, 306

索引

purpose of life, revealing 揭露人生的目的 279
pus 膿 85
pyramids 金字塔 331

Q

Qi (life force) 氣（生命力）
　167, 181, 230, 287, 320, 357, 382
quality of life 生活品質 138
quests 任務 248, 279
　vision quests 靈境追尋 214, 218, 383
Quick Reference 速查表 360–377

R

radiation 輻射 143, 155, 164
　damage 損害 272
　protection 保護 183, 225, 298
　sickness 疾病 240
radionics 輻射粒子 164, 170, 200, 352, 382
rage 憤怒 54, 95, 145
rainbow crystals 彩虹水晶 327, 349
rashes 疹 249
rational thought 理性思考
　139, 272, 282, 298, 313
reaching out 伸出援手 226
rebelliousness 叛逆 281–282
rebirthing 重生
　60, 83, 107, 157, 184, 269, 311
receptivity to healing 對療癒的接受度 311
record keepers 資料庫水晶 90, 98, 338
reflexology 反射療法 175
reframing 重構 382
regression 回歸 70, 90
　see also past lives 另參見「前世」
Reiki 靈氣 65, 200, 319, 382
rejuvenation 恢復活力 273
relationships 關係
　balancing 平衡 126, 129
　difficult 困難 148, 153, 178, 213, 231, 269
　enhancing 增強 97, 111, 122, 137, 173, 211, 244, 348–349
　healing 療癒 125
　partnerships 伴侶關係 138
　in past lives 前世中 174, 265
　physicality 肉體 321
　possessiveness 佔有慾 284
　restoring trust 恢復信任 236
　spiritual 靈性 139
　stabilizing 穩定 223, 256
　understanding 理解 347
　see also dependency, family, fidelity, love
　另參見「依賴性」、「家」、「忠誠」、「愛」
relaxation 放鬆
　46, 69, 93, 138, 178, 241, 293, 301, 309
reliability 可靠性 141
repetition 重複 201
repetitive strain injury 重複性勞損 133

repression 壓抑
　and fear of rejection 和害怕被拒絕 42
　processing 處理
　　129, 157, 219, 245, 284, 322
　releasing 釋放 40, 65, 87, 173, 236
　"sugary sweet" people 耽溺於甜蜜的人 316–317
reproductive system 生殖系統 92, 155, 191, 211, 241, 245, 289, 302, 311
　correspondences 對應 368, 369
　disorders 疾病、失調 287, 323
　female 女性 95, 102, 184
　genitals 生殖器 72, 83
　male 男性 323, 368
　resonating crystals 共振水晶 210
　stimulating 刺激 251
　see also candida, sex and sexuality
　另參見「念珠菌」、「性別」與「性」
resentment 怨恨 95, 110, 213, 231, 247
reserve, breaking 突破保留 65
resistance 反抗
　to healing 療癒 81
　removing 移除 92, 99, 105, 163, 287, 295
　strengthening 強化 138
resolution 決心 249
resolve 解決 240
respect 尊重 254
respiratory system 呼吸系統
　55, 148, 150, 173, 238, 245
　see specifically asthma, chest, emphysema, lungs, mucus membranes, smoking
　參見特定項：氣喘、胸部、肺氣腫、肺部、黏膜、吸煙
responsibility 責任
　accepting 接受 158
　fear of 害怕 118
　for feelings 為了感受 209
　overwhelming 吃不消的 68, 242
　taking 承擔 99, 299
　for yourself 為了自己 148, 184, 213, 254
restraint, breaking through 打破束縛 146
revenge 報仇 247
Reynaud's disease 雷諾氏症 70, 141
rheumatism 風濕病 95, 107, 127, 130, 138, 170, 284, 306, 315
　see also bones, joints, muscular system
　另參 s 見「骨骼」、「關節」、「肌肉系統」
rickets 佝僂病 63
"right timing" 正確的時機 170
risk-taking 冒險 183
rituals 儀式 275
　magic 魔法 80, 186, 317
　shamanic 薩滿的 297
RNA stabilizing 穩定 RNA 58

S

sacral chakra 臍輪

activating 觸發 210, 228
cleansing 淨化 210
energizing 注入能量 113, 302
resonating 共振 114, 210
restoring spin 恢復旋轉 201
unblocking 疏通阻塞 358
sadness 悲傷 78
sailing talisman 航海護身符 67
St Hildegard of Bingen 聖賀德佳・馮賓根 293
sales skills 銷售技巧 115
scarring 疤痕 247, 299
scepter quartz 權杖石英 340–341
schizophrenia 精神分裂症 200, 280, 289
sciatica 坐骨神經痛 177
scrying 占卜 382
　aids 幫助 54, 65, 66, 76, 79, 80, 97, 157, 183, 192, 198, 199, 200, 211, 237, 240, 259, 278, 295, 297, 353
　casting crystals 表達水晶 310
seasonal affective disorder (SAD)
　季節性情感障礙 284
secrets 秘密 207
security 安全 114, 146, 269
　emotional 情緒 39, 45, 303
　letting go of 釋放 189
　rebuilding 重建 270
sedating 鎮靜 181
seeing the bigger picture 看見大局
　40, 110, 129, 255, 259, 293
seer stones 先知石 353
selenium absorption 硒吸收 134
self 自我
　acceptance 接受 39, 92, 114, 249, 272
　analysis 分析 39
　awareness 覺察 65, 102, 112, 173
　belief 信念 170
　containment 遏止 163
　control 控制 199, 207, 257, 293
　criticism 批評 289
　deceit 欺騙 179
　destructiveness 破壞性 247
　doubt 懷疑 101, 193
　dualities of 二元性 207
　esteem 尊重
　　48, 82, 92, 118, 133, 141, 150, 209, 231, 236, 245, 249, 272, 284, 289, 356
　exploration 探索 248
　expression 表達 42, 48, 52, 61, 62, 68, 72, 78, 118, 127, 147, 163, 167, 173, 184, 193, 209, 230, 253, 272, 299, 303, 307, 315
　forgiveness 寬恕 205
　hatred 怨恨 238
　healing 療癒 83, 175, 262, 284, 304
　knowledge 知識 152, 173, 198, 199, 209
　limitation 限制 141, 202
　love 愛 178, 235, 236, 247, 301
　realization 理解 234, 293, 306
　respect 尊重 83, 138

396

索引

righteousness 正義 110
sabotage 破壞 174, 243, 306
sufficiency 充足 152
self-healed crystals 自癒水晶 344
selfishness 自私 145
selflessness 無私 85
senile dementia 老人失智症 101, 236
sensitivity 敏感性
　grounding 接地 280
　increasing 增加 68, 112, 236
　in men 男性中 42, 353
　reducing 減少 70, 118, 188, 272
sensory organs, resensitizing
　感覺器官重獲感受 257
separateness, dissolving 消融分離感 219
separation 分離 143
service occupations 服務業
　62, 132, 133,138, 150, 158, 162, 299, 350
sex and sexuality 性別與性
　abuse 虐待 244
　balancing sex drive 平衡性驅力 136
　balancing sex hormones 平衡性賀爾蒙 219
　diseases 疾病 72, 114, 184
　elixirs 能量水 372
　enhancing 增強 46, 139, 223, 251, 287
　frigidity 性冷淡 95, 139
　impotence 性無能 81, 95, 136, 138, 201, 238, 240, 251, 315, 323
　increasing sex drive 增加性驅力 130, 290,297, 301
　prolonging pleasure 延長愉悅 155
　psycho-sexual problems
　　性心理發展問題 238
　reducing desire 降低慾望 65, 274, 290
　releasing tension 釋放緊張 210
　see also reproductive system
　另參見「生殖系統」
shadow side 陰影面
　197-198, 199, 238,243, 272
　integrating 整合 304, 317
shamanism 薩滿教 186, 214, 297, 354
　ceremonies 儀式 147, 199, 253
　invisibility 隱形 209
　journeying 旅程 155, 176, 200
　　vision quests 靈境追尋 214, 218
sheet quartz 石英板 347
shingles 卵石 130
shock 驚恐 125, 191, 198, 227, 246,247, 321
　protection from 提供保護 279
shoulders 肩膀 42, 83, 221, 291, 368
showmanship 表演才能 287
shyness 害羞 184
sick-building syndrome 病態建築症候群
　177,272, 383
sinuses 竇 74, 127, 148, 269
　sinusitis 鼻竇炎 130, 299
skeletal system 骨骼系統
　44, 110, 152,203, 260

correspondences 對應 368, 369, 370
strengthening 強化 42, 89
see specifically arthritis, back problems,
bones, cartilage problems, fractures,
joints, osteoporosis, spine skin
另參見特定詞：關節炎、背部問題、
骨頭、軟骨問題、斷裂、關節、
骨質疏鬆症、脊椎
skin 皮膚 40, 78, 110, 138, 156, 181, 203, 213, 245, 270, 301, 309, 311, 321
　aging 老化 260
　cleansing 淨化 177
　correspondences 對應 369
　disorders 疾病、失調 40, 55, 89, 114, 156, 191, 249, 281, 282, 300
　eruptions 爆發 74, 134, 205
　growths 增生 108
　infections 感染 48
　regenerating 再生 66, 130
　repairing 修復 60, 238, 315
　smoothing 撫平 236
　wrinkles 皺紋 130, 309
　see also tissue 另參見「組織」
sleep walking 夢遊 191
sluggishness 遲鈍 95
smell, sense of 嗅覺 138, 146
　resensitizing 重新靈敏 257
smoking 吸菸
　clearing lungs 清潔肺部 102
　quitting 戒菸 40, 141, 156, 276
　reasons behind addiction
　　成癮背後的原因 276
smudging 煙燻淨化 31, 383
sobriety 清醒狀態 54, 315
social 社會
　facilitators 協調者
　　48, 62, 102, 111, 132, 299, 302
　misfits 格格不入 280
　stabilizers 穩定器 101, 129, 131
solar plexus chakra 太陽神經叢脈輪
　63, 111-112, 164, 171, 184
　activating 觸發 212, 232
　aligning 對齊 82, 274
　balancing 平衡 270
　cleansing 淨化 117, 212, 232
　clearing 清潔 245
　detaching entities 驅逐靈體 175
　opening 打開 79, 80, 212, 274
　restoring spin 重新旋轉 201
　stimulating 刺激 157, 175, 303
　strengthening 強化 294-295
solitude 遠離塵世 139
soothing stones 紓緩石
　39, 50, 83, 130, 152, 203, 292
sore throat 喉嚨痛 138, 372
　chronic 慢性的 284, 299
sorrow 悲傷 62, 125
soul 靈魂
　activating 觸發 230

cleansing 淨化 225
dark night of 深夜 90
energizing 注入能量 47
group 團隊 383
growth 成長 121, 133, 174, 199, 237, 251
healing 療癒 91, 197, 216, 251
links 連結 97, 383
"old souls" 老靈魂 161
physical incarnation 化為肉身 61, 201
protecting 保護 279-280
retrieval 修補、恢復 164, 227, 270, 383
soul's purpose 靈魂目的 20, 107, 142, 349
soulmate, attracting 吸引靈魂伴侶
　174, 244, 348-349
sound 聲音
　"audible oracle" 可聽見的神諭
　　84-85, 378
　healing 療癒 22-23, 42
spaced out feelings 脫離的感受 289
spasms 痙攣 50, 70, 78, 99, 112, 179, 200, 202, 215, 302
speech 演講 294
　defects 缺陷 73, 200, 299
　fluency 流利 102, 114, 115, 127, 172, 287
　public speaking 公開演講 63, 168, 306
spine 脊椎 127
　aligning 對齊
　　133, 141, 200, 259, 297, 299, 301
　correspondences 對應 369
　disc elasticity 椎間盤彈性 70
　disorders 疾病、失調 136, 210
　impacted vertebrae 受傷的椎骨 200
　injuries 傷害 130
　linking to etheric body 連接至乙太體
　　263
spiral quartz 螺旋石英 346
spirit guides 指導靈 167, 172, 323, 383
spiritual growth see under growth
　靈性成長，參見「成長」
spiritual vision see vision (spiritual)
　靈視，參見視力「視力（靈性的）」
spite 怨恨 213
spleen 脾臟 52, 63, 78, 83, 101, 119, 152, 171, 184, 213, 303, 323
　correspondences 對應 368
　detoxifying 排毒 85
　stimulating 刺激 251, 302
spontaneity 自發性 202, 209, 245
sports injuries 運動傷害 181
　see also muscular system
　另參見「肌肉系統」
square crystals 方形水晶 331
stabilizers 穩定器 138, 156, 181, 201, 351
　of biomagnetic field 生物磁場的 167
　domestic 家裡的 111
　emotional 情緒的
　　87, 89, 105, 107, 109, 129, 158, 159, 161, 177, 209, 259, 261, 293, 306
　of friendships 友誼的 223

of group energy 團體能量的 131
mental 精神的 158
of personality 個性的 152
physical 心理的 39, 157
spiritual 靈性的 70
of weight 重量 115
stagnant energy 停滯的能量 63, 89, 92, 294
stamina 耐力 137, 204, 206, 257, 274, 302
stammering 口吃 73
star children 星際小孩 188, 383
star gates 星門 66, 383
star-shaped crystals 星形水晶 98
static electricity 靜電 225
steadfastness 堅定 94, 206
steroids, natural 天然類固醇 159
stitches 縫針 152
stomach 胃部
40, 46, 52, 68, 157, 171, 287, 303, 306
correspondences 對應 368
cramps 抽筋 179
disorders 疾病、失調 131
nighttime problems 夜晚問題 150
pain 疼痛 161
stress discomfort 壓力不適 114
ulcers 潰瘍 232, 247, 284
storm element 暴風元素 218
strengtheners 強化劑 70, 111, 201, 206, 215, 219, 248, 251, 256, 274, 287,303, 306
see also under specific body systems
另參見特定身體系統
stress 壓力 373
dis-ease caused by 所引起的不適 58, 81
emotional 情緒 55, 70, 78, 164, 177, 179
mental 精神 42, 57, 65, 67, 197, 206
physical 心理 55, 143, 201, 206
reducing 減少 21, 65, 67, 72, 105, 129, 177, 191, 213, 245, 306, 356, 357
releasing 釋放 48, 78, 125, 167, 172, 240, 268, 298, 290
relieving 緩解 52, 55, 80, 276
support during 期間的支持 154, 175, 206, 241
strokes 中風 138
stubbornness 固執 281–282
study aids 學習輔助
63, 89, 102–103, 129, 145
herbalism 藥草學 300
mathematics/technical 數學／技術
subjects 主題 141
spirituality 靈性 351
taking tests 參加測試 290
subconscious 潛意識
accessing 參訪 183
recognizing 辨識 179
revealing 揭露 190, 199, 345
understanding 理解 170, 259
subtle bodies 精微體 383
aligning 對齊
78, 147, 167, 181, 193, 226, 309

balancing 平衡 117
cleansing 淨化 92, 117
energizing 注入能量 91, 228
grounding into body 身體接地 137
precision work 精確工作 355
protecting 保護 149
purifying 淨化 205, 212, 216
releasing negativity 釋放負能量 230
unblocking 疏通阻塞 198
subtle energy field 精微能量場 383
suicidal tendencies 自殺傾向 52, 240
sunburn 曬傷 60, 232
superficiality 膚淺 110
survival issues 生存問題 141, 231
swelling 腫脹 22, 55, 61, 102, 282
of glands 腺體 68, 161
at joints 在關節 184
see also inflammation 另參見「炎症」
synchronicity 同步性 191

T

tabular crystals 扁平水晶 332
tact 機敏 99, 149, 242, 269, 302, 303
talents, realizing 理解才華
113, 159, 289, 294
talismans 護身符
against danger 抵禦危險 136
against drowning 防止溺水 68
against ill-wishing 抵禦惡念 289
for fertility 針對生育力 187, 286
for good fortune 針對財富 187
for luck 針對好運 275
against negative energy 防止負面能量 160
tantric twins 譚崔水晶 348–349
taste, sensitizing 味覺敏感 278, 293
T-cell activation 活化 T 細胞 125
teeth 牙齒 63, 68, 78, 130, 146, 179, 207
calcium levels 鈣含量 145
correspondences 對應 368
mercury poisoning 汞中毒 259–260
telepathy 心靈感應
enhancing 增強
59, 101, 143, 181, 200, 259, 285
stimulating 刺激 60, 142, 232, 267
television sets 電視機 311
temper, quick 脾氣暴躁 290
temperature 溫度
lowering 降低 102
regulating 調節 179, 219
tenacity 堅韌 48
tenderness 溫柔 300
terrorism 恐怖主義 304
testes 睪丸 323, 368
see also reproductive system
另參見「生殖系統」
tests, taking 參加測試 290
therapists 治療師 170, 197, 238, 299

see also counselors, healers
另參見「諮詢師」、「療癒師」
third eye (brow) chakra
第三之眼（眉心）脈輪
activating 觸發 147, 232, 299
cleansing 淨化 72, 77
detaching entities 驅逐靈體 175
linking with heart 與新連結 163
opening 開啟 50, 58, 71, 76, 97, 121, 172, 176, 200, 358
stimulating 刺激 55, 56, 77, 121, 131, 175, 216, 219, 254, 266, 271
unblocking 疏通阻塞 210, 302
thought amplifiers 思想放大器
173, 209, 211
thought forms 思想形式 147, 170, 383
throat 喉嚨
42, 167, 168, 173, 232, 289, 299, 323
correspondences 對應 369
elixirs 能量水 372
problems 問題
52, 60, 61, 68, 78, 130, 173, 175
see specifically esophagus, laryngitis, larynx, sore throat, tonsillitis, voice
參見特定詞：食道、喉炎、喉嚨、喉嚨痛、扁桃腺炎、聲音
throat chakra 喉輪
activating 觸發 41, 230, 232, 299
aligning 對齊 274
balancing 平衡 172
cleansing 淨化 200
clearing 清潔 68
healing 療癒 41, 97, 253
linking with heart 與新連結 163
opening 開啟 50, 63, 72, 97, 167, 176, 200, 214, 253, 274
resonating 共振 211
stimulating 刺激 55, 56, 156, 266, 323
unblocking 疏通阻塞 42, 72, 138, 307
thrush (candida) 念珠菌（陰道炎）
102, 321
thymus gland 胸腺
74, 165, 213, 221, 299, 300
activating 觸發 119, 125
cleansing 淨化 173
correspondences 對應 369
stimulating 刺激 72
strengthening 強化 230
thyroid gland 甲狀腺
72, 78, 167, 173, 245, 253, 299
balancing 平衡 60, 119, 238
correspondences 對應 369
disorders 疾病、失調 42, 68, 226
stimulating 刺激 238
strengthening 強化 112
time barriers, breaking 破除時間障礙 164
time link crystals 時間連結水晶 342
time travel 時間旅行 109, 188, 342, 345
timidity 膽怯 141

索引

tissue, body 身體組織
  balancing calcium levels 平衡鈣質 145
  connective 連接 177, 221
  hardened 硬化 249
  neurological 神經系統的 83
  regenerating 再生
    74, 87, 89, 141, 210, 213, 306
  revitalizing 恢復元氣 52
  torn 撕裂 238
tolerance 忍受 68, 70, 102, 163, 297, 299
tongue, resensitizing 重新敏感的舌頭 257
tonic, general 通用滋補品 267
tonsillitis 扁桃腺發炎 112, 232, 267
tooth problems *see* teeth
  牙齒問題，參見「牙齒」
touch, resensitizing 重新敏感的觸覺 257
Tourette's syndrome 妥瑞氏症 99
tourmalinated quartz 黑碧璽 243, 356
toxic stones 有毒寶石 182, 371
trance states 出神 171, 200, 352
tranquility 祥和
  54, 111, 154, 167, 174, 253, 268
trans-channeling crystals 傳訊通靈水晶 352
transformational stones 轉變石
  58, 85, 104, 142, 170, 183, 193, 209, 222
transitional stones 過渡石
  107, 121, 164, 167, 177, 188, 211, 353
transmitter crystals 傳訊水晶 352
trauma 創傷
  92, 107, 133, 227, 235, 247, 321, 356
  emotional 情緒
    39, 50, 107, 131, 153, 189, 197, 232
  past life 前世 184, 198
  returning soul to body 讓靈魂回到肉體 90
travel 旅行 99, 157
  interdimensional 跨維度 217
  sickness 疾病 184
trust 信任 52, 103, 110, 114, 170, 221, 254, 270, 272, 315
  in the divine 在神聖中 97
  in yourself 在你自己內心 89, 94, 181, 272
truth 真相
  confronting 面對 173, 245
  instilling 灌輸 205
  integrating 整合 137
  personal 個人 219, 253, 271, 294
  promoting 促進
    62, 112, 113, 127, 167, 196, 292
  recognizing 認可 65, 219
  revealing 揭露 97, 129, 138, 173, 197
  speaking 談論 60, 167, 200, 232
  spiritual 靈性 42, 213
tuberculosis 結核病 81
tumbled crystals 滾磨晶體 383
tumors 腫瘤 23, 85, 110, 184, 200, 276
  see also growths 另請見「增生」

U

ulcers 潰瘍 130, 213, 315
  intestinal 腸 58
  skin 皮膚 89
  stomach 胃 232, 247, 284
uncertainty 不確定性 65, 293
understanding 理解
  107, 127, 142, 147, 254, 259, 297, 303
  complex concepts 複雜的概念 184
  from heart 來自內心 200
  seeing double-meanings
    參見「雙重含意」92
urogenitary system 泌尿生殖系統
  74, 119, 167
  correspondences 對應 369
  see also bladder, kidneys
    另見「膀胱」、「腎臟」
uterus 子宮 40

V

vampirism 吸血鬼 74, 251, 382
vascular cramps 血管痙攣 179
veins 靜脈 134, 203, 249
  correspondences 對應 369
  repairing 修復 302
  restoring elasticity 恢復彈性
    253, 269, 315
  strengthening 強化 226, 253
  vascular cramps 血管痙攣 179
verbal conditioning 語言調節 219
vertigo 暈眩 81, 173, 184, 236
violence 暴力 160, 231, 281, 303–304
virility 陽剛之氣 201, 240
viruses 病毒 130, 306
vision (physical) 視力（生理的）
  91, 123, 127, 223, 245, 254
  glaucoma 青光眼 102, 123
  night 夜間 83, 156, 206, 309
vision (psychic) 視力（心理的）
  125, 183, 209, 254
  enhancing 增強 266, 310, 313, 372
  opening 開啟 112, 137, 310
  stimulating 刺激 231
vision (spiritual) 視力（靈性的）72, 76, 104, 127, 142, 215, 219, 254, 293, 347
  unblocking 疏通阻塞 78
vision quests 靈境追尋 214, 218, 383
visionary experience 幻覺體驗
  232, 274, 299, 308
visualization enhancers 視覺化增強器
  54, 83, 147, 171, 178, 181, 183, 220, 232, 251, 293, 295, 300, 309, 310, 347
vitalizers 活力劑 46, 52, 94, 159, 226, 231
vitamin absorption 維生素吸收 95, 137
  vitamin A 維生素 A 108, 138, 200
  B vitamins 維生素 B 群 159, 249
  vitamin C 維生素 C 114, 202
  vitamin D 維生素 D 202
  vitamin E 維生素 E 108, 200
voice 聲音
  strengthening 強化 168
  vocal cords 聲帶 272
  see also speech 另見「演講」

W

wands 魔杖 23, 24, 327, 354
  amethyst 紫水晶 358
  flourite 螢石 357
  obsidian 黑曜石 358
  quartz 石英 354, 359
  selenite 透石膏 359
  tourmaline 碧璽 356
  vogel 沃格爾水晶 357
warming stones 警戒石
  70, 95, 117, 119, 198, 211
warts 疣 89
water purifiers 淨水器 227
weakness 虛弱 287, 354
wealth 財富
  19, 26, 48, 73, 118, 131, 251, 255, 297
  abundance attracters 富足吸引物
    43, 95, 115, 122, 291, 293, 320, 333
weather magic 天氣魔法 84, 102
weight control 體重控制 60, 115
  anorexia 厭食症 177, 293
  gaining weight 體重增加 121, 311
  losing weight 體重減輕
    148, 168, 179, 263, 301
  reducing hunger 降低飢餓感
    63, 103, 193
will to live 活下來的意願 209
willpower 意志力 92, 93, 141, 257
windows, diamond 窗形鑽石 343
wisdom 智慧 127, 144, 265, 352
  ancient 祖先 120, 275, 339, 340, 351
  attuning to 協調
    52, 118, 231, 293, 301, 338
  in decision-making 做決定 207
  and intellect 與理智 170
  "wisdom stone" 智慧石 253
worry 擔憂 50, 65, 78, 105, 207
  "worry bead" 安神唸珠 156–157
wound healers 傷口療癒物
  22, 52, 90, 130, 157, 247, 270, 344
  open sores 開放性創傷 101
wrinkles 皺紋 130, 309
"wrong thinking" 錯誤的想法 203

Y

yin and yang 陰陽 39, 140, 155, 156, 168, 207, 246, 289, 309

Z

zinc absorption 鋅吸收 134
zodiac 黃道十二宮 361, 362–363

實用資訊

參考書目
Gienger, *Michael Crystal Power*, Crystal Healing Cassell & Co., London, 1998
Hall, Judy *The Illustrated Guide to Crystals* Godsfield Press, Alresford, 2000
Hall, Judy *Crystal User's Handbook* Godsfield Press, Alresford, 2002
Hall, Judy *The Art of Psychic Protection* Samuel Weiser, Maine, 1997
Melody Love Is In The Earth Earth Love Publishing House, Colorado, 1995
Raphaell, Katrina *Crystal Healing Vols I, II, III* Aurora Press, Sante Fe, 1987
Raven, Hazel *Crystal Healing The Complete Practitioner's Guide* Raven & Co., Manchester, 2000

培訓機構

美國

The Association of Melody Crystal Healing Instructors (TAOMCHI)
http://www.taomchi.com

英國

Institute of Crystal and Gem Therapists
MCS
PO Box 6
Exeter EX6 8YE
Tel: 01392 832005
Email: cgt@greenmantrees.demon.co.uk
http://www.greenmantrees.demon.co.uk/found.html

International Association of Crystal
Healing Therapists (founder Hazel Raven)
IACHT
PO Box 344
Manchester M60 2EZ
Tel: 01200 426061
Fax: 01200 444776
Email: info@aicht.co.uk
http://www.iacht.co.uk

作者致謝
我對水晶的了解已累積三十餘年，其中大部分來自直覺使用。然而，參考書目中的書籍為本書提供了額外的材料。我還要感謝 Pat Goodenough、Trudi Green 和 Dawn Robins 的實用教學和水晶接觸。

像往常一樣，感謝 Steve、Jackie 和 Earthworks 的其他員工的幫助；Poole 在編寫本書提供寶貴協助並採購合適的水晶。布羅德溫莎 Earth Design 的 Clive 和布里德波特 The Dorset Pedlar 的 Mike 向我介紹了許多優秀的水晶。最後，如果沒有 Crystal Clear，我就無法使用水晶和其他很多東西，為此我對 David Eastoe 至上感謝。

照片所有人
Grahame Baker Smith p367
Kate Nardoni of MTG p370